麻醉学理论基础与临床实践

李 茉 佘乾斌 潘进喆 主编

吉林科学技术出版社

图书在版编目（CIP）数据

麻醉学理论基础与临床实践 / 李莱, 佘乾斌, 潘进喆主编. -- 长春：吉林科学技术出版社, 2018.4（2024.1重印）
ISBN 978-7-5578-3880-5

Ⅰ.①麻… Ⅱ.①李… ②佘… ③潘… Ⅲ.①麻醉学 Ⅳ.①R614

中国版本图书馆CIP数据核字(2018)第075559号

麻醉学理论基础与临床实践

出 版 人	李　梁
责任编辑	孟　波　孙　默
装帧设计	李　梅
开　　本	787mm×1092mm　1/16
字　　数	312千字
印　　张	16.25
印　　数	1-3000册
版　　次	2019年5月第1版
印　　次	2024年1月第2次印刷

出　　版	吉林出版集团 吉林科学技术出版社
发　　行	吉林科学技术出版社
地　　址	长春市人民大街4646号
邮　　编	130021
发行部电话/传真	0431-85635177　85651759　85651628 85677817　85600611　85670016
储运部电话	0431-84612872
编辑部电话	0431-85635186
网　　址	www.jlstp.net
印　　刷	三河市天润建兴印务有限公司

书　　号	ISBN 978-7-5578-3880-5
定　　价	95.00元

前　　言

    麻醉学是临床医学中发展最快的学科之一,而且继续保持着高速发展的势头。近年来,基础医学以及与麻醉密切相关的生理、药理、病理学等学科的进步,为麻醉学理论和临床工作提供了广阔的发展空间。面临新科学、新理论和新技术的挑战,为适应麻醉专业发展的需求,我们特组织多位有多年临床经验的专家,编写了这本《麻醉学理论基础与临床实践》。

    本书重点阐述了麻醉前准备,各种麻醉方法等内容,亦对各种手术的麻醉方法与临床应用进行了系统的归纳与概括。全书内容新颖、详实,有较强的科学性和实用性,希望读者能从书中有所收益,提高对基础麻醉和临床麻醉处理的理解。

    本书在编写过程中参考了国内一些专家、学者的相关专著和成果,在此谨表示感谢! 由于麻醉学科的发展日新月盛,其进展还有待于同道的共同开拓和探讨,加之编写时间所迫、篇幅所限,疏漏之处恐在所难免,若存在欠妥之处恳请广大读者斧正,使之日臻完善,不胜感激。

目　　　　录

第一章　绪论

第一节　麻醉学的发展简史

一、麻醉学发展史

（一）古代麻醉学的发展

麻醉源意是指感觉或知觉丧失，其后则指可使患者在接受手术或有创操作时不感到疼痛和不适的状态。一般认为，麻醉是由药物或其他方法产生的一种中枢神经系统和（或）外周神经系统的可逆性功能抑制，这种抑制的特点主要是感觉特别是痛觉的丧失。

有关麻醉、镇痛和急救复苏方法自古就有记载。早在春秋战国时期（公元前475～221年），名医扁鹊曾以"毒酒"作麻药为患者"剖胃探心"。古典医书《黄帝内经》已系统论述针灸及其理论，并记载了针刺治疗头痛、牙痛、耳痛、腰痛、关节痛和胃痛等症。公元2世纪，据《列子》记载，汉名医华佗，以酒服"麻沸散"、"刳破腹背"，为患者施行手术。公元1337年（元朝），据《后汉书》、《世医得效方》记载了当时骨折、脱臼的整复方法及所用的麻药。在复苏急救方面，东汉张仲景《金匮要略方论》载有对自缢者的抢救方法："……一人以手按据胸上，数动之，一人摩捋臂胫，屈伸之，若已僵，但渐渐强屈之，并按其腹。"说明早在公元二三世纪，中国已施行心肺复苏术。

古埃及人将罂粟（吗啡）与莨菪（莨菪碱或东莨菪碱）合用作为麻醉药，此与现今仍作为麻醉前用药的配方极为相似。古代印度、巴比伦及欧洲等地也曾采用曼陀螺、阿片酒进行麻醉实施手术；也有用神经干压迫或放血至昏迷施行手术，均因风险极大而难以推广。以上为麻醉学发展的起始阶段。

(二)近、现代麻醉学的发展

1846年,牙医 Morton WT 在哈佛大学教学医院麻省总医院给患者施行乙醚麻醉成功地切除下颌部肿瘤,次日报载"乙醚示范"的消息,立即轰动世界,可视为近代麻醉学的开端。1853年,英国产科医生 Simpon JY 首次成功地使用氯仿于分娩镇痛。以后相继出现氯乙烷、乙烯醚、三氯乙烯、环丙烷等吸入麻醉药,均因毒性太大或易发生爆炸而渐被淘汰。氧化亚氮虽在1844年较乙醚还早用于全麻拔牙,但因 Wells 医生不了解 N_2O 麻醉效能差,以至1845年在麻省总医院表演失败,对气体麻醉的发展起到显著的阻碍作用。直到1868年,Andrew 医生发表了 N_2O+O_2 的麻醉方法,才又引起人们的重视,特别在现代复合麻醉中,N_2O 因能强化其他吸入麻醉药并降低其不良反应而继续发挥优势。

现代麻醉、电子检测仪及电气手术用具均要求禁用易燃、易爆麻醉药。1956年,含有卤素的非燃烧、非爆炸的新的强效吸入麻醉药氟烷开始用于临床麻醉,使统治了110年之久的乙醚吸入麻醉遇到挑战。但氟烷对肝脏的毒性及并用肾上腺素易导致心律失常,于是产生了新的更理想的卤素类吸入麻醉药。1959年,甲氧氟烷问世,性能介于乙醚与氟烷之间,但因对肾脏的毒性,临床上也未推广。1972年,恩氟烷问世,避免了并用肾上腺素导致的心律失常及对脏器的损害,从而得以广泛地应用,但发现其在深麻醉特别是存在低碳酸血症时脑电图易出现痉挛性棘波和运动性发作,甚至惊厥。1981年,恩氟烷的同分子异构体异氟烷问世,具有恩氟烷的特性,而对中枢神经系统不引起痉挛性脑电波,也不影响颅内压,更符合理想的吸入麻醉药。近年来,新的卤素类吸入麻醉药地氟烷和七氟烷问世,血/气分配系数更接近于 N_2O,诱导和苏醒迅速,麻醉深浅更易控制,使吸入麻醉愈达理想境地。此两药兼有异氟烷和 N_2O 的优点,而且七氟烷对呼吸道无刺激性,可用于吸入麻醉诱导,更适于小儿麻醉。地氟烷在体内代谢率仅为0.02%,对肾几乎无影响。近十几年来,着力研究的氙系气体麻醉药,因价格昂贵尚未在临床上广泛使用。

静脉麻醉药直接入血作用于中枢神经,从理论上应优于吸入麻醉。然而,真正起到理想麻醉效应的静脉麻醉尚难找到。19世纪下半叶,人们尝试过水合氯醛、氯仿、乙醚、吗啡和东莨菪碱等作静脉麻醉。随后出现了苯二氮䓬类药,如地西泮、劳拉西泮、咪达唑仑。咪达唑仑可供口服、肌内注射、静脉注射,其作用时间短、使用范围广,可用于术前用药、麻醉辅助用药、全麻诱导、ICU 镇静或复合麻醉的组成成分。其他一些静脉麻醉药,如羟丁酸钠、氯胺酮、依托咪酯、丙泊酚等均不同程度地在临床上得到应用。丙泊酚由于药物的半衰期和静脉持续输注半衰期短，诱导和苏醒迅速，还有抗恶心、呕吐的作用，因此广泛应用于临床，特别适用于非住院患者手术麻醉及短时间镇静催眠。

镇痛是全身麻醉的重要组成部分。一些新的阿片类药物广泛应用于临床。吗啡早在1803年从阿片中分离出来，是临床上常用的麻醉性镇痛药，主要用于术前用药、术后镇痛和癌症晚期疼痛的治疗，较少用于全身麻醉。除多年来一直使用的芬太尼外，现在临床使用的还有舒芬太尼、阿芬太尼等，前者麻醉效能强，后者作用时间短，可控性较好。20世纪90年代中期，瑞芬太尼合成，选择性作用于阿片μ受体，经血浆的非特异性酯酶代谢，起效快，作用时效短，临床应用日益广泛。芬太尼贴剂于1991年应用于临床，具有使用方便、镇痛效果强等特点。曲马多是非阿片类镇痛药，于20世纪80年代应用于临床。该药具有对呼吸影响小、成瘾性低等特点，适用于中度至重度疼痛的患者。左旋氯胺酮于20世纪90年代中期上市，作用强度比常用的氯胺酮大2～3倍，对呼吸抑制轻。

肌肉松弛药虽不起麻醉作用，但直接阻滞神经-肌接头导致肌肉松弛，显著地改善了全麻效应。1935年，King从植物中分离出箭毒，1942年，筒箭毒首先用于临床，迅速为麻醉及外科工作者所接受，之后相继推出琥珀胆碱、加拉碘铵、溴己氨胆碱（氨酰胆碱）、爱库氯铵，特别是琥珀胆碱长时间作为气管插管的首选肌松药。当前肌松药已成为麻醉医师不可缺少的药物之一。近年来，不断推出许多新的甾类肌松药如泮库溴铵、维库溴铵、哌库溴铵和罗库溴铵及新的苄异喹啉类肌松药如阿曲库铵、顺式阿曲库铵、美维库铵和杜什库铵。阿曲库铵的代谢和排泄不依赖于肝、肾功能，主要通过非酶性化学分解，称为Hofmann消除，只有少量（小于10%）通过非特异性酶水解。顺式阿曲库铵对心血管影响更少或释放组胺甚微，更接近理想的肌松药。

（三）局部麻醉的发展

广义的局部麻醉也称部位麻醉，其发展较全身麻醉约晚了半个世纪。1884年，Koller在眼科手术中成功地应用了可卡因实施表面麻醉。同年，William H用可卡因做皮内浸润和神经阻滞。1885年，Corning首先在犬身上施行硬膜外阻滞。1898年，Bier首次将可卡因注入患者的蛛网膜下隙并称之为腰椎麻醉。1905年，Einhorn合成酯类局麻药普鲁卡因，由于其毒性小，效能确切，得以迅速推广并用于局部浸润麻醉及区域麻醉。1920年，Pages F描述了腰部硬膜外麻醉。1943年，lofgren合成了胺类局麻药利多卡因，因其渗透性强，更使神经干阻滞及硬膜外麻醉的阻滞效应显著提高,至今仍为国内外普遍应用的局麻药之一。同时又相继合成辛可卡因(地布卡因)(1930)、丁卡因(1932)、氯普鲁卡因(1955)、甲哌卡因(1957)、丙胺卡因(1960)、布比卡因(1963)等不同时效及特性的局麻药,为局部麻醉及镇痛治疗提供了更有力的武器。此外,罗哌卡因、左旋布比卡因药效学与布比卡因类似,但中枢神经系统毒性和心脏毒性较低,安全性更高。

(四)复合麻醉的发展

全麻的实施已经不只是要求意识消失及镇痛,还要求肌肉松弛及抑制有害的神经反射,称之为全麻四要素,应用单一的麻醉药或麻醉方法常不能满足全身麻醉的要求,所以很早就提出所谓的"平衡麻醉",即复合各种麻醉方法或麻醉药彼此配合,取长补短,以满足全麻四要素,维持机体生理状态。特别在1942年筒箭毒碱问世后,使复合麻醉更完善。现已有吸入复合麻醉、静吸复合麻醉、全凭静脉复合麻醉等。1951年,Laborit及Huguenard提出用神经安定阻滞剂配合物理降温以降低机体代谢及应激反应,称为"人工冬眠"。由于氯丙嗪作用机制复杂,后改用氟哌利多芬太尼合剂进行神经安定镇痛麻醉,实际也是一种复合麻醉。1950年,Bigelow及Swan等用体表降温阻断循环完成心内直视手术,继而又并用体外循环降温满足复杂的、需长时间阻断主动脉的心内手术。这不但要求麻醉医师使麻醉平稳,还要利用人工心肺机维持机体循环生理,掌握人工心肺机维持机体呼吸生理,有时还需在麻醉中进行控制性降压,以有利于手术的操作及减少失血,大大丰富了麻醉的内容。

(五)麻醉及监测设备的发展史

19世纪末20世纪初是麻醉学在很多方面寻求安全性的时期,综合的麻醉监测方法增加了患者的安全性。1902年,Cushing首先提出在麻醉记录单上记录血压。1903年,Einthoven W应用线电流计首次在临床上描记心电图。脉搏氧饱和度监测在第二次世界大战期间首次应用于临床。曾有人评价说:"与以往麻醉、复苏、重症监护过程中保护患者安全的监测手段相比,脉搏氧饱和度仪是一种最先进、最重要的技术。"1929年,Forssman W介绍了在人体行中心静脉置管及右心房插管的方法。1954年,发明了能利用近红外吸收技术实时测量呼气时二氧化碳浓度的二氧化碳浓度监测仪。这些监测手段大大减少了手术意外的发生,使得重症患者能够安全地度过围手术期。自动化监测仪器的应用使得麻醉医生在手术过程中将更多的精力用于发现和处理患者的病情,提高了麻醉质量。

气管插管器具和技术的发展是麻醉发展史的另一项重大进步。它最早是用于对溺水者进行复苏而不是用于麻醉。Snow J 等人曾通过气管切开的方法对患者进行麻醉。第一个进行选择性经口气管插管的是苏格兰外科医生 Macewen W。肌松药应用之前，气管插管是对麻醉医师一项严峻的挑战，因为早期的喉镜笨拙、易损伤牙齿且暴露声门不充分，经常使气管插管失败。得克萨斯州圣安东尼奥市的 Miller R 和牛津大学的 Macintosh R 先后两年内分别发明了经典的直、弯型喉镜片，流传至今。1981 年，Brain 第一次认识到喉罩的原理，于 1983 年提出这一气道管理的构想，亲自制造喉罩并将其不断改进。

麻醉机的应用增加了麻醉的安全性，能够确保临床医师将正确的混合气体输送给患者。19 世纪末，美国和欧洲制造出可移动立式麻醉机。三位美国牙医发明了第一代应用氧化亚氮和氧气高压钢瓶的麻醉机。20 世纪初，伦敦麻醉医师制造出第一代 Boyle 麻醉机。Cyprane 公司制造的 Fluotec 挥发器是最早在手术室内应用的 Tec 系列专用挥发器，现在所有大制造商生产的挥发器均与此相似。机械呼吸机现在是麻醉机必不可少的组成部分，1907 年，第一台间歇正压呼吸器-Drager Pulmonary 问世。

（六）疼痛理论的发展史

古时，疼痛被认为是一种情感反应，而不是一种感觉。人们认为宗教特权人士具有控制疼痛的能力，他们通过咒语及祷告来解除疼痛。18、19 世纪，人们对疼痛机制的认识有了显著进步。Haller AV 观察到，机体的某些组织有一定的特性，称之为感觉。1752 年，Haller 提出只有那些有神经分布的身体部位才有感觉，而易兴奋是肌纤维的特性。19 世纪末，人们认识到急性疼痛是一种精确的感觉而且可以被局部麻醉阻滞，同时发现疼痛是独立的感觉，在相互绝缘的神经纤维上传导。1965 年，Melzack 和 Wall 提出疼痛门控学说，他们认为伤害性感受的传入纤维进入脊髓，在脊髓背角形成突触，在该处传入刺激向腹角传导之前被"闸门"所调控。1974 年，首次发现了内源性阿片类物质，后来人们发现内源性阿片物质分布于疼痛传导通路的各个部位，一些控制疼痛的方法如针灸、生物反馈疗法等正是试图通过激活这些内源性系统来减轻疼痛的。当前的观点认为，围手术期的疼痛会阻碍机体的恢复，对于疼痛采取积极的治疗方法，有利于机体功能的迅速恢复。

二、麻醉的分类

麻醉的分类多按麻醉方法进行分类，随着麻醉学的进展，人们又根据不同手术患者病理生理特点进行亚麻醉学科分类。

（一）麻醉方法分类

1.全身麻醉　麻醉药通过吸入、静脉进入体内，抑制中枢神经系统使神志消失，统称全身麻醉，简称全麻。具体可分为以下几种。

（1）吸入麻醉：应用气体或挥发性麻醉药吸入肺内达到全身麻醉。

（2）静脉麻醉：应用静脉麻醉药静脉注射达到全身麻醉。

（3）肌肉麻醉：药物经肌内注射后被机体吸收达到神经系统发挥麻醉效应。

（4）直肠麻醉：药物经直肠灌注而发挥麻醉效应。

（5）基础麻醉：患者在入手术室前先行肌内注射或肛内注入适量麻醉药使意识消失，有利于入室后诱导平稳，多用于小儿。

2.局部麻醉　使用局麻药阻滞脊神经、神经丛或神经末梢，产生神经支配区域的麻醉而不影响患者意识状态。具体可分为以下几种。

（1）脊椎及硬膜外阻滞：①蛛网膜下隙阻滞麻醉；②硬膜外阻滞麻醉（含骶管阻滞）。

（2）神经丛阻滞：如颈丛、臂丛神经阻滞。

（3）神经干阻滞：如肋间神经、坐骨神经阻滞等。

（4）区域神经阻滞及局部浸润麻醉。

（5）表面麻醉：黏膜下末梢神经阻滞。

（6）局部静脉：肢体阻断循环后局部静脉注入局麻药。

3.复合麻醉

（1）吸入复合麻醉。

（2）静吸复合麻醉。

（3）全凭静脉复合麻醉。

（4）局麻-全麻复合麻醉。

（5）低温麻醉及神经安定镇痛麻醉。

（二）亚麻醉学科分类

亚麻醉学科分类也是麻醉学各论，在国内外教学医院或大的医疗中心按各专科手术的特性进行此分类，通常分为小儿麻醉、产科麻醉、心血管麻醉、胸科麻醉、颅脑外科麻醉及口腔颌面外科麻醉等。专科麻醉有利于提高麻醉质量及效率。

第二节　麻醉科的结构与内涵

麻醉学属临床医学二级学科。麻醉科是医院的一级临床科室,麻醉科主任在院长领导下工作。凡以临床麻醉、重症监测治疗(ICU)和疼痛诊疗等为主要工作内容的麻醉科也可更名为麻醉与重症医学科。

麻醉科的工作任务包括临床医疗、教学与科研等方面。一个符合二级学科内涵的麻醉科应由麻醉科门诊、临床麻醉、RR 及 ICU、疼痛诊疗和实验室等部门组成。麻醉科的建设虽应根据医院规模及其所承担的工作任务不同而有所区别,但各级医院均应努力按二级学科的内涵加以健全与提高。

一、麻醉科门诊

随着医院管理工作的进步,特别是为保证质量、提高效率和减轻患者负担,麻醉科门诊将成为医院门诊工作的重要组成部分。麻醉科门诊的主要工作内容如下。

1.麻醉前检查与准备。为缩短患者的住院周期,保证麻醉前充分准备,凡拟接受择期手术的患者,在手术医师进行术前检查与准备的基础上,入院前应由麻醉科医师在麻醉科门诊按要求作进一步的检查与准备。其优点是:①患者入院后即可安排手术,甚至在当日即可安排手术,可显著缩短住院日期,提高床位周转率;②可避免因麻醉前检查不全面而延迟手术,造成患者不必要的精神痛苦与经济损失;③杜绝手术医师与麻醉医师因对术前准备项目意见或观点不一致而发生争执;④患者入院前麻醉科已能了解到病情及麻醉处理的难度,便于恰当地安排麻醉工作。麻醉前检查与准备工作目前均在病房进行,随着医院现代化进程的加速,有条件的医院应逐步将这一工作转移到门诊。

2.麻醉后随访或并发症的诊断与治疗,特别是麻醉后并发症由麻醉科医师亲自诊治是十分必要的。目前的情况是:一方面某些并发症(如腰麻后头痛)辗转于神经内、外科或其他科室诊治而疗效不理想,而另一方面麻醉科医师却无机会对这些患者进行诊疗,随着麻醉科门诊的建立这些情况将不再发生。

3.麻醉前会诊或咨询。

4.疼痛诊疗可单独开设疼痛诊疗门诊或多学科疼痛诊疗中心,并可建立相应的病房。

5.呼吸治疗、药物依赖戒断(戒毒)等。凡利用麻醉学的理论与技术(包括氧疗及各种慢性肺部疾患患者的辅助呼吸治疗)进行的各种治疗也可称麻醉治疗学,麻醉治疗学是麻醉科的重要内容之一。

二、临床麻醉

临床麻醉的工作场所主要在手术室内,目前已拓展到手术室外,如导管室、介入治疗室及各种内镜检查等。在规模较大、条件较好的麻醉科,应建立临床麻醉的分支学科(或称亚科),如心血管外科、胸外科、脑外科、产科和小儿外科麻醉等,以培养专门人才,提高专科麻醉的医疗质量。

(一)临床麻醉的主要工作内容

1.对患者进行术前检查、病情评估与准备。

2.为手术顺利进行提供基本条件,包括安定、无痛、无不愉快记忆、肌松并合理控制应激反应等。

3.提供完成手术所必需的特殊条件,如气管、支气管内插管,控制性降压,低温,人工通气及体外循环等。

4.对手术患者的生命机能进行全面、连续、定量的监测,并调节与控制在正常或预期的范围内,以维护患者的生命安全。应当指出,对患者生命机能进行监测与调控已是临床麻醉的重要内容,因此,麻醉科不仅必须配备有完备与先进的仪器与设备,更要不断提高麻醉科医师的知识、素质与能力,只有这样才能进行及时准确的判断与治疗。

5.开展术后镇痛工作,预防并早期诊治各种并发症,以利术后顺利康复。

6.积极创造条件,开展"手术室外麻醉"和"非住院患者的麻醉",以方便患者、节约医疗资源,但要有准备地实施,实施前必须建立相应的规范与制度,以确保患者安全。

(二)临床麻醉常用方法

临床麻醉的方法(技术)及其使用的药物虽然众多,根据麻醉药作用于神经系统的不同部位,概括起来可分为局部(区域)麻醉和全身麻醉两大类,临床麻醉方法分类（表 1-1）。

表 1-1　麻醉药作用于不同神经部位与麻醉方法分类

分类	麻醉方法	麻醉药给药方式	麻醉药作用的部位
全身麻醉	吸入全麻	吸入、静脉注射	中枢神经系统
	静脉全麻	肌内注射	
		直肠灌注	
	蛛网膜下隙阻滞	局麻药注入蛛网膜下隙	蛛网膜下脊神经
	硬膜外阻滞	局麻药注入硬膜外隙	硬膜外脊神经
局部（区域）麻醉	神经干（丛）阻滞	局部麻醉药注入神经干（丛）	神经干（丛）
	局部浸润麻醉	局麻药局部浸润	皮肤、黏膜神经末梢

　　局部浸润麻醉是指沿手术切口线分层注射局麻药，阻滞组织中的神经末梢。

　　目前已较少使用单一的药物或单一的方法进行麻醉，临床上使用较多的是复合麻醉或称平衡麻醉和联合麻醉，复合麻醉系指同时使用两种或两种以上麻醉药及（或）辅助药物以达到麻醉的基本要求，可以减少单个药物的用量及不良反应。联合麻醉系指同时使用两种或两种以上方法以达到麻醉的基本要求，以能取长补短综合发挥各种方法的优越性。如使用镇静、麻醉镇痛与肌松药进行静脉复合全麻，又如全身麻醉与硬膜外阻滞麻醉联合应用等。

三、麻醉恢复室（RR）

　　RR 是手术结束后继续观察病情，预防和处理麻醉后近期并发症，保障患者安全，提高医疗质量的重要场所。RR 应配备有专门的护士与医师管理患者，待患者清醒、生命体征稳定后即可送回病房。若患者病情不稳定，如呼吸、循环功能障碍者应及时送入 ICU。RR 可缩短患者在手术室停留时间、利于接台手术以提高手术台利用率，也有益于病房管理。

四、ICU

　　凡由麻醉科主管的 ICU 也可称麻醉科 ICU（AICU），AICU 主要针对手术后患者,是围术期危重病诊治、保障重大手术安全、提高医疗质量的重要环节,是现代高水平、高效益医院的必然产物。ICU 的特点是:①配备有先进的设备以能对患者生命机能进行全面、连续和定量的监测;②具备早期诊断及先进的治疗设备与技术;③采用现代化管理,因而具有高工作效率和抢救成功率;④拥有一支训练有素的医疗护理队伍。

进入 ICU 的患者由麻醉科医师和手术医师共同负责,麻醉科医师的主要任务是:对患者进行全面、连续,定量的监测;维护患者的体液内稳态;支持循环、呼吸等功能的稳定;防治感染;早期诊治各种并发症及营养支持等。手术医师则侧重于原发病和专科处理。待患者重要脏器功能基本稳定后即可送回原病室。

五、疼痛诊疗

疼痛诊疗是麻醉科工作的重要组成部分,工作内容主要包括术后止痛及急、慢性疼痛的诊断与治疗。应当强调疼痛诊疗的多学科性和临床诊断的重要性,因此,从事疼痛诊疗医师必须有扎实的临床功底,必须具有麻醉科主治医师的资格再经规范化住院医师专业培训后才能准入。

第三节　麻醉学的进展

一、全麻机制蛋白学说的研究进展概况

麻醉学的进展不仅是指新理论和新技术的出现,还有一个对既往的理论和观点再认识、再提高的问题。"全身麻醉是怎样产生的?"这是一个长期以来一直令我们困惑的谜团。自 1845 年 Morton 首次公开演示乙醚全身麻醉至今,现代麻醉学已走过了 150 余年的发展历程,期间随着各种新型全麻药物的研制开发和全麻技术的不断改进,全身麻醉的实施在今日已非难事。但事实上,即使是目前最新的全麻药物,其毒性作用和应用风险仍然是相当的高,按照治疗指数(即 50%致死剂量与 50%有效剂量的比值)进行比较,常规药物的治疗指数均超过数百或数千,而全麻药物的治疗指数一般为 3~4,可见全麻药物的应用本身就具有极高的风险。当前全身麻醉的安全实施在很大程度上可以说只是得益于训练有素的麻醉工作者和

日益发展的先进监测技术。因此,无论是全麻药物,还是全麻技术均有待于进一步的提高和改进。但限于目前对全身麻醉本质和机制认识上的局限性,我们在全身麻醉的安全性、可控性,乃至新药开发等的研究方面均受到了极大的制约。时至今日,麻醉工作者始终摆脱不了"知其然而不知其所以然"的尴尬境界。事实上,自20世纪初 Meyer Overton 首先提出著名的脂质学说以来,全世界的麻醉学家、神经生理学家、药理学家等为全麻原理的阐明进行了不懈的努力和探索,并先后提出了多达百余种的假说和理论。尽管其中的多数已先后遭到否定和摒弃,现存的一些假说和理论也可能只窥见了全麻原理的冰山一角,而与问题的实质尚有较长的距离。但是长期的研究积累,特别是近年来取得的许多进展,其成果仍然很令人鼓舞。近10年来,对全麻机制的研究在亚细胞和分子水平取得很大进展,主要发现全麻药通过与细胞膜上的受体及通道蛋白发生直接的相互作用而发挥作用。这些发现对传统的脂质学说提出了严峻的质疑和挑战,并逐渐形成和提出了全麻机制的蛋白学说。其依据是:①药理研究发现,药物作用的普遍规律与蛋白质发生直接作用而产生其效应。因此,推测全麻药也应以同样方式发挥作用。②发现全麻药的确可与离子通道蛋白或其他蛋白质发生直接相互作用。③全麻药的分子结构可影响其效能及在离子通道上的作用;反之,受体或通道亚基或肽链成分改变也可影响全麻药的作用。因此,认为全麻药的作用部位在蛋白质而不是脂质,确切位点可能是神经突触的离子通道或其调节系统。

二、新药应用

(一)吸入全麻药

安氟醚和异氟醚均属强效全麻药,主要用于麻醉维持。由于该药不会引起燃烧和爆炸,临床浓度不会引起肝炎,对循环抑制较轻,所以尽管已有七氟醚和地氟醚等新药问世,但安氟醚和异氟醚依然是常用药。20世纪90年代初七氟醚和地氟醚问世,其特点是血/气分配系数小,作用起效快、苏醒迅速,尤适用于非住院手术的麻醉。七氟醚的气味宜人,可用于小儿全麻的诱导和维持。

(二)静脉全麻药

早在1934年硫喷妥钠已用于临床,由于麻醉诱导迅速不良反应又较小,至今仍为标准静脉诱导药,也可用于脑保护和解痉作用。依托咪酯具有对呼吸抑制小,血流动力学平稳等优点,故适用于重症患者等。咪唑安定属第三代苯二氮䓬类药,适用于术前用药、全麻诱导维持、部位麻醉、ICU 中催眠镇静等。该药与其他静脉麻醉药、麻醉性镇痛药等联合使用,可减少各自的用药剂量和不良反应。异丙酚是常用的新药,其特点是作用时间短,5～10min,有良好的镇吐作用,又有抗氧化剂作用,用于全麻诱导和维持,预防和治疗不同原因诱发的恶心呕吐,以及 ICU 中辅助用药等。近年研制的新药还有:埃尔泰洛尔、S-氯胺酮等,目前正在临床试用中。

（三）肌松药

常用的肌松药有两大类:即去极化类,如琥珀胆碱等;非去极化类,又可分短效（如米瓦库铵）、中效（如阿曲库铵、维库溴铵等）及长效（如哌库溴铵等）。由于琥珀胆碱作用短暂（仍适用于气管插管术）,某些情况下可出现高血钾、甚至心搏骤停等,临床应用日益减少。阿曲库铵和维库溴铵,常用于全麻维持、术中或术后机械通气。

近年,新的肌松药如顺式阿曲库铵、罗库溴铵、Or99487 等已用于临床,其特点是:起效快;作用时效短;不良反应少。

（四）麻醉性镇痛药

芬太尼是目前常用的麻醉性镇痛药,其强度比吗啡大 100～180 倍,常用量 2～5μg/kg,静脉注射后立即生效,维持 30～60 分钟。使用较大剂量芬太尼（10～50μg/kg）,能显著降低应激反应,作用时效明显延长（3～5 小时）,常用于高血压、冠心病和瓣膜性疾病患者。芬太尼对心血管抑制轻,但剂量增大可能出现心动过缓,注射太快可引起胸壁强直,呼吸抑制。此外,还有舒芬太尼和阿芬太尼,这两种药国内尚少使用。瑞芬太尼是一种新颖、强效阿片受体激动剂,具有起效快、作用短（消除半衰期 10～20 分钟）,无蓄积作用,对心血管无明显抑制作用等优点。

（五）局部麻醉药

普鲁卡因属酯类局部麻醉药（局麻药）,由于作用弱、起效慢等,故临床极少使用。取而代之的是利多卡因,为酰胺类,其特点是作用较强,时效 1～1.5 小时,浓度 0.5%～2%,适用于局部浸润麻醉、神经和神经丛阻滞以及椎管内麻醉等。布比卡因属酰胺类,时效 3～4 小时,常用 0.25%～0.5%溶液,适用于神经和神经丛阻滞和椎管内麻醉。但布比卡因对心脏毒性作用较大,一旦发生心搏骤停,往往复苏困难。左布比卡因属长效酰胺类药物,是布比卡因的左旋异构体,不含具有毒性作用的 R(＋)型镜像体,对心脏和脑组织的亲和力低于右旋布比卡因,因此,中枢神经系统和心脏毒性均明显低于布比卡因,且不引起致命性的心律失常。与布比卡因相比有许多优势,在临床的研究及应用已较广泛。罗哌卡因是新一代酰胺类长效局麻药,毒性低,无明显心脏毒性作用。

三、新方法和新技术

(一)经皮和经黏膜给药

皮肤的角质层较厚,药物很难经皮肤吸收,也难以产生全身作用。多瑞吉是近年研制的芬太尼经皮敷贴剂,主要适应证是慢性、顽固性癌痛。首次使用时需经6～12小时芬太尼血浆浓度才产生镇痛效应,稳定状态,可维持72小时。可按每4小时吗啡剂量或24小时口服剂量选择。敷贴部位通常选择上臂、躯干等平整部位。取下时,芬太尼血浓度逐渐下降,经17小时下降为50%,该药不宜用于任何急性疼痛。恩纳是含有利多卡因和丙胺卡因的皮肤乳膏和敷贴制剂,具有良好的局部镇痛作用,起效30～60分钟,维持约2小时,适用于皮肤局部穿刺或切割前预防疼痛。成人鼻腔黏膜有丰富的血管,咪唑安定、氯胺酮等可经鼻腔给药。芬太尼与糖制成棒糖制剂(OTFC),经口腔黏膜给药,适用于小儿术前用药、急症手术镇痛和癌痛治疗。

(二)关节腔内镇痛

由于关节局部富含受体,受体受药液阻滞后,可产生镇痛效果;且药液在关节内弥散受到限制,极少被吸收进入循环而产生全身作用。同时,关节腔给药其镇痛效果优于全身用药,适用于关节腔手术术后镇痛,尤其是膝关节手术。于关节腔内注入吗啡1mg或2mg,也可注入0.25%布比卡因20～40ml。此外,使用芬太尼10μg、哌替啶10mg、可乐定以及非甾体类抗炎镇痛药等均可取得良好的术后镇痛效果。

(三)静脉区域麻醉

静脉区域麻醉指于上、下肢浅静脉注射局麻药(肢体近端缚止血带),可产生肢体局部麻醉,以施行上、下肢从软组织至骨骼的手术,通常手术时间为1小时左右。

1.适应证

(1)手部、前臂和肘部手术,手术时间不超过1小时。

(2)足部、膝关节以下短、小手术等。

2.禁忌证

(1)患者拒绝使用。

(2)中度或重度高血压。

（3）运动员身材，肢体肌肉丰满者。

（4）骨骼肌畸形者。

（5）对局麻药过敏等。

3.注意事项　为提高麻醉效果，预防局麻药毒性作用，应注意以下几点。

（1）采用双止血带法。

（2）缚止血带时间至少维持 20 分钟，即使手术已结束。

（3）需解除止血带时，可间断松开止血带，但每次不超过 30 秒，通常为 2～3 分钟。

（四）连续蛛网膜下隙阻滞

1.优点

（1）作用起效迅速。

（2）局麻药用量小，可调至需要的水平。

（3）对循环/呼吸影响小。

（4）麻醉时间可延长。

（5）停止用药后麻醉作用恢复快。

（6）可用于手术后镇痛。

2.指征

（1）有蛛网膜下隙阻滞的适应证，手术时间超过 2～3 小时。

（2）若调节阻滞平面合适也适用于循环不稳定的患者。

（3）手术类别有：普外、骨科、泌尿科、外周血管和妇科手术。

（4）急症手术、产科分娩和疼痛治疗等。为防止脑脊液外漏，预防并发马尾综合征，近年采用 Spinocath 套管针和导管，因导管的直径比套管针粗，故可避免脑脊液外溢，术后很少并发头痛。

（五）蛛网膜下隙和硬膜外间隙联合阻滞

1.优点　具有脊髓麻醉和连续硬膜外麻醉的优点。

（1）作用起效快。

（2）麻醉时间不受限制。

（3）可施行术后镇痛。

（4）麻醉水平较易调控。

（5）对呼吸、循环抑制轻，毒性低，并发症少。

（6）可用于非住院手术患者。

（7）操作简便易掌握,成功率高。

2.适应证

（1）妇产科手术、正常无痛分娩。

（2）腹部和下腹部手术,时间超过 2 小时。

（3）术后镇痛和疼痛治疗等。目前常用的方法是以双针单间隙原理设计的"针套针"方法。

（六）静脉给药输注系统

目前临床使用的输注系统如下。

1.计算器输注泵　计算器输注泵指可在固定的速率下持续静脉输液给药,药物输注的速度是恒定的,可按患者体重和给药时间计算,如 $\mu g/(kg \cdot min)$,通过计算器输注泵按钮,即可持续给药。

2.微机（智能型）输注泵　主要有 2 种。

（1）以药物血浆浓度为目标:是一种新型的静脉给药系统,采用药代模式,能迅速达到和维持几乎恒定的药物血浆浓度。

（2）以效应器官为目标:由于药物血浆浓度与效应器官药物有效浓度存在差异,近年开展以效应器官药物浓度为目标的静脉输注泵,以达到更稳定的麻醉水平。

3.自动给药装置　自动给药装置指静脉输注泵系统中使用反馈系统,采用程序信号调控静脉给药速率。现代麻醉正不断地向安全、有效、合理、舒适、经济等目标发展,我们有责任努力加以完善,更好地为临床麻醉和手术患者服务。

第二章 麻醉前准备

第一节 病情评估

一、访视患者

（一）目的

为了降低手术相关并发症的发生率，使患者尽快地恢复到正常功能状态。实施麻醉医师于麻醉前1～2天到病室访视患者，可单独进行或与手术科室的经治医师共同进行。若麻醉医师因故不能进行麻醉前访视时，应尽可能通过其他途径了解患者情况。

1.获得患者病史、体格和精神状况的信息资料。

2.了解患者并发症的治疗效果，根据患者意愿和病史提示的危险因素选择诊治计划。

3.完善术前准备，决定需要进一步补充哪些检查和咨询。

4.解除患者恐惧心理，告知患者有关麻醉、围术期治疗及术后镇痛事项。

5.进行麻醉前评估，获得知情同意。

6.了解手术意图及手术人选，判断患者的病情，评估患者的麻醉耐受力，选择最合适的麻醉方法、药物及麻醉前用药。在取得最佳治疗效果下降低医疗成本。

（二）阅读病历和了解病情

对于要手术的患者，麻醉医师麻醉前访视内容包括以下几方面。

1.详细阅读病历　　包括现病史，既往史，个人史，各项常规化验，如血、尿、粪和X线、心电图、心导管检查报告、呼吸功能、肝肾功能等特殊检查。各科会诊意见，手术前讨论及小结等。

2.全面了解病情　重点了解与麻醉有关的因素。

(1)个人史:着重了解患者的劳动能力,能否胜任较重体力劳动,长期卧床否,有无烟酒嗜好,量多少,有无"打鼾"失眠或常服催眠药等特殊病情。

(2)过去史及手术麻醉史:以往曾患过何种疾病,曾否施行过手术,曾用何种麻醉药和麻醉方法,有无不良反应及药物过敏史,全麻后有无并发症或呼吸功能不全等。脊椎麻醉后有无腰背痛等并发症。

(3)家族史:家庭血缘关系中有无支气管哮喘、糖尿病、变态反应性病、血友病及神经肌肉病等。

(4)药物治疗史及药物过敏史:何种药物长期使用,品种和用量;有无麻醉药的过敏史。

(5)重点了解患者对本次手术和麻醉的顾虑和要求,并进行必要的解释和安慰工作,以消除其思想顾虑,取得其信任和合作。

(6)估计患者对施行麻醉的合作配合程度,注意患者精神状态。

(三)体格检查

进行必要的详细的体格检查,包括患者的发育、营养、体重(消瘦或肥胖)、贫血、发绀、水肿、脱水等,重点了解心肺功能,并注意局部检查与麻醉有关的部位和器官情况。

1.头部器官

(1)眼:瞳孔大小,双侧是否等大,对光反应有无异常,虹膜有无粘连,有无眼部炎症等。

(2)鼻:两鼻孔是否异常,鼻中隔位置,鼻甲是否肥大,有无息肉、肿瘤。在小儿应注意有无鼻咽腔炎症,腺样体增殖,鼻旁窦有无炎症等。

(3)口腔:唇色,牙齿排列,有无松动牙齿或义齿,有无张口困难、巨舌症及小腭征,有无鼻咽、上下颌骨畸形,有无下颌关节活动障碍。

2.颈部　颈部活动情况,有无颈静脉怒张,有无瘢痕、肿瘤、炎症。颈部长度,颈与躯干的位置角度,气管位置,有无压迫及移动。

3.呼吸系统

(1)有无气道梗阻及气管移位、变形。

(2)有无胸廓畸形、胸腔积液、脓胸、血气胸。

(3)有无气道慢性炎症,如支气管哮喘、支气管炎、肺化脓症、肺水肿、肺气肿等,痰量多少、痰的性状及咳嗽情况如何,痰多而黏稠者,要做痰培养和抗生素敏感试验。

(4)一般呼吸情况有无异常,包括深度、频率、类型、有无呼吸困难、发绀等。

(5)有无急性炎症,听诊有无湿啰音、哮喘音,呼吸减弱或增强等。

(6)已做肺功能测定及血气分析者,注意有无低氧血症和高碳酸血症。疑有肺功能不全者,应做屏气试验、通气功能试验、换气功能试验或分测肺功能。

4.循环系统

(1)除一般检查外,疑有先天性或风湿性心脏病或影响心功能的其他疾病,曾否出现过心功能不全症状,应重点了解循环代偿功能的情况,检查心脏大小、心律、心音和脉律。

(2)应行 X 线检查、心血管造影、心电图,有条件时行心音图、心向量图和超声心动图检查。行心导管检查者,检查心脏贮备能力的程度可做马斯特二阶梯运动试验。

(3)有无出血性休克。

(4)有无高血压、动脉粥样硬化及其严重程度,目前是否服用降血压药等。

(5)有无末梢血管疾病,如雷诺现象、血管血栓闭塞等。

(6)曾否使用洋地黄、体内储量多少。

(7)有无特殊血液病。

(8)凡高血压患者或 40 岁以上患者,术前应施行心电图检查。凡有心房纤颤史的患者,要注意防止其他脏器发生血栓及血压的急骤变化。

5.消化系统

(1)进食情况,有无呕吐、腹泻、肠梗阻、腹胀,原因如何。曾否施行胃肠减压及其结果。注意电解质、酸碱平衡的检查结果,慢性腹泻造成的电解质失调、低蛋白、脱水等,术前应予纠正。

(2)有无肝肾疾病,如肝脾肿大、腹水、腹内巨大肿瘤,其妨碍呼吸的程度如何。

(3)肝功能如何,肝功能有损害者,应注意麻醉前用药及麻醉药的种类及剂量。

6.泌尿系统 肾脏有无疾病,尿常规及肾功能如何。曾否有慢性尿毒症等。肾功能障碍患者,用麻醉药要注意。尿毒症患者,如尿素氮高,出现肾性昏迷。

7.中枢神经系统

(1)患者是否安静合作,对手术有无恐惧,对麻醉有无疑虑,有无神经过敏,精神失常等。并适当做好心理治疗,以稳定情绪。

(2)有无头部外伤、颅内或脊髓损伤。有无脑出血、脑血栓、脑血管畸形、颅内压增高、神经麻痹、脊神经疾病。有无脊柱疾病,脊柱活动情况如何。四肢肢体有无异常,关节活动如何。

（3）有无癫痫、肌肉痉挛、重症肌无力、进行性麻痹、老年性痴呆、意识障碍等。

（4）有无脑炎、脑膜炎、脊髓炎、脊髓灰白质炎、神经梅毒、艾滋病、其他中枢神经疾病。

（5）脊柱有无畸形,邻近有无感染;神经阻滞麻醉前,应检查解剖部位,标志等是否清楚,穿刺点附近有无感染。

8.其他

（1）基础代谢是否正常,有无发热。

（2）是否有维生素或营养缺乏（如贫血、水肿）、过敏性疾病、血紫质症等。

（3）合并有内分泌疾病,如有糖尿病及其他紊乱时,应酌情进行术前准备。

（4）水和电解质平衡、酸碱中毒及其程度,曾否加以纠正。

（5）患者年龄、体重（小儿更为重要）、体质,发育及营养,如女患者是否在行经期。

（6）皮肤病,如出血性疾病及皮肤癌、炎症等。

（7）术前备血多少,四肢浅静脉穿刺有无困难。

（8）补充检查:在了解病情时,若有不明确或麻醉前准备不完善之处,或应有的检查尚未进行、首次检查有必要复查等应与科室主管医师和上级医师及时联系,要求进行哪些补充检查,予以弥补,以防麻醉中发生意外。

二、危险性评估

通过访视主要了解:手术主要解决的问题是什么？哪些生理指标异常？对麻醉构成直接威胁的因素是什么？对患者的全身情况和麻醉耐受力作出较全面的估计。

（一）ASA 分级

手术麻醉的安危评定标准,可采用美国麻醉医师协会（ASA）制定的标准（1963）,即手术危险性分5级。ASA 分级可以看出麻醉风险与患者自身的病情及功能障碍有直接关系。第Ⅰ、Ⅱ级患者麻醉耐受力良好,麻醉经过平稳。Ⅲ级患者麻醉中有一定危险,麻醉前准备要充分,麻醉时有可能发生的并发症应提前采取有效措施,积极预防。Ⅳ级患者麻醉危险性极大,Ⅴ级患者不论手术与否,生命难以维持 24h,麻醉前准备更应细致周到,并加强手术中的监测和麻醉管理。ASA 分级简单、实用、价廉、真实,被全世界广泛应用。

(二)PECs 分级

PECs 系统是根据术后情况分级,而后反馈性评价术前评估指标。是比 ASA 分级更准确、内容更完整、适应性强、重复性好的科学的术前评估方法,但要求使用条件高,在计算机普及的条件下才能充分发挥作用。PECs 组成如下。

1.资料　术前年龄、性别、既往病史、病理发现、紧迫性、ASA 分级;围术期处理;术后近期发生的意外事件、麻醉方式、手术方式等。

2.PECs 的内容　主要包括:呼吸氧合功能、换气功能;全身反应及系统损害;心血管系统;损伤或创伤;中枢及周围神经系统;血电解质;技术缺陷、失误、错误等共 89 项具体内容。

3.PECs 分 5 级　Ⅰ级术后无需恢复室处理;Ⅱ级需短时恢复室处理;Ⅲ级延长恢复室滞留时间或需病房内特别监护;Ⅳ级需转至 ICU 处理;Ⅴ级致残或致死。

4.循环系统功能评估　患心脏疾病者围麻醉期可能发生心血管并发症甚至意外死亡,故应提高警惕。

三、麻醉方法确定

若确定的麻醉方法与手术科医师的建议不同时,及时向其说明,共同协商确定之。一般多尊重麻醉科医师的选择意见。

四、麻醉会诊制度

为保证麻醉和手术安全,以下特殊患者应常规会诊。

1.危笃患者　特殊手术及衰竭的垂危患者,手术和麻醉施行有较大的危险时。

2.休克患者　患者有严重感染、中毒、脱水、缺氧或休克时。

3.器官功能障碍　患者重要生命器官或系统有严重功能障碍时。

4.手术艰巨　儿童营养和健康情况很差,拟行较长时间艰巨手术。

5.特殊人物　首长、英雄模范人物、外宾及其他重要特殊人物等。

五、病例讨论制度

对新开展、重大复杂、高危性患者手术应由医院组织有关科室进行麻醉前病例讨论。其目的是充分进行术前全面评估,根据病情、手术特点及范围的要求、麻醉科的硬件设备和技术条件,提出麻醉方案,预测麻醉的风险如何?手术中可能发生哪些并发症,甚至意外,以及预防处理方案,提出对麻醉前准备的建议等。也可由麻醉科单独进行术前病例讨论,共同研究,不断提高。

施行特殊麻醉,或麻醉过程中需要特殊器材时,应于手术前通知有关人员,必要时麻醉医师亲自参与特殊器械的准备工作。凡病情危急、发生特殊情况、特殊患者、估计麻醉可能发生困难或意外危险时,应事先汇报上级高职称医师解决。

第二节 患者的准备

一、一般准备

了解并调整患者与麻醉关系密切的各器官功能,使之处于最佳状态,与手术医师共同做好患者必要的术前准备。增加麻醉期间的安全性。

(一)全身麻醉

为了全面增强患者的抵抗力,降低或抑制患者应激反应,要求做好以下工作。

1.心理准备 术前根据患者的心理状态,做必要的解释工作,解除患者顾虑,消除恐惧、紧张和焦急的心理负担,取得其信任和合作。

2.气道准备

(1)术前应禁止吸烟,加强口腔卫生护理,去掉义齿,活动牙齿相应护理。

(2)麻醉前应对患者进行深呼吸训练,病情允许时,鼓励患者做适当活动,以增强体质。

(3)胸部透视检查,注意有无气道炎症。对于急性上气道感染的患者应尽可能延期1～2周手术。否则要采取积极抗感染治疗,避免用吸入麻醉,并用抗生素预防继发感染。慢性支气管炎和支气管哮喘患者,应在缓解期施术,麻醉前给予抗生素治疗。如系"湿肺"病例,术前应指导练习体位排痰;或雾化吸入,使患者容易咳痰;或解除支气管痉挛等处理。胸部手术应进行肺功能检查。

3.非急症手术加强处置　应检查血、尿、粪常规,肝功能及乙肝表面抗原,肾功能及电解质等。如并发贫血、肝、肾、内分泌功能障碍等应查明原因,须行必要的治疗和处理,使其功能恢复,或相对稳定后,方可施行手术麻醉。

4.循环系统准备　术前应有心电图检查,如有高血压病或心脏病,请心肾内科会诊,正确判断心脏功能。异常时给予适当处理等,积极做好术前准备,可降低心脏病患者的病死率。

5.心肺功能评估　对 40 岁以上,特别是老年患者,术前必须常规检查心电图,以排除冠心病。对心肺功能的代偿程度做出恰当估计。

6.术前测量体重　小儿术前应准备测量体重(kg),婴儿体重以克(g)计算。

7.保持内环境稳定　根据病情及血液化学的改变,纠正脱水、电解质紊乱和酸中毒,补充血容量,稳定内环境。

8.胃肠道准备　对于营养不良患者,应尽量经口补充营养;如时间不充裕,或患者不能或不愿经口进食,可通过小量、多次输血,静脉注射水解蛋白和维生素等以补充营养。除手术需要外,如胃肠手术应内服抗生素或肠道清洁剂。手术前 1 天灌肠,手术日晨排空大小便。手术前禁食 4～6h。放置胃肠减压管,持续胃肠减压。

9.按"饱胃"原则处理　急症患者,如肠梗阻或消化道内出血;或其他情况需要时,如进食不久的创伤患者、精神极度紧张者和临产足月的孕妇等,以"饱胃"原则处理,即放置胃肠减压管(胃管),将胃内容物抽空,或用盐水冲洗胃,并在头高位下采用气管内插管等安全措施。

10.禁食　小儿根据年龄决定禁食时间,婴幼儿一般术前 3～4h 即可。

(二)脊椎麻醉

除参考全麻做相应准备外,应做好以下准备。

1.纠正贫血　若并有贫血,应予以纠正。非急症患者对于血红蛋白的要求,男性至少在 110g/L,女性 100g/L 以上。

2.肺功能评估　高位、上胸部硬膜外麻醉,或高位腰麻,应注意肺功能检查。没有肺功能检查条件时,仍依据病史、体检及胸部 X 线做初步估计。

3.维护循环稳定　有休克、低血压应术前予以纠正。

4.灌肠与导尿管　术前 1 天晚灌肠。子宫、膀胱、结肠和直肠等下腹部大手术放置留置导尿管。

5.禁食　手术当日禁食 4～6h。

6.穿刺部位准备　穿刺部位有感染时,不能施行麻醉,待治愈后再行手术或改其他麻醉。

（三）全身状况

采取各项治疗措施,改善患者全身情况,使之处于较佳状态。

1.无严重贫血与低蛋白血症。

2.控制高血压和高血糖。

3.内环境稳定。

4.增加心脏功能储备。

二、危险性评估

因病情需要,对特殊患者进行特殊准备,将全身情况及重要器官功能调整至最佳状况,以确保麻醉和手术的安全。

1.**高血压病**　轻度高血压病患者手术时,对接受麻醉和手术有一定危险,Ⅰ期较为安全;但严重的高血压病患者,即Ⅱ～Ⅲ期麻醉和手术危险性极大,麻醉前应进行 1 周至 1 个月的内科降压治疗,待血压稳定后再行手术。长期应用降压药物,如利血平、胍乙啶等治疗的患者,因引起体内儿茶酚胺的减少,麻醉前理应停药。但目前认为,术前不一定都停用降压药,根据病情需要,全面分析,麻醉前要谨慎处理伴随疾患。

(1)保持内环境稳定:适当纠正脱水、失血和电解质紊乱等。长期用神经节阻滞药降压药的患者,要特别注意对低钾、心律失常和脱水的纠正。

(2)徐脉治疗:脉搏徐缓时应用阿托品纠正。长期用神经节阻滞降压药者要注意对心动过缓、低血压的纠正。

(3)降压药治疗:急症患者舒张压＞123mmHg 时,用时效短而不影响体内儿茶酚胺储量的降压药,如美卡明等。

(4)麻醉前用药:术前药宜给阿托品,有利于麻醉诱导、维持及麻醉管理等。

2.**糖尿病**　老年人糖尿病的发病率增高。高血糖所致靶器官的病理改变是糖尿病患者麻醉的主要危险因素。术前评估糖尿病并发症的严重程度。其晚期并发症病变程度直接影响病死率。

(1)糖尿病性冠心病:糖尿病患者心肌梗死发生率是常人的 2 倍,是最常见的死因。可无症状,心电图无诊断价值,运动心电图、心肌血液灌注图可诊断,冠状动脉造影可确诊。

(2)高血压:糖尿病患者患高血压主要用 α 受体阻滞药、钙通道阻滞药和血管紧张素转换酶抑制药治疗。慎用 β 受体阻滞药和利尿药。

(3)糖尿病心肌病:在无高血压及缺血性心脏病情况下引起特殊心肌病。

(4)控制血糖:择期手术术前应行内科治疗,控制糖尿病患者血糖、尿糖。凡服用降血糖药或注射长效胰岛素者,必须在术前改用正规胰岛素。术前病情若已用胰岛素基本控制,可按原来每日定时定量给予,可根据麻醉和手术的影响,另辅以小剂量的胰岛素。术前空腹血糖以 6.1～7.2mmol/L 为佳,最高＜11.1mmol/L。术前查尿糖,若(一)～(＋),则只给原来日需量的胰岛素;若(＋＋),可另加 6U 胰岛素;(＋＋＋)另加 10U;(＋＋＋＋)另加 16U 以上胰岛素。术前禁食者,可将其原应给的胰岛素的一次量减为原量的 2/3,余 1/3 留在麻醉开始后给予。除药物为主要准备措施外,还应增加营养,补充热量等,以便安全施术。

3.急性感染及高热 原则上手术应延期施行。急症手术,应同时采取抗感染和物理降温等治疗措施。

4.激素治疗者 长期应用激素治疗的患者,肾上腺皮质功能减退,容易发生休克,要予以注意。

(1)加大用药量:仍在用激素的患者,手术前 1 天和手术当天加大用量。

(2)麻醉前用药:术前 1～3 个月内曾使用激素治疗的患者,常规给预防药。行大手术者,麻醉前用药可肌注氢化可的松 100mg,以后每 6h1 次,连用 3d;行小手术者,于术前给药时肌注氢化可的松 100mg,以后每 6h1 次,连用 24h;或术前晚和术前各肌注 100mg;行短时间疾病检查、处理者,于临麻醉前肌注氢化可的松 100mg,手术中输注氢化可的松 100mg。如术中已有循环功能不全,且对补充失血和升压药不敏感者,给予氢化可的松 100～300mg/次输注,术终氢化可的松 50mg 肌注,2 次;术后可肌注 50mg,4 次,维持 3～5 天,逐渐撤停,以预防急性肾功能不全引起的低血压危象。

(3)麻醉前不用药:3 个月至 2 年内用过激素治疗者,术前可以不给激素。经严密观察,若有怀疑时即给。

(4)使用激素术前准备的适应证:①腺垂体功能减退或艾迪生病患者;②已行或拟行垂体切除或肾上腺切除者;③术前仍在服用激素者;④术前 3 个月内曾服用激素持续 1 个月以上者;⑤术前 3 个月内服用总量超过氢化可的松 1000mg 以上者。

　　5.心血管病　有严重心律失常和心力衰竭的患者,经内科治疗(洋地黄等)心律恢复正常、心力衰竭得到控制后方能麻醉和手术。凡心力衰竭患者非急症者禁忌手术。心衰Ⅳ级必须在心衰控制后1年方可考虑手术。近期有心肌梗死发作的非急症患者,3个月内禁止手术,6个月以后才能手术。术前长期用洋地黄药物时,要注意低血钾和洋地黄中毒。术中应备有持续心电图监测。

　　(1)术前心脏功能:心脏功能估计很重要,麻醉医师应熟练掌握。①先天性心脏病,无心力衰竭史、无缺氧,心脏代偿功能正常,接受一般性手术麻醉和手术中较安全,否则很危险。②后天性心脏病的估计方法,以体力活动试验为常用,根据患者活动后的表现估计心脏功能,分代偿功能1~4级。③屏气试验:患者安静后,令深吸气后作屏气,计算其屏气的最长时间。>30s者示心功能正常;<20s示心功能代偿低下,对麻醉耐受力差。是一简单而实用的麻醉危险评估方法。④吹火柴试验:患者安静后,令深吸气后吹一定距离的火柴。能吹灭>6cm的点燃火柴,示心肺功能尚可安全耐受麻醉。也是简单的麻醉危险评估方法之一。⑤起立试验:患者卧床10min后,测量血压、脉搏,然后令患者突然从床上起立,再测血压、脉搏,2min后再测1次。血压改变在20mmHg以上,脉率增快>20次/min,示心功能低下,耐受麻醉力差。本法不适用于心功能Ⅳ级患者。

　　(2)维持离子平衡:长期用利尿药和低盐饮食患者,有并发低血钾和低血钠的可能,术中易发生心律失常和休克。术前应做化验检查,缺钠、钾患者在严密观察、严格控制输液速度下补钠和钾,防输液过多。

　　(3)纠正贫血:若伴有失血和贫血,携氧能力减弱,可影响心肌供氧,术前应该少量多次输血,或输用红细胞悬液更优。避免增加心脏负担。

　　(4)术前洋地黄类药物治疗:对有心力衰竭史、心脏扩大、心电图示心室劳损或冠状动脉供血不足的患者,术前可使用地高辛0.25mg,每日1或2次。

　　(5)危及生命手术前准备:对严重冠心病、主动脉瓣狭窄或高度房室传导阻滞的患者必须施行急症手术者术前必备:①桡动脉穿刺插管直接测动脉压;②插Swan-Ganz导管测PCWP;③体外心脏起搏器;④准备血管扩张药(硝普钠)、正性收缩药(多巴胺)、利多卡因、肾上腺素等;⑤备电击除颤器等。

　　6.单胺氧化酶抑制药治疗者　长期接受单胺氧化酶抑制药(MAOI)治疗的患者,如优降宁等,若施行择期手术,最好提前两周停止给药,后实施手术。MAOI可增强镇痛药、巴比妥类药、麻醉药、肌松药和升压药的作用,容易引起低血压。即使停药两周仍可发生惊厥、昏迷、血压剧烈增高和降低等,麻醉前应做到如下几方面。

(1)麻醉前用药:麻醉前药禁用哌替啶等镇痛药,可选用异丙嗪、咪达唑仑、阿托品或东莨菪碱等。

(2)麻醉选择:选局麻为宜,禁用腰麻和硬膜外麻醉,以免出现意外。

(3)麻醉用药:麻醉时应慎重,全麻药应减量。

(4)出现险情的处理:①静注氢化可的松 $100\sim200mg$,每 30min1 次,加快输液;②血压过高时,静注酚妥拉明 $5\sim10mg$ 或 0.01% 硝普钠,或乌拉地尔;③心动过速者,静注普萘洛尔 $1\sim2mg$(β受体阻滞药),必要时可 $10\sim15min$ 重复使用。

7.创伤及休克患者　预防和积极治疗低血压,维持循环稳定。严重的低血压,特别是内出血合并出血性休克患者,应针对病因,快速大量的输血、补液,纠正脱水、电解质和酸碱紊乱,补充血容量的同时,适当使用升压药,使血压回升,并维持血压在 80mmHg 以上,脉搏变慢时,方可施行手术。紧急时,一方面抗休克,一方面紧急手术治疗。

8.帕金森患者　术前用左旋多巴治疗的帕金森患者,手术前不必停药,一直用到手术前日晚,不用增强心肌敏感的麻醉药,如氟烷等。

9.术前应用β受体阻滞药患者　术前应用β受体阻滞药,如普萘洛尔、吲哚洛尔治疗的冠心病或高血压病的患者,应在术前 2 周即开始逐渐停药,至术前 1 周停止。症状加重时,继用普萘洛尔直至术前48h。术前常规用阿托品,必要时术中追加 $0.02mg/kg$。普萘洛尔在术中使用要慎重。

10.呼吸疾病患者麻醉前评估及准备　呼吸系统病,以呼吸系统慢性感染和肺通气不全最多见,做好麻醉前准备和治疗,可明显降低围术期呼吸系统并发症及其病死率。

(1)哮喘患者:①肺功能检查,肺活量$<1.0L$ 或第 1s$<60\%$时,应延期施行麻醉。若必须施行手术,应慎重。②术前血气分析,$PaO_2<46.2mmHg$,而 $PaCO_2$ 超过 $46.2mmHg$,一般是病情相当严重的。③术前应进行有效的药物控制气管和支气管痉挛,一般用支气管扩张药、甲基黄嘌呤和色甘酸钠及激素治疗,缓解后施行麻醉。若用激素才能控制者,术前应加大剂量,术中应持续应用氢化可的松,并于术后维持一段时间。④注射抗生素抗肺部感染。⑤麻醉前用药,不用吗啡,而用哌替啶。⑥术中凡增加支气管收缩的药,包括麻醉药和引起组胺释放的药都禁用。

(2)麻醉前肺功能的估计:①测胸腔周径法。测量深吸气和深呼气时胸腔周径的差别,$>4cm$,示无严重肺部疾病和肺功能不全。②吹火柴试验(见前心功能估计)。如将置于 $10\sim15cm$ 远火柴能吹灭者,示最大通气量(MVV)$>40L/min$,肺储备功能好,否则储备低下。

(3)呼吸困难程度分级:呼吸系疾病引起的呼吸困难,根据正常步速、平道步行结束后观察,是衡量肺功能不全的主要临床指标,依此可做出评估。凡呼吸困难程度超过Ⅱ级的患者,术前应予以重视,要有X线检查和肺功能测验。

第三节　麻醉选择

手术治疗的质量、效果和预后在很大程度上取决于麻醉方法。正确麻醉方法的选择也是麻醉质量、手术患者内环境保持稳定和麻醉前评估与处理正确的前提和标志。由麻醉医师决定每例手术用何种麻醉方法。

一、麻醉选择原则

(一)选择原则

临床麻醉的方法和药物选择十分重要,总的原则是既要达到无痛,便于手术操作,为手术创造必要的条件,满足手术的需要,又要保证患者安全、减少麻醉意外和并发症、主动维护和控制患者的生命体征。在保证麻醉期间呼吸循环生理功能稳定的前提下,达到镇痛良好、安全、舒适、简便,为满足手术需要创造必要的条件。

(二)评价标准

1.安全　恰当掌握适应证和禁忌证,麻醉药和方法不危及患者的生命和健康,麻醉意外少,无麻醉致死或其他不良后果。

2.无痛　能够保证麻醉效果,使手术能在完全无痛(基本无痛)和无紧张的情况下实施。

3.无害　麻醉药作用快,毒性小,无蓄积作用。对患者生理功能的影响限制在最小范围。能维持正常的生理功能,或对生理干扰小,即对心率、呼吸、血压影响小,对重要脏器损伤轻。将所产生的毒性和并发症能降到最低限度,且影响是可逆的。万一发生意外,能及时抢救,能快速有效地排除干扰,使手术自始至终地安全进行。

4.满足手术要求　麻醉效果能达到预期目的,能为疑难手术创造良好的条件,包括时间、深度、手术部位、范围等。例如心脏、大血管手术的低温;胸腔手术的控制呼吸,便于手术操作;腹腔手术有足够的肌肉松弛;高血压患者手术及出血多的手术要及时控制降压等。使既往不能施行的手术成为可行,使不能耐受手术(或麻醉)的患者变得可以耐受。

5.睡眠无记忆　防止觉醒,因为术中觉醒给患者带来潜在的心理障碍性后遗症,听觉模糊记忆影响术后行为。

6.保持适当应激反应　能降低应激反应,阻断向心性手术刺激,血流动力学稳定,减少术中、术后出血,减少输血及其并发症,预防负氮平衡,降低病死率。

7.术后恢复快　麻醉中合理地利用了各药物之间的协同和拮抗作用,麻醉结束患者即醒,可以早期拔管,并在短时间内尽早完全恢复。

8.简便易行　麻醉技术难度不高,方法实用,使用简便,麻药花费不过大,容易掌握,平战能结合。

(三)选择参考依据

1.患者一般情况　依据患者年龄、性别、体格及心、肺、肝肾功能等情况、病理生理改变、患者意见,手术患者病理和病情是主要的参考因素。

2.手术的性质和意图　取决于手术部位、切口、手术卧位、范围、深浅、繁简、创伤和刺激大小、手术时间的长短、是否需要肌肉松弛及手术时可能发生的意外等,如施行胸椎手术、胸壁手术、肾及肾上腺手术等,易误伤胸膜而发生气胸,故采用气管内插管全麻。

3.麻醉设备条件　包括器械设备、药品条件和麻醉医师的技术水平条件(能力和熟练程度)。

4.麻醉药及麻醉方法　根据麻醉药的药理作用、性能和对患者病情的影响、麻醉方法本身的优缺点等,正确选择适当的麻醉药和麻醉方法,达到灵活机动,及时调整。

5.麻醉医师技术能力和经验　根据麻醉医师的技术能力、理论水平和经验。

(1)充分参考术者的意见,选择安全性最大、对机体干扰最小的麻醉方法。

(2)选择自己操作最熟练的方法。

(2)若是危重患者或急症患者时,术前讨论或向上级请示,以保证患者的安全,减少麻醉意外和并发症。

(4)用新的麻醉方法时,要了解新方法的优缺点,还要注意选年轻、健壮的受术者作为对象。

二、根据手术部位选择麻醉

（一）头部

可选局麻或支气管内插管吸入全麻。如颌面、耳鼻喉和颅脑手术。颌面外科患者,常因颞下颌关节疾病、瘢痕挛缩、肿瘤阻碍或对组织器官的推移、变位等,造成张口困难、头后仰受限、上气道的正常解剖位置异常等因素,往往导致气管内插管困难,故需要用鼻腔盲探插管法。颅内手术的麻醉选择,应考虑以对颅内压的影响最小的原则,去选用各种麻醉药和麻醉方法,并根据手术的具体要求及患者全身情况等,来权衡其利弊。

（二）颈部

最常见的是甲状腺手术,包括甲亢手术。可考虑颈丛或硬膜外阻滞。若颈部肿块过大,气道已有压迫或推移,致气管扭曲等已有呼吸困难者,或精神过于紧张而不合作者,可考虑选择气管内插管、复合全麻,以策安全。此类患者如有气管插管困难者,宜采取清醒气管内插管较安全。

（三）胸部手术

1.胸壁　可选局麻、硬膜外或肋间神经阻滞、静脉复合或吸入麻醉。

2.胸内手术　以气管内插管静脉复合或吸入静脉复合麻醉为佳。也可选局麻或硬膜外阻滞,但应注意开胸后对呼吸生理的扰乱,肺部病变对呼吸功能的影响,肺内分泌物的控制。

（四）腹部

硬膜外或腰硬膜联合阻滞比较理想而常选用。也可选腰麻。患者对硬膜外阻滞有禁忌、过度肥胖、过分紧张或全身情况较差、或有危重休克、感染或内出血性患者,可用静脉复合或静吸复合、气管内插管全麻。达到无痛、肌松良好、抑制自主神经反射,术后对胃肠功能扰乱少。全麻时,配合肌松药,可减少对循环及肝、肾等功能影响,能提高麻醉手术的安全性。

（五）肛门会阴部

可选鞍麻或骶管麻醉较满意。有时选硬膜外阻滞,静脉复合全麻或静吸复合全麻。盆腔与妇产科手术绝大部分可在骶管麻醉、鞍麻或持续硬膜外麻醉下完成。

（六）脊柱、四肢手术

1.脊柱手术　选局麻往往效果不佳,可用硬膜外阻滞或气管内插管静脉复合或静吸复合全麻。

2.上肢　臂丛阻滞和硬膜外阻滞最常用。高位硬膜外阻滞不如臂丛阻滞安全,臂丛阻滞也要预防气胸等并发症。必要时选气管内插管,静脉复合全麻或静吸复合全麻。

3.下肢　可选用腰麻、腰硬膜联合或硬膜外阻滞,能满足手术需要;气管内插管静脉复合或静吸复合少用。

4.断肢再植　该手术时间甚长,要求循环功能稳定,血管不发生痉挛,使再植的肢体供血良好,避免血栓形成。因患者失血量较多,血容量不足,常有代偿性的血管痉挛。要预防休克、补充血容量、输右旋糖酐-40等胶体液;改善微循环、预防血栓形成;纠正酸中毒,补充碱性药,防止发生毛细血管内凝血,减少血栓形成的机会。患者要处在比较安静的状态下,以保证手术的顺利进行及再植血管、神经的功能。麻醉的选择必须全面考虑,并作必要及时的处理。上肢选用持续臂丛阻滞或硬膜外阻滞,下肢选用硬膜外阻滞,麻醉要辅以足够的镇静或麻醉性镇痛药,减少患者因紧张情绪或疼痛刺激,所致的血管痉挛,满足手术要求。个别精神紧张或重度创伤,或严重休克者,可选用气管内插管,静脉复合或静吸复合全麻,但手术时间冗长,要控制麻药量,以防药物蓄积作用。术中应尽量避免用升压药物,要保温,避免室温过低刺激血管痉挛。

(七)烧伤及瘢痕整形手术

患者曾经过多次手术,对疼痛敏感,上肢可选用臂丛或硬膜外阻滞,下肢可选用硬膜外阻滞,麻醉中辅助一定量的镇痛、镇静药物,均可满意完成手术。手术面积大者或病情严重者,可选用气管内插管,静脉复合或静吸复合全麻。早期创面渗液丢失多,要及时补充血容量,预防休克。特别是头面部烧伤、颈胸或颈颏瘢痕粘连手术者,存在张口困难或颈部不能活动、头向前倾、呼吸困难等病理改变者,往往气管内插管操作十分困难。先要用鼻腔插管或行气管切开或瘢痕松解后方可上麻醉药。气道烧伤、呼吸困难者,应气管造口术。

三、特殊患者的麻醉选择

(一)常见特殊患者

1.有过敏史患者　即使选用局麻,也应注意过敏问题。对静脉麻醉药或吸入麻醉药发生过敏者少见。

2.贫血患者　用腰麻或硬膜外阻滞时,应预防血压下降。严重贫血或大失血者应禁用腰麻或硬膜外阻滞。以选气管内插管静脉复合全麻较安全。应给予较正常浓度高的氧气吸入。

3.癫痫患者　注意避免抽搐的因素,麻醉前苯妥英钠 $0.1\sim0.2g$ 或地西泮 $10\sim20mg$ 口服,以预防发作。选气管内插管,硫喷妥钠加琥珀胆碱诱导,维持麻醉不选用普鲁卡因或利多卡因静脉注射。

4.发热患者　无论采取何种麻醉方法,都应采取降温措施并充分供氧。

(二)高危及危重患者

1.全身衰竭　宜用局麻或神经阻滞,禁用腰麻,包括硬膜外阻滞。需用气管内插管,以浅全麻为妥。硫喷妥钠诱导时应减量,或清醒气管内插管,或用咪达唑仑、芬太尼、维库溴铵、丙泊酚静注诱导,气管内插管,浅全麻加肌松药维持,是安全、常用的方法。也可用气管内插管加硬膜外麻醉方法。

2.休克　由于休克患者对麻醉药的耐量低,对巴比妥类药物较敏感。创伤性休克要充分补充血容量,近年来,应用高渗盐水和右旋糖酐溶液有较好的疗效。严重休克时肾过滤率减低,肾排药物不宜应用。一般选用气管内插管、浅全麻维持,用对循环功能影响小的药物,并保持适当的呼吸交换量及供氧。禁忌椎管内麻醉方法。也可用气管内插管加硬膜外麻醉方法。

3.瘫痪　由于患者长期卧床,血容量潜在不足,循环代偿功能差,瘫痪平面高者,影响呼吸功能,或并发坠积性肺炎。胸$_7$以上损伤或病情严重者宜选气管内全麻,尽量不用琥珀胆碱,因其诱发高血钾;保证足够通气和循环稳定。胸$_7$以下损伤或病情较好者,可选硬膜外阻滞。

4.呼吸系统疾病　应根据以下情况选择。

(1)气道炎症:不宜选用吸入麻醉药,以静脉复合麻醉较理想。

(2)哮喘:术前应用色甘酸钠进行有效的药物控制,宜选哌替啶,均不宜用吗啡、硫喷妥钠和筒箭毒碱等,腰麻及高位硬膜外阻滞均应慎重。

(3)"湿肺"及活动性肺结核:由于有大量分泌物或咯血(肺结核活动期、肺炎、支气管感染、支气管扩张、肺脓疡和肺肿瘤等),应选支气管内插管。如用双腔管插管,可保证术中安全,并防止下气道阻塞和感染扩散。肺叶切除范围较大者,选用对气道刺激小的麻醉药。注意气道的管理。

5.心血管疾病

(1)非心脏手术:应把重点放在心脏问题上。若心脏功能差,术前、术中应适当地应用强心药物。心脏代偿功能较差的心脏病患者,只要不过分紧张,尽量采用局麻,或神经阻滞,配合镇静药。若选用气管内插管、静脉复合全麻时,深度应浅,肌松药均可选用。不宜使用抑制心脏功能的麻醉药和麻醉方法。心脏功能代偿较好的患者,仍可选用硬膜外阻滞,但应慎重。

(2)心血管手术:大而复杂的手术,如心内直视手术,应考虑气管内插管静脉复合全麻、低温麻醉和体外循环。选用药物及方法应避免导致缺氧、CO_2蓄积和低血压,诱导应避免兴奋和挣扎。

(3)病态窦房结综合征患者:均选用静脉复合全麻,心率缓慢用阿托品等对抗,术中监测心电和血压,术前备好起搏器;经食管心房起搏安全。

6.神经系统疾病　包括颅脑外伤、颅内肿瘤摘除及脊髓手术,禁用腰麻,宜选气管内插管,适宜用效能微弱的麻药,如氧化亚氮、羟丁酸钠、氯胺酮或局麻比较安全。颅内术中充分供氧,预防脑肿胀、颅内压剧增。

7.肝病　对肝功不全者,应选择对肝功能影响小的麻醉药或麻醉方法。避免用毒性较大的全身麻醉。用局麻、腰麻或硬膜外阻滞较好。全身情况差者在气管内插管下静脉复合全麻。选用羟丁酸钠、芬太尼、氟哌利多、地西泮及氯胺酮等对肝功能影响小的药物,全麻中应防止缺血、CO_2蓄积和低血压。肝功能障碍者手术选用低温麻醉时,可加重凝血机制的扰乱,应十分审慎。

8.肾病　免用对肾有毒害、由肾脏排泄药物的麻醉方法。如戈拉碘铵、溴己氨胆碱和地高辛等。局麻、腰麻和硬膜外阻滞常用,全身情况差者,在气管内插管下静脉复合全麻。肾炎有水肿、尿少、严重贫血、血浆蛋白低下、腹水,并常有血压的变化,均与麻醉有关,应避免选择影响血液酸碱平衡及易造成缺氧、CO_2蓄积、血压波动大的麻醉药及麻醉方法。尿毒症患者,伴有昏迷、酸中毒和抽搐等,宜选局麻、神经阻滞;气管内插管静脉复合全麻时,可选用羟丁酸钠、氟哌利多、芬太尼等静脉麻醉药;选用不从肾排泄的肌松药,不选用硫喷妥钠。硬膜外阻滞及腰麻平面应控制得当,可慎选。

9.孕妇　忌全麻。腰麻要慎重,因为麻醉平面不好控制。宜选硬膜外阻滞(临产的平面最好不超过脐部)和局麻。

10.小儿　在基础麻醉下加局麻。较复杂、较大的手术用静脉复合全麻也较恰当。腰麻、硬膜外阻滞或神经阻滞,只要施用得法,效果很好,但必须慎用,骶管阻滞效果也好。但要配合基础麻醉。

11.老年人　选用局麻或硬膜外阻滞(慎用,妥善掌握麻醉平面,麻药小剂量、分次)为妥。也选腰硬联合麻。全麻以静脉复合为宜。高血压患者若无心脑肾的并发症,麻醉的选择无问题。凡顽固性高血压经治疗不易下降者,血管弹性较差,血压波动较大,应注意麻醉对血压的影响。全身麻醉掌握得当,对循环影响较小,否则使血压波动剧烈,增加麻醉中的险情。长期服用降压药的患者,术中可能出现严重低血压,不宜选腰硬联合麻。

12.糖尿病 以选局麻及神经阻滞较安全,也可首选硬膜外阻滞。硬膜外麻醉可减少神经内分泌的应激反应,减少分解代谢并发症,增加代谢稳定性。尽量避免全麻。若选全麻时,要注意控制血糖浓度,大剂量强效阿片类药可阻断应激反应,大剂量芬太尼能有效控制血糖,但要限制使用阿片类药物。选氧化亚氮、硫喷妥钠等对血糖影响小的全麻药。术前、术中应给予胰岛素。

(三)急症手术

1.全身麻醉 主要用于颅脑外科、心包填塞、心胸外科、五官科的急症手术或多发性复杂性外伤患者。静脉复合或静吸复合全麻。注意防治休克,维持一定的血压等。

2.硬膜外阻滞 禁忌急症手术,相对禁忌证慎用。注意麻醉管理。

3.部位麻醉 局麻、颈丛、臂丛用于颈部、颌面部、上肢手术等。

4.小儿 选基础麻醉加局麻、部位麻醉或椎管内麻醉。

四、麻醉药选择

(一)一般要求

1.用良好的麻醉药 良好麻醉药应具备以下标准。但目前尚无一种麻醉药能满足以下要求。

(1)诱导快:无刺激性、患者舒适、乐于接受。

(2)不影响生理:对生理无不良影响,在病情危重情况下也能使用。

(3)物理性能稳定:能与钠石灰接触,与光接触或长期贮存均不起变化。

(4)不燃烧爆炸:可用于多种麻醉方法。

(5)无蓄积:无个体差异或个体差异很小。

(6)作用强:麻醉效力强,能产生良好的催眠、止痛作用,并能随意控制麻醉深浅、苏醒快,安全可靠。

(7)对呼吸循环无影响:对呼吸无影响,循环易维持平稳。

（8）满足手术要求：如提供满足手术要求的肌肉松弛及其他特殊手术要求等。

2.联合用药　在目前尚未发现单一麻醉药具备以上标准之前，临床上多采用两种以上的麻醉药联合应用，取长补短，发挥其各自优点，减少不良反应和危害，尽可能满足手术要求，是目前广泛应用的方法。近年来，国内外麻醉发展较快，众多新药物的引进，为麻醉药的多种选择提供了条件，但要达到最佳选择。

（二）吸入麻醉药

1.安全　从患者生存利益出发，首先考虑吸入麻醉的安全性。

（1）麻醉药所需的浓度与氧浓度比例：如氧化亚氮需要高浓度时，氧浓度降低，易致缺氧。

（2）燃烧爆炸性能：目前应用氧化亚氮及氟类吸入全麻药，无燃烧爆炸的危险。

（3）稳定性：氟烷与加热的钠石灰接触即变质，产生剧毒物，说明化学性质不稳定；物理性质也不稳定，在蒸气饱和下，腐蚀锡、铝、黄铜和铅，又能溶解于橡胶和塑料，而后徐徐释出。

（4）安全性：氟烷安全界限小，扰乱心肌正常的应激性，对肝有毒性，肝炎、休克、心功能不全、心肌损害患者禁用。

（5）对自主神经系统功能：氟烷易使血压下降；恩氟烷吸入高浓度时，心排血量减少、血压下降、心率减慢等严重心肺功能不全、肝肾功能损害、癫痫、颅内压高患者勿用。控制性降压时，可选用氟烷配合。重危、重症肌无力和嗜铬细胞瘤患者皆选用恩氟烷。异氟烷心律稳定，增加脑血流量轻微，癫痫患者和颅脑外科首选异氟烷。

（6）对机体的毒性：氧化亚氮在无缺氧时无毒，对肝肾功能则无影响，肝肾功能不全者选用适宜。恩氟烷对肝肾功能损害的危险性存在，肝肾功能不全患者慎用。异氟烷是不引起肝损害的。

（7）对代谢与酸碱平衡的影响：氧化亚氮对大脑代谢有轻度刺激作用，并增加脑血流量（CBF）；氟烷对肝的代谢明显抑制；七氟烷麻醉时 CBF 及脑氧代谢率（$CMRO_2$）明显减少，分别下降 34％和 52％；地氟烷使脑氧代谢下降，抗分解代谢作用强等。注意氟离子释放后的多尿性肾衰。

（8）麻醉后反应：氟烷、恩氟烷、异氟烷、七氟烷及地氟烷等苏醒后无呕吐反应。

（9）环境污染：废气排放虽可减少空气中麻醉气体浓度，但污染仍存在。

2.患者易接受　吸入全麻药的气味和刺激性常使患者不乐意接受。氟烷有水果样香味，七氟烷易被患儿乐于接受，氟类麻醉药对气道黏膜无刺激，分泌物不增多,地氟烷对气道有轻度刺激作用。

3.麻醉效能强

(1)镇痛及麻醉效力:氧化亚氮麻醉效力弱,常作为辅助麻醉并用,氟烷、恩氟烷、七氟烷和地氟烷等效能强,可以单独使用。

(2)作用快慢:氟烷、恩氟烷、异氟烷、七氟烷和地氟烷作用快,诱导快。

(3)苏醒时间:氟类吸入全麻药苏醒快,可减少术后并发症的发生率。

(4)肌肉松弛效果:氧化亚氮肌松作用较差,氟类吸入全麻药中,地氟烷肌松作用最强。氟烷肌松作用最差。

4.药物价格高　恩氟烷、异氟烷、七氟烷和地氟烷效果好,但价格昂贵,广泛应用受到限制。

(三)静脉麻醉药

1.速效药　静脉麻醉药有对气道无刺激性、无燃烧爆炸危险等优点,适应证广,已被广泛接受。速效静脉药包括硫喷妥钠、丙泮尼地、阿法多龙、依托咪酯和丙泊酚等。

2.缓效药　包括有氯胺酮、地西泮、氟硝西泮、咪达唑仑、吗啡、哌替啶、芬太尼、阿芬太尼、神经安定镇痛药和羟丁酸钠等。

3.肌松药　胸部和上腹部手术完全需要肌松药。最适宜的肌松药是阿曲库铵、维库溴铵和米库氯铵等短效肌松药。

第四节　麻醉前用药

麻醉前为了减轻手术患者精神负担和提高麻醉效果,在病室内预先使用一些药物,称狭义的麻醉前用药。凡是为了手术顺利和麻醉效果完善及保证患者安全,麻醉前在病室内预先给患者使用的所有药物,为广义的麻醉前用药。包括止血药、抗生素及特殊用药等。

【基本原则】

1.必须用药　任何一种麻醉方法都必须有麻醉前用药。

2.按时投药　任何麻醉前用药都应按时给予,根据患者具体病情需要而适当掌握用量。麻醉前有疼痛的患者,宜加用吗啡或哌替啶等镇痛药。2岁左右的小儿需用较大剂量的镇静药。

3.灵活运用　遇有年老、体弱、久病、孕妇、休克、糖尿病、酸中毒及毒血症等患者,若用强效麻醉药时,镇静药用量酌减或免用。麻醉前需多种药物复合应用时,因其有协同作用给予减量。急症、休克患者应在入手术室后静脉给药。如患者体温高、甲状腺功能亢进、身强力壮、过度兴奋、情绪紧张、长期嗜酒或经常使用催眠药时,或用局部神经阻滞或使用效能较弱的全身麻醉剂时,镇静药的用量宜酌增。

4.及时补充　麻醉开始前,如麻醉前用药量不足时,则及时从静脉补充,特别是休克患者。

5.特殊者减量　对老年、体弱和肝功能有严重损害者,哌替啶或吗啡用量应减少 1/2～1/3。心脏病和高血压患者,宜用适量的吗啡或哌替啶。哮喘患者宜用异丙嗪。

6.禁用中枢性镇痛药者　颅内压增高、严重肺感染、肺气肿、支气管哮喘、呼吸受抑制、急性气道梗阻(如巨大甲状腺囊肿压迫气管)、产妇、口腔手术及<两岁小儿,禁用吗啡等中枢性镇痛药。

7.颠茄类药的用药原则　对老人、小儿、迷走神经紧张症、消化道手术、口腔手术、硫喷妥钠麻醉等,麻醉前给药应给予阿托品。而高热、严重脱水、甲状腺功能亢进、高血压病、心脏病及心动过速等,应给予东莨菪碱,而不用阿托品。对青光眼患者,颠茄类药应减量应用。对气道有浓稠痰液者,术前应充分清除分泌物,清除后再给予颠茄类药物,其用量可适当减少。阿托品与东莨菪碱的比较见表 2-1。

表 2-1　阿托品与东莨菪碱比较

比较项目	阿托品	东莨菪碱
中枢神经	兴奋延髓以上高位中枢,疼痛时引起短时间谵妄	有中枢抑制(镇静和记忆缺失),谵妄作用强
呼吸	支气管平滑肌松弛作用强,分时通气量增加,拮抗吗啡呼吸抑制作用	支气管平滑肌松弛作用弱,增加无效腔量、拮抗吗啡的作用强
循环	阻滞迷走神经(心脏)作用强,增加心率,扩张皮肤血管,颜面红,口周苍白	对心率无影响、大剂量时增加
胃肠	松弛胃肠道平滑肌,抑制吗啡的致吐作用	松弛胃肠道平滑肌弱,抑制吗啡致吐作用
眼	0.6mg 以下几乎无影响	引起散瞳与调节麻痹
分泌	抑制唾液腺及气道腺体分泌	抑制腺体分泌作用强
基础代谢	大剂量可增加基础代谢,小剂量无明显影响	无影响

续表

比较项目	阿托品	东莨菪碱
体温	可使婴幼儿体温上升	无影响
禁忌	发热的小儿、甲亢等	老年人（65岁以上）、小儿、有剧痛兴奋躁动者
用量	成人0.4～0.8mg，小儿0.01～0.03mg/kg	成人0.2～0.3mg，小儿0.003～0.006mg/kg

8.丙嗪类禁忌　凡术前应用利血平等类药，或年老体弱、有失血性或中毒性休克及严重脱水未纠正者，麻醉中易于产生严重低血压，麻醉前用药中，丙嗪类应列为禁忌。即使是体质健壮的年轻患者，也宜谨慎。必须使用时，用药后严密观察血压，注意体位性低血压的发生，一旦低血压时，应及时予以处理。

9.防止用药过量　若术中呼吸循环受抑制是因麻醉前用药过量时，应暂停手术，或以局麻进行手术。

10.门诊手术　应按上述要求进行准备，术后若需要观察者，留门诊观察室观察。

11.小儿　应按年龄、体重和体表面积（m²）计算。

【麻醉前用药目的】

1.充分镇静　患者麻醉前得到充分镇静，可减低患者对手术和麻醉的紧张情绪和恐惧心理，使麻醉诱导平稳，也便于麻醉操作的顺利进行。

2.减少麻醉药用量　降低患者麻醉前新陈代谢，提高机体对手术的耐受力，减少麻药用量和氧的消耗，使麻醉的安全性增加。

3.降低应激性　降低患者麻醉前的应激性，预防某些麻药或麻醉方法引起的不良反应，减低和对抗麻醉药毒性。如巴比妥可对抗局麻药的毒性。

4.加强麻醉作用　提高痛阈，辅助某些麻醉效力不强的麻醉药（如氧化亚氮麻醉）的作用，增强镇痛，以便获得满意的麻醉效果。

5.减少分泌　减少口腔、气道和消化道腺体分泌，保证气道通畅，防止窒息。降低胃反流和误吸的危险，便于术中呼吸管理，减少术后肺并发症的发生。

6.保持自主神经平衡　降低麻醉中副交感神经过度兴奋，保持自主神经的平衡及稳定性，避免迷走神经的反射而发生心律失常和心搏骤停。

【麻醉前用药方法】

根据麻醉方法、患者的精神状态、全身情况、是否伴有并发症和手术的性质等原则,恰当合理地选用麻醉前用药,以达到预期效果(表2-2)。

表2-2　不同麻醉方式的麻醉前用药方法

麻醉方式	麻醉前用药方法	备注
吸入麻醉	手术当晚,内服长效巴比妥或安定类;手术当日,术前60min,肌注麻醉性镇痛类及颠茄类、咪达唑仑等	氟烷麻醉不用镇痛类
静脉复合(包括氯胺酮、γ-OH)麻醉	手术前晚,内服长效巴比妥或安定类;手术当日,术前60min,肌注颠茄类或神经安定类和镇痛类、咪达唑仑等	
小儿基础麻醉	手术当日,术前60min,肌注颠茄类和安定类	
神经阻滞或局麻	手术前晚,内服长效巴比妥;手术当日,术前60~120min,内服短效巴比妥或肌注颠茄类和镇痛类、咪达唑仑等	
椎管内麻醉(腰麻、腰硬联合和硬膜外麻醉)	手术前晚,内服长效巴比妥类;手术当日,术前60min,内服短效巴比妥,或肌注颠茄类和镇痛类、咪达唑仑等	颠茄类不能省
急症或临时改全麻	肌注颠茄类或并用咪达唑仑等	
表面麻醉	手术当日,术前,肌注颠茄类和巴比妥类、咪达唑仑等	
门诊手术	手术当日,肌注巴比妥或不用	

【常用药物】

1.麻醉镇痛药(阿片类)

(1)吗啡:5~10mg/次,术前30~60min,皮下或肌注。

(2)哌替啶:50~100mg/次,术前30~60min,皮下或肌注。

(3)芬太尼 0.1mg/次,术前30min,肌注。

2.颠茄类

(1)阿托品:0.4~0.8mg/次,术前30~60min,皮下或肌注。

(2)东莨菪碱:0.3~0.4mg/次,术前30~60min 皮下,或肌注。

3.镇静药

(1)巴比妥类:长效和短效巴比妥类多用。苯巴比妥 0.2～0.3g,术前晚或术前 60～120min,口服;阿米妥(异戊巴比妥)0.1～0.2g,术前晚或术前 60～120min,口服;速可眠(丙烯戊巴比妥)0.1～0.2g,术前 60～120min,口服;苯巴比妥钠 0.1～0.2g,术前 30～60min,皮下或肌注;阿米妥钠 0.1～0.2g,术前 60min,皮下或肌注。

(2)丙嗪类:氯丙嗪 25～50mg,术前 60min,深部肌注,6.25～25mg,静脉注射,麻醉前 15～20min;异丙嗪 25～50mg,术前 60min,肌注或 12.5～25mg 麻醉前 15～20min,静注;乙酰丙嗪 10～20mg,术前 60min 肌注,或 5～10mg,术前 15～20min,静注。临床应用中将两者或三者合用,减少用量,副作用小,作用更全面;或组成冬眠合剂,肌注或静注较常用。

(3)丁酰苯类:氟哌利多 5mg/次,术前 30min,肌注;氟哌啶醇 5mg/次,术前 30min,肌注。

(4)地西泮 10～20mg/次,术前 30～60min 肌注或静注。或 5～7.5mg,术前晚口服。长效如劳拉西泮等。咪达唑仑 2.5～5mg,术前 30～60min,肌注。

(5)萝芙木类:利血平不单独作麻醉前用药,但长期服用利血平治疗者,其他镇静药应减量或免用。

第五节　麻醉器械的准备与管理

一、准备内容

无论采用何种麻醉方法,术前都应对麻醉器械做好各项准备和检查。准备导管、喉镜、氧气、麻醉机、监测仪器、吸引器、听诊器、牙垫、光源、气管导丝、通气道、面罩和麻醉药、麻醉中用药、特殊用药、抢救用药等,充分齐全,备好的药品标签应明确,钠石灰罐避免遗漏和钠石灰效果失灵,保证能正常使用。

二、无菌管理

为了预防切口和肺部等组织器官感染及院内交叉感染,一切麻醉用具和器械均应于术前、术后按常规进行清洗处理和灭菌消毒,叫作麻醉器械的无菌处理。

1.氧气筒　进入手术室前必须擦拭干净。

2.麻醉机　应于手术后清拭干净,必要时加用肥皂粉和去污粉,要求拭净所有污物血迹、灰尘后,然后用紫外线或电子灭菌器照射消毒 60min。

3.蒸发罐　每次麻醉后将罐内剩余的吸入麻醉剂倒出,内外清拭干净。用线芯挥发罐时,将杆芯用自来水洗净后晾干。

4.呼吸回路　麻醉机的贮气囊、螺纹管、活瓣和四头固定带于术后清洗(必要时加用肥皂)净后,投入 1∶2000 汞或 0.05% 聚维酮碘(碘伏)液或灭菌王液中灭菌 30min,而后用清水冲净、晾干备用;或甲醛蒸气熏蒸 12h 后备用。加热水的湿化器,应每隔 48~72h 进行清洗,干燥处理,备用。喷雾器隔 48h 清洗后,用乙醇消毒。

5.附属设备　橡皮面罩、三通接管、双腔支气管导管之接头等,先刷洗干净,以 70% 乙醇浸泡 30min 或按上述方法处理。

6.抢救器材等　开口器、金属口咽通气道、舌钳子、插管、金属开放点滴口罩、吸痰缸等金属质的用具,洗净后用 70% 乙醇浸泡 30min,或高压蒸汽消毒后,才可使用,或用液状石蜡涂抹保护备用。

7.气管导管等　气管内导管、牙垫、吸痰管等,均于术后用血管钳、细刷子,将其内外彻底清除干净一切痰迹,尤其是靠近斜面开口的内外、吸引管内腔等处不易清洗干净,先经吸引器多次吸引清水,将分泌物吸冲干净,洗净污垢后,用 70% 乙醇浸泡 30min,或同第 4 条处理。特别是小儿用品。

8.麻醉喉镜　喉镜、喉镜片用后先清洗擦拭,重点是后侧接电柄附近,干净后,用 75% 乙醇浸泡 30min。喷雾器的置入口腔部分,用 75% 乙醇浸泡 30min。

9.支气管导管　气管内或支气管内导管在用前先装上气套囊(大小松紧必须合适),而后再用 70% 乙醇浸泡 30min。气套囊的小管不能浸入,防止酒精等消毒液进入不易晾干而粘着。或同第 4 条处理。目前多选用一次性导管。

10.血压计袖带　血压计气囊套污染时,用肥皂洗净。

11.麻醉设备　使用过的麻醉机、麻醉桌、病历牌、血压计于每次手术后擦拭干净。用紫外线或电子灭菌器消毒 20~30min。

12.滑润剂　气管内导管上应用的滑润剂应高压灭菌。

13.一般感染者术后　凡气道感染者术后,一般不易灭菌的部分,如麻醉机、桌等均用 2% 甲酚水擦拭,而后用清水清洗。结核病患者用具要专用或作特殊灭菌处理,消毒液浸泡要酌情延长至 2h 以上。尔后用清水冲洗,再放入甲醛熏箱内消毒 12h。

14.特殊感染者术后 破伤风和气性坏疽患者术后的麻醉器械,可留置在手术间内,用甲醛-高锰酸钾(20ml 甲醛加入 10g 高锰酸钾)蒸气消毒后再取出。破伤风患者用过的麻醉器具,用 1/2000 高锰酸钾液浸泡;气性坏疽患者用过的,泡入 1/1000 氯己定液中,再按一般清洁消毒处理。

15.肺棘球蚴病(包虫病)术后 所用的各种用具,如气管导管、咽喉镜、吸痰管、牙垫等,均应在 5%甲醛液中浸泡 30min 以上,管腔内也应充满消毒液,然后清水冲洗、消毒。不便于浸泡的物件,均以 5%甲醛溶液纱布擦洗处理。

16.硬膜外或腰麻穿刺针 用后用清水冲洗干净,置于常规穿刺包内高压蒸汽消毒后备用。急用时可煮沸 10min 或 0.05%聚维酮碘(碘伏)中浸泡 2h 后备用。

17.硬膜外导管 用清水冲洗管腔内外,煮沸法灭菌 5min 后,浸泡于 0.05%聚维酮碘或 70%乙醇瓶中备用。或高压灭菌最为实用。临使用前用无菌蒸馏水或生理盐水冲洗管腔内外后再用。

18.橡胶类用品术后 不经常使用的橡胶类用品,如双腔导管应于清拭或灭菌后,涂上滑石粉,存放阴凉处妥善保管备用。

19.金属类用具术后 不经常使用的金属类用具,应于清拭后灭菌涂以油类,妥善保管备用。

20.呼吸器用后处理 呼吸器用后用清水冲洗管道,在 0.05%聚维酮碘中浸泡 30min,清水冲洗、晾干后备用。

第三章　全身麻醉

第一节　静脉全身麻醉

直接将麻醉药注入静脉内而发生全身麻醉作用称静脉麻醉。早在19世纪末法国人静脉注射水合氯醛取得麻醉效果，但真正开始推广还始于速效巴比妥类药的出现，也只六七十年时间。多因麻醉诱导及苏醒迅速而舒适，易为患者所接受；由于静脉麻醉药入血后不能及时消除，控制困难，难以满足复杂、长时间手术的要求，所以单一静脉麻醉只能适用于简单体表手术麻醉诱导、心律转复及门诊患者的处置等。但高效镇静、镇痛、安定类药及肌松药的出现，均可辅助静脉麻醉药进行复合麻醉，以满足各种复杂手术，使静脉麻醉的应用日益扩大。近年来，新型静脉麻醉药的出现，由于显效快，消除迅速，又无蓄积作用，有利于麻醉控制，接近吸入麻醉效应，更扩大了静脉麻醉的适应范围。

一、静脉麻醉方法

（一）硫喷妥钠静脉麻醉

1.适应证　临床上广泛用于复合麻醉。常配合肌松药做静脉快速诱导进行气管插管术，也可配合吸入麻醉诱导，以降低脑压或眼压。单独应用只适于不需肌肉松弛的小手术。静脉滴入多用于辅助局部麻醉或硬膜外阻滞麻醉。

由于迅速使咬肌松弛，导致舌后坠，易引起或加重呼吸困难，对麻醉后气道可能有阻塞的患者，如颈部肿瘤压迫气道、颏胸粘连、咽喉壁脓肿及开口困难等，禁忌使用。为了避免激发喉痉挛，对口咽部或盆腔、肛门、阴道、尿道内手术，在无气管插管时，也应避免应用此药。此外，对呼吸、循环功能障碍的患者，如肺水肿、心力衰竭及严重休克的患者，也不宜应用。严重肝、肾功能障碍的患者要慎重应用。对巴比妥类药有过敏史和支气管喘息的患者，可加重哮喘发作，应禁忌。

2.实施方法

(1)单次注入法:是把一定量的硫喷妥钠,经静脉一次注入的方法,可使患者在短时间内意识消失,并使某些反射与呼吸受到一时性抑制,多与肌肉松弛药并用行气管插管术。

(2)分次注入法:是经静脉间断分次注药的方法,即单纯用硫喷妥钠麻醉进行手术。当术者将手术准备工作完成后,开始静脉穿刺,用2.5%硫喷妥钠溶液先缓缓注入4~5ml,待患者意识消失(睫毛反射消失)时,再缓缓注入同等剂量,密切观察呼吸情况。切皮时患者有反应,如手指屈曲活动或肌肉张力增加时,再追加首次剂量的1/3~2/3量。总剂量应在1.0~1.5g左右,最多不超过2g。否则将引起术后清醒延迟。此法多用于短时间(30min以内)的手术,如脓肿切开或清创等不需肌肉松弛的小手术。由于硫喷妥钠早期使下颌关节松弛,容易发生舌后坠现象,所以麻醉前应垫高患者肩部,使头部后仰。由于喉反射较为敏感,一般禁用口咽通气管。当需要短时间肌肉松弛时,如关节脱位手法复位,可并用加拉碘铵20~40mg溶于2.5%硫喷妥钠溶液10ml内,缓慢注入后,再准备2.5%硫喷妥钠溶液10ml,根据入睡程度适量增加,这样肌松药作用集中,硫喷妥钠也不易过量,效果满意。加拉碘铵对呼吸抑制虽差,但用量较大时(成人达80mg),也可使呼吸抑制,应予注意。

3.注意事项　硫喷妥钠静脉麻醉时,其深、浅变化较为迅速,应严密观察,以免发生意外。常见的意外为呼吸抑制,主要决定于注射速度。所以麻醉时应准备麻醉机,以便进行人工呼吸或辅助呼吸。对心血管功能不良者可引起血流动力学改变,可使用小浓度(1.25%)、小剂量缓慢注入或改用其他静脉麻醉药。

虽然麻醉过程极平稳,但偶尔可出现反流或舌后坠造成窒息,所以,麻醉中头部不应垫枕头。此麻醉本身不会产生喉痉挛,但却使副交感神经处于敏感状态,一旦给以局部或远隔部位如直肠刺激,可造成严重喉痉挛导致窒息,应高度警惕。如药液漏至皮下,可引起局部皮肤坏死,一旦发生药液外漏时,应迅速用1%普鲁卡因溶液10ml进行局部浸润,并做热敷,使局部血管扩张,加速药液吸收,以免皮肤坏死。如误注入动脉内,可造成动脉痉挛和肢体缺血性挛缩或坏死,临床表现为剧烈疼痛,注射的肢体末梢苍白、发冷,应立即停止注药,改用2%普鲁卡因溶液5ml动脉注入,并做臂神经丛阻滞等。

(二)羟丁酸钠静脉麻醉

1.适应证　临床上可与吸入或其他静脉麻醉药进行复合麻醉,适用于大部分需要全身麻醉的手术。因其对循环、呼吸干扰较小，更适合小儿或体弱及休克患者的麻醉。单独应用镇痛效果太差，常需辅以硫喷妥钠基础麻醉或给一定剂量的哌替啶或吩噻嗪类药强化麻醉。也可与局部麻醉或硬膜外麻醉复合应用。对精神过度紧张的患者，还可在入手术室前给药，达到基础麻醉的效果。近年来还用于重危患者或心脏病患者手术的麻醉诱导。更适宜于气管插管困难不能用肌松药，并需保持自主呼吸的患者麻醉插管。用表面麻醉配合羟丁酸钠，既可松弛咬肌，又能避免患者插管痛苦。如患者嗜酒已显示乙醇慢性中毒、肌肉不时抽搐、癫痫患者及原因不明的惊厥患者，皆应禁忌。恶性高血压、心动徐缓、低钾血症、完全性房室传导阻滞或左束支传导阻滞的患者应慎用。

2.实施方法　麻醉前用药多选用哌替啶 $1\sim2mg/kg$ 及阿托品 $0.5mg$ 肌内注射。羟丁酸钠首次用量成人约 $0.06\sim0.08g/kg$，小儿 $0.1\sim0.125g/kg$，缓慢滴注后 $5min$ 左右患者逐渐入睡，$10min$ 左右进入睡眠状态，睫毛及角膜反射消失，瞳孔不大，眼球固定，下颌松弛，咽喉反射抑制，如配合气管黏膜表面麻醉，可顺利进行气管插管。麻醉后 $20\sim30min$，血压中度升高，脉搏稍缓。由于羟丁酸钠镇痛作用微弱，疼痛刺激偶尔可引起心律失常或锥体外系反应，因此，羟丁酸钠在临床上已很少单独应用，宜与麻醉性镇痛药或氯胺酮等复合应用才能产生满意的麻醉效果。

羟丁酸钠一次用药可维持 $60min$ 左右，再次用药量为首次剂量的 $1/2$。一般在首次用药后 $1h$ 左右补充为宜。如待苏醒后再予补充，需加大剂量，且易出现躁动。长时间手术可以多次反复给药，很少出现耐药现象，最大用量以不超过 $10g$ 为宜。

3.注意事项　起效较慢，剂量过大或注射过快，可出现屏气、呕吐、手指不自主活动和肌肉抽动现象，多可自动消失。必要时用硫喷妥钠静脉注射。也可出现呼吸抑制，需行辅助呼吸或控制呼吸。

(三)氯胺酮静脉麻醉

1.适应证　氯胺酮静脉麻醉用于各种短暂的体表手术，例如烧伤创面处置、骨折复位、脓肿切开、外伤或战伤的清创及各种诊断性检查，例如心血管、脑血管、泌尿系统造影等操作，尤其适合于小儿麻醉。也可作为局麻、区域性麻醉的辅助用药，以达到完全镇痛。近年来国内已广泛用氯胺酮、地西泮、肌松药进行复合麻醉，扩大了临床各科手术的适应证，而且不受年龄限制。还可用于心血管功能不全、休克及小儿等患者。未经控制的高血压、颅内高压患者，胸或腹主动脉瘤、不稳定性心绞痛或新近发生的心肌梗死、心力衰竭、颅内肿瘤或出血、精神分裂症等患者，均应禁忌使用。又因氯胺酮保持咽喉反射、增强肌张力,所以在口腔、咽喉、气管手术时应慎用。

2.**实施方法**　麻醉前用药需用东莨菪碱抑制分泌,用地西泮或氟哌利多减少麻醉后精神异常。根据给药方式不同,可分为下列两种方法。

(1)单次注入法:除小儿可应用肌内注射外,一般多采用静脉注射,平均剂量为 $0.5 \sim 3mg/kg$,$30 \sim 90s$ 显效,维持 $5 \sim 15min$。肌内注射平均剂量为 $4 \sim 10mg/kg$,$3 \sim 5min$ 后入睡,维持 $10 \sim 20min$,镇痛效果可达 $20 \sim 40min$,多次追加时,剂量有递减趋势。用药后先出现脉搏增快,继而血压上升,即为进入外科麻醉期的体征,有时出现无意识的活动,肌张力增强,常与手术操作无关。

(2)连续静脉滴注法:单次注入诱导后,用 0.1% 浓度的氯胺酮溶液静脉滴注维持,滴速为 $2 \sim 5mg/(kg \cdot h)$,适合不需肌肉松弛的手术。氯胺酮总量不宜超过 $20mg/kg$,手术结束前提前停药,以免苏醒延迟。

3.**注意事项**

(1)前饱食患者,仍有发生误吸的可能,应予重视。

(2)麻醉中有时出现一过性呼吸抑制,也为剂量过大所致,在重症、衰弱患者较为多见。偶尔出现喉痉挛现象,给予氧气吸入及停止刺激即可缓解。

(3)单独应用氯胺酮,苏醒时常有精神异常兴奋现象,甚至有狂喊、躁动、呕吐或幻觉、噩梦等现象。因此,麻醉前并用适量巴比妥类、氟哌利多、吗啡或丙嗪类药,多能减轻精神异常,地西泮对减少噩梦的发生率有效。同时术后应避免机械刺激,保持安静也很重要。苏醒前偶尔有舌后坠及喉痉挛现象,均应妥善安置体位,保持气道通畅。

(四)丙泊酚静脉麻醉

丙泊酚是一种新型速效静脉麻醉药,作用快,维持时间短,恢复迅速平稳,易于控制,使静脉麻醉扩大了使用范围。

1.**适应证**　丙泊酚用药后起效快,苏醒迅速且无困倦感,定向能力可不受影响,故适于非住院患者手术。也可用于 2h 以上的较长时间麻醉。丙泊酚可使颅内压、眼压下降,术后很少发生恶心、呕吐。抑制咽喉部位反射,可减轻喉部手术操作时的不良反应,且使声带处于外展位。其保护性反射在停药后可很快恢复。随着人们对丙泊酚研究的日益深入,应用领域越来越广泛。

丙泊酚用于心脏手术具有很好的效果。多采用连续静脉滴注,给药逐步达到麻醉所需深度,且多与麻醉性镇痛药合用。并且丙泊酚可降低脑的等电位,对脑的保护作用更优于硫喷妥钠。对心肌收缩性的影响也较后者为少。但尽量避免单次快速注射。

丙泊酚用于小儿麻醉中是安全有效的。但也有研究表明,小儿注药部位疼痛发生率很高,约占 20%～25%。选用肘部大静脉给药能明显减少这一不良反应。

颅脑手术麻醉,丙泊酚可有效地降低颅内压、脑代谢及脑血流,并可保持脑灌注量。丙泊酚还用于 ICU 的危重患者。对需长时间机械呼吸支持治疗的气管插管患者具有良好镇静效应。长时间滴注很少蓄积,停药后不像咪达唑仑延续镇静而很快清醒,必要时可迅速唤醒患者。

在危重患者应用丙泊酚可降低代谢和需氧量及增加混合静脉血氧饱和度。在高动力型患者可减少扩血管药及 β 受体阻滞药。由于镇痛效果差,常需与阿片类镇痛药伍用。恶心、呕吐患者用 10mg 丙泊酚会显著好转。孕妇及产妇禁用。

2.实施方法

(1)麻醉诱导:静脉注射丙泊酚 2.5mg/kg,于 30s 推入,患者呼吸急促;78% 出现呼吸暂停。2mg/kg 于 40s 推入,呼吸暂停明显低于上述报道,故芬太尼 5μg/kg 静脉注射后再静脉注射丙泊酚 0.8～1.2mg/kg 效果更好。同时丙泊酚对心血管系统有一定抑制作用。表现为血压下降、心率减慢,但能维持正常范围。丙泊酚对心率、动脉压的影响比等效剂量的硫喷妥钠弱,但作用强于硫喷妥钠,能有效抑制插管时的应激反应。

(2)麻醉维持:丙泊酚维持麻醉滴注开始量 140～200μg/(kg·min);10min 后 100～140μg/(kg·min);2h 后 80～120μg/(kg·min);手术结束前 5～10min 停药。如用于心脏手术,则用芬太尼 20μg/kg 诱导后,以 6mg/(kg·h)输入丙泊酚,10min 后减为 3mg/(kg·h)维持。丙泊酚的血脑平衡时间短,更便于随手术刺激的强弱随时调整镇静强度。如果整个手术过程都需要镇静,可用丙泊酚持续滴入。而当术中需患者清醒与其合作或病情需要精确控制镇静深度时,随时停药或减量,可迅速唤醒患者。这是其他镇静药所不能比拟的优点。

(3)镇静维持:在 ICU 用于镇静时开始 5min 滴注 5μg/(kg·min);每 5～10min 逐渐增加 5～10μg/(kg·min)直至达到镇静的目的。维持轻度镇静的滴速为 25～50μg/(kg·min);深度镇静为 50～75μg/(kg·min)。

(4)复合麻醉:丙泊酚问世以来已用于全凭静脉麻醉。如将丙泊酚与氯胺酮合用于全凭静脉麻醉,发现此种配伍能提供稳定的血流动力学状态。且患者不伴有噩梦及异常行为发生,认为丙泊酚能有效地减少氯胺酮的不良反应。此二药用于全凭静脉麻醉是一种较理想的结合。

3.注意事项　丙泊酚虽有许多优点,但应强调它有较强的呼吸抑制作用。因此,对使用丙泊酚的患者应进行 SpO_2 监测,并由麻醉医生使用。另外,丙泊酚不应和任何治疗性药物或液体混用,可混于 5% 葡萄糖溶液中行静脉滴注。在清醒状态下做静脉注射时,为减轻注射部位疼痛,可于溶液中加入 1% 利多卡因溶液 1～2ml。

(五)依托咪酯静脉麻醉

适应证:当患者有心血管疾病、反应性气道疾病、颅高压或合并多种疾病要求选用不良反应较少或对机体有利的诱导药物时,最适合选择依托咪酯,具有血流动力学稳定性。其主要用于危重患者的麻醉。诱导剂量 0.2～0.3mg/kg,可用到 0.6mg/kg,既无组胺释放,又不影响血流动力学和冠状动脉灌注压。对心脏外科冠脉搭桥手术、瓣膜置换手术,冠心病患者,心复律患者,神经外科手术、外伤患者体液容量状态不确定时,可用依托咪酯诱导。依托咪酯持续输注时,血流动力学稳定,可维持自主通气。

(六)咪达唑仑静脉麻醉

咪达唑仑是常用的苯二氮䓬受体激动剂。可用于术前镇静用药,以及区域麻醉或局部麻醉术中镇静和术后应用。其优点是抗焦虑、遗忘和提高局麻药致惊厥阈值。但咪达唑仑更适于麻醉诱导,用量 0.2mg/kg,老年患者咪达唑仑剂量宜小,要降低 20% 以上。若与阿片类药物和(或)吸入性麻醉药合用时,先 0.05～0.15mg/kg 诱导,再以 0.25～1mg/kg 速度持续输注。足以使患者产生睡眠和遗忘作用,而且术毕可唤醒。注意事项:咪达唑仑主要问题是呼吸抑制,用于镇静或麻醉诱导时,可能发生术后遗忘及镇静过深或时间过长,可用氟马西尼拮抗。

(七)右旋美托咪定

右旋美托咪定是高度选择性的 α_2 受体激动剂,具有镇静、催眠和镇痛作用。右旋美托咪定目前被批准用于短时间(<24h)术后镇静。它主要作用于蓝斑的 α_2 受体,对呼吸影响小。右旋美托咪定对血压有双相作用:血药浓度较低时,平均血压降低;血药浓度较高时,血压则升高。心率和心排血量呈剂量依赖性降低。镇静时先给予负荷剂量 2.5～6.0μg/kg(超过 10min),然后以 0.1～1μg/(kg·min) 输注。

(八)阿片类静脉麻醉

自 20 世纪中叶大剂量吗啡静脉麻醉用于临床心脏手术以来,阿片类静脉麻醉引起普遍的重视。特别是对心血管抑制极轻,镇痛效能显著,非常适宜于严重心功能不全患者的心脏手术。20世纪末新型强效合成麻醉性镇痛药芬太尼静脉麻醉用于心脏手术,由于不良反应较吗啡少,且国内已能生产,迅速得以推广。近年来又有不少新型强效麻醉性镇痛药也已陆续用于静脉麻醉。阿片类静脉麻醉由于肌肉紧张,术中又可能知晓及术后不遗忘,临床上多复合肌松药及镇静安定药,实际上也是静脉复合麻醉。有时也可复合吸入麻醉,明显地降低吸入麻醉药的MAC。

1.吗啡静脉麻醉 吗啡静脉麻醉主要指大剂量吗啡($0.5\sim3.0mg/kg$)静脉注入进行麻醉。突出的优点为对心肌抑制较轻,术中及术后镇痛效果很强,抑制呼吸效应,便于控制呼吸或应用呼吸机。其缺点除了一般性阿片类静脉麻醉的缺点外,静脉注入过快,剂量大于$1mg/kg$容易出现周围血管阻力下降及释放组胺引起血压下降,虽持续时间不长,但对个别心功能不全患者可能引起危险,需及时输液或用缩血管药。注入过快也可能兴奋迷走神经,出现心动过缓,需用阿托品拮抗。另一个突出的缺点为剂量过大(多见于$1.5mg/kg$以上),注射后偶尔出现周围血管收缩,血压剧升,可能为代偿反应,促使去甲肾上腺素释放。且不能用追加吗啡剂量以降低血压,必须用恩氟烷或七氟烷吸入、静脉注射氯丙嗪或扩血管药来拮抗。此外,吗啡剂量超过$3mg/kg$,常使术后引起暂时性精神失常、消化道功能紊乱及尿潴留等,所以,近年来已逐渐为芬太尼静脉麻醉所代替。

2.芬太尼静脉麻醉 大剂量芬太尼静脉注入对血流动力学的影响多与剂量及心脏功能有关。睡眠剂量个体差异很大,常需要$6\sim40\mu g/kg$,一般动脉压、肺动脉压及心排血量均不改变,术后$3\sim6h$即可苏醒。超过$3mg$可使心率变慢,但只轻度降低心排血量、血压、体血管阻力及增加每搏量。缺血性心脏病患者给予$20\mu g/kg$时可使平均压轻度下降。芬太尼$5\mu g/kg$静脉注射后再注射地西泮$10mg$可引起血压显著下降,主要是由于降低体血管阻力所引起,特别对心脏病患者更明显。同样,在芬太尼静脉麻醉后再给N_2O吸入,也可显著减少心排血量及增加体血管阻力、肺血管阻力及心率。且其机制不明,应予注意。总之,单纯芬太尼静脉注入对血流动力学影响不大,也不释放组胺及产生扩血管作用,更不抑制心肌。还能降低心肌耗氧量。血浆中消除半衰期及维持时间也比吗啡短,遗忘作用及抗应激作用也比吗啡强,如全麻诱导时气管插管引起心动过速及高血压反应的发生率也远较吗啡为少。所以,近年来已取代吗啡麻醉。由于麻醉时间不但决定于芬太尼的药代动力学,而且还决定于剂量、注药次数及与其他药的相互作用,如辅用咪达唑仑可增强及延长芬太尼抑制呼吸的时间,因此,麻醉设计时根据不同的病情及手术方法确定剂量及复合用药。

（1）适应证：与吗啡静脉麻醉适应证相类似。

（2）实施方法：①基本方法以 40~100μg/kg 静脉注射诱导，注入半量后即给泮库溴铵 0.08~0.12mg/kg，然后将余下芬太尼注入，进行气管插管。术中如出现瞳孔稍有变大、结膜或颜面充血、流泪、皱眉、微动或轻度血压上升、心排血量增加等麻醉变浅改变时，应随时追加芬太尼及肌松药。肌松药也可用加拉碘铵或维库溴铵代替泮库溴铵。此法最适于体外循环下心内手术，特别对心功能不全的患者术后又需要用呼吸机辅助呼吸者。②芬太尼复合神经安定药静脉麻醉，一般芬太尼剂量可以显著减少，如先用咪达唑仑 2mg 静脉注射，再用芬太尼 10~30μg/kg 及琥珀胆碱或泮库溴铵静脉注射，进行气管插管，术中随时追加 1/3~1/2 剂量或吸入七氟烷、异氟烷。如心功能良好，成人可用 2.5％硫喷妥钠溶液 5~10ml 代替咪达唑仑静脉注射。心功能不全者应以羟丁酸钠 40~60mg/kg 代替地西泮。③辅助其他全身麻醉，早在 20 世纪中叶已有 N$_2$O 全身麻醉时补充静脉注射芬太尼的报道，目前广泛应用的吸入麻醉药如氟烷、七氟烷等镇痛效果稍差，更常辅用小剂量芬太尼 0.1~0.2mg 静脉注射。各种静脉复合麻醉也常补充芬太尼 0.1~0.3mg。由于对呼吸抑制程度个体差异很大，所以术中应注意呼吸管理，术后也应注意呼吸恢复情况。

3.阿芬太尼静脉麻醉　阿芬太尼能够迅速穿透脑组织，所以，阿芬太尼在血浆中的浓度比舒芬太尼和芬太尼稍高即可达到血浆和中枢神经系统的平衡。这种特性可以解释在应用镇静-催眠药前或与其同时应用，小剂量阿芬太尼 10~30μg/kg 静脉注射有效。阿芬太尼 25~50μg/kg 静脉注射和较小睡眠剂量的镇静-催眠药伍用，常可有效预防喉镜检查及气管插管时明显的血流动力学刺激。对于短小手术，可通过阿芬太尼 0.5~2.0μg/(kg·min)输注或间断单次静脉注射 5~10μg/kg 补充应用。在同时应用强效吸入麻醉药的平衡麻醉中，相对较低的血浆阿芬太尼浓度可降低异氟烷 MAC 50％。为避免残余的呼吸抑制作用，在手术结束前 15~30min，应减少阿芬太尼的输注或重复给药剂量。

4.舒芬太尼静脉麻醉　诱导更为迅速，在术中和术后能减轻或消除高血压发作，降低左室搏功、增加心排血量且血流动力学更稳定。舒芬太尼诱导剂量 2~20μg/kg，可单次给药或在 2~10min 内输注。在大剂量用法中，舒芬太尼的总剂量为 15~30μg/kg。麻醉诱导期间大剂量阿片类药引起肌肉强直，可导致面罩通气困难。这表明用舒芬太尼 3μg/kg 行麻醉诱导期间的通气困难是由于声门或声门以上的呼吸道关闭所致。

同时补充应用的药物可显著影响对舒芬太尼的需要。如对于行冠状动脉手术的患者,丙泊酚诱导剂量(1.5 ± 1)mg/kg和总维持量(32 ± 12)mg/kg可减少舒芬太尼诱导剂量(0.4 ± 0.2)μg/kg和总维持量(32 ± 12)mg/kg。依托咪酯和阿片类药联合应用能提供满意的麻醉效果,且血流动力学波动较小。应用舒芬太尼$0.5\sim1.0\mu$g/kg和依托咪酯$0.1\sim0.2$mg/kg行麻醉诱导能保持血流动力学稳定性。在平衡麻醉中,用舒芬太尼$1.0\sim2.0\mu$g/(kg·h)持续输注维持麻醉,既保持了阿片类药麻醉的优点,又避免了术后阿片作用的延长。

5.瑞芬太尼静脉麻醉   瑞芬太尼作用时间很短,为了维持阿片类药作用,应该在初始单次给药之前或即刻,即开始输注$0.1\sim1.0\mu$g/(kg·min)。可有效抑制自主神经、血流动力学以及躯体对伤害性刺激的反应。瑞芬太尼麻醉后苏醒迅速,无不适,最具可预测性。

瑞芬太尼的应用使苏醒迅速,且无术后呼吸抑制。以(0.1 ± 0.05)μg/(kg·min)的速度输注,自主呼吸及反应性可恢复,且其镇痛作用可维持$10\sim15$min。一项随机、双盲、安慰剂对照研究证实,在局部麻醉下进行手术的门诊患者,瑞芬太尼以$0.05\sim0.1\mu$g/(kg·min)持续输注,同时单次给予咪达唑仑2mg,可产生有效的镇静及镇痛作用。在开颅术中以瑞芬太尼(1μg/kg)静脉注射后继续以维持量0.5μg/(kg·min)输注,复合丙泊酚及66%氧化亚氮应用,可提供满意的麻醉效果及稳定的血流动力学,且术后可迅速拔管。在瑞芬太尼麻醉苏醒期,应考虑到在麻醉苏醒前或即刻应用替代性镇痛治疗。有报道用瑞芬太尼麻醉做腹部大手术,围手术期应用吗啡0.15mg/kg或0.25mg/kg静脉注射,或芬太尼0.15mg,并不能立即完全控制术后疼痛。氯胺酮0.15mg/kg静脉注射,维持2μg/(kg·min)的应用,可以减少腹部手术中瑞芬太尼及术后吗啡的应用,且不增加不良反应的发生。

小剂量瑞芬太尼输注缓解术后疼痛也已取得成功。在腹部或胸部手术,应用丙泊酚75μg/(kg·min)和瑞芬太尼$0.5\sim1.0\mu$g/(kg·min)行全身麻醉后,持续输注瑞芬太尼0.05μg/(kg·min)或0.1μg/(kg·min),可提供充分的术后镇痛。

二、静脉复合麻醉

任何一种静脉麻醉药很难达到全身麻醉的基本要求,即神志消失、镇痛完全、肌肉松弛及抑制神经反射,且不少静脉麻醉药常有蓄积作用,不能用于长时间手术,会刺激血管引起疼痛及形成血栓,甚至还可出现过敏反应。但近年来静脉麻醉用药还出现了不少具有高选择性的强效镇痛药、速效催眠药、新型肌肉松弛药及各种抑制神经反射的神经阻滞药、神经节阻滞药,均可使麻醉者有可能充分利用各药的长处,减少其剂量,以补不足之处。这种同时或先后使用多种全麻药和辅助用药的方法统称为复合麻醉,也有称平衡麻醉或互补麻醉。所有麻醉用药全经静脉径路者,也可称为全凭静脉复合麻醉。

(一)静脉复合麻醉药的选择及配方

静脉复合麻醉需要经静脉应用多种静脉麻醉药及辅助用药。静脉麻醉药进入静脉,不易迅速清除。停药后不像吸入麻醉药可经气道排出或迅速清出。因此,应选择短效、易排泄、无蓄积的静脉麻醉药,同时满足全麻四要素的基本原则。静脉复合麻醉的配方应该因人而异。要尽量少用混合溶液滴注,以避免因不同药代动力学的麻醉药出现不同的效应,致消失时间不同,从而使调节困难,容易混淆体征。或者持续滴注一种药物,再分次给其他药物较易控制。一旦出现不易解释的生命体征改变,首先应停止静脉麻醉用药,必要时可改吸入麻醉,以明确原因,便于处理。

(二)静脉复合麻醉深度的掌握

静脉复合麻醉的麻醉深度已很难按常用的全麻分期体征进行判断。需根据药代动力学、药效动力学及剂量,结合意识、疼痛、肌松及血流动力反应分别调整相关用药。首先要熟悉各药的最低有效滴速(简称 MIR),即此滴速可使半数受试者对疼痛刺激有运动反应。切忌单纯加大肌松药剂量,掩盖疼痛反应及恢复知晓。并可因手术产生过度应激反应,使患者遭受极大痛苦。这种情况已屡见不鲜,应从中吸取教训。还要避免大量应用有蓄积作用的麻醉药,如长期应用硫喷妥钠或地西泮可使术后数天不醒。所以,麻醉者必须具备丰富的全麻经验及深知用药的作用时间。

(三)静脉麻醉过程中的管理

静脉复合麻醉处理得当,对机体影响极小,但麻醉管理常不比吸入麻醉简单,处理不当,同样引起较严重并发症。首先应用套管针穿刺静脉并保持静脉径路通畅。持续滴注时更应保持滴速稳定并避免输液过多。此外,应密切注意气道通畅及呼吸管理,并遵循吸入麻醉时应注意的事项。几种麻醉药复合应用还应注意交互作用。需依赖于麻醉者的经验、过硬的技术及扎实的基本功。

（四）神经安定镇痛麻醉及强化麻醉

神经安定镇痛麻醉也是复合麻醉。法国学者拉波里提出一种麻醉方法，不但阻断大脑皮质，而且也阻断某些外来侵袭引起机体的应激反应，如自主神经及内分泌引起的反应，并称之为"神经节阻滞"或"神经阻滞"，配合人工低温曾称之为"人工冬眠"，主要应用以吩噻嗪类为主的"神经阻滞剂"，即冬眠合剂。临床麻醉时并用神经阻滞剂，可增强大脑皮质及自主神经的抑制，所以称为强化麻醉。由于吩噻嗪类药对机体的作用机制过于广泛，对血流动力学影响又较大，常混淆临床体征及增加麻醉与麻醉后处理的困难。Janssen 提出神经安定镇痛术概念，并用于临床麻醉，也称神经安定麻醉。主要用神经安定药及强效镇痛药合剂，使患者处于精神淡漠和无痛状态，20 世纪中叶开始应用依诺伐（即氟哌利多、芬太尼合剂），迅速得以推广，也属于静脉复合麻醉范畴。

1.强化麻醉　主要应用吩噻嗪类药增强麻醉效应，使全麻诱导平稳，局麻患者舒适。

（1）适应证：强化麻醉多适于精神紧张而施行局部麻醉的患者，尤其对甲状腺功能亢进症和颅脑手术时可降低代谢，还有促进降温的优点。应用东莨菪碱麻醉或氧化亚氮麻醉时，常采用强化麻醉，以增强其麻醉效果。

（2）实施方法：主要用药为氯丙嗪 1mg/kg 或冬眠合剂 1 号（M1）即氯丙嗪50mg、异丙嗪 50mg 及哌替啶 100mg（共 6ml），也有用二氢麦角毒碱 0.9mg 代替氯丙嗪，称冬眠合剂 2 号（M2）。此外，还有乙酰丙嗪、二乙嗪等代替氯丙嗪者。一般多在麻醉前 1h 肌内注射或入手术室后麻醉前将合剂或氯丙嗪置于 5% 葡萄糖溶液 250ml 中快速滴入或分次从滴壶内输入。然后再进行各种麻醉。

（3）注意事项：①强化麻醉常使全麻患者术后苏醒迟缓，而且意识清醒后保护性反射又不能同时恢复。一旦出现呕吐，可能误吸而造成窒息的危险。此外，强化麻醉后过早地翻动患者，容易引起直立性低血压，都增加麻醉后护理的困难，也是近年来应用逐渐减少的原因。②由于强化麻醉后周围血管扩张，头部受压过久，易产生麻醉后头部包块，即局部水肿，继而脱发。因此，术中、术后应不断变换头部位置，并对受压处给以按摩。③强化麻醉中氯丙嗪等用量，应不超过 2mg/kg。如麻醉失败或麻醉效果不确实时，应及时地改换麻醉方法，切不要盲目增加冬眠合剂用量而增加术后并发症或意外。④椎管内及硬膜外麻醉和腹腔神经丛阻滞时并用氯丙嗪等合剂，可使血压明显下降，偶尔遇到升压困难者，可造成死亡。主要由于氯丙嗪、乙酰丙嗪等具有抗肾上腺素作用，脊椎及硬膜外麻醉或腹腔神经丛阻滞可使交感神经阻滞,二者并用后一旦血压剧降,有可能使肾上腺素类药无效而出现意外。为安全起见,椎管内及硬膜外麻醉时禁用氯丙嗪等药。

2.神经安定麻醉　基本上类似强化麻醉,是增强麻醉效应的辅助措施,并能减少术后的恶心、呕吐等不适反应。

(1)适应证:类似强化麻醉,更常作为复合麻醉中重要辅助用药,偶尔也可用于创伤或烧伤换药时的镇痛措施。有帕金森病(震颤麻痹症)、癫痫史者及甲状腺功能低下患者等禁用。

(2)实施方法:麻醉时肌内注射或静脉注射神经安定类药及强效镇痛药,目前最常用的前者为氟哌利多 0.1~0.2mg/kg 或咪达唑仑 0.1~0.2mg/kg,后者为芬太尼 0.1~0.2mg 或喷他佐辛(镇痛新)30~60mg。也有用氟哌利多芬太尼合剂依诺伐,但复合麻醉中应用仍根据需要以分开静脉注射为合理,因为氟哌利多作用时间长,而芬太尼作用时间较短。

(3)注意事项:芬太尼注入速度过快,偶尔出现胸腹壁肌肉僵硬引起呼吸抑制,则需用琥珀胆碱配合控制呼吸拮抗之。氟哌利多用量过大时,偶尔出现锥体外系反应,可经静脉注入异丙嗪 10mg 或氯丙嗪 5~10mg 即可制止,必要时可重复给予。术后适当应用哌替啶,常可起到预防作用。

术后出现呼吸抑制或呼吸暂停,多为芬太尼用量过多,可用纳洛酮 0.2mg 静脉注入即可解除。

三、靶控输注静脉麻醉

近年来,随着计算机技术的飞速发展和在临床医学中的广泛应用,麻醉技术也朝着更加安全、可靠,易于管理,可控精确的目标发展。靶控输注静脉麻醉就是"数字化麻醉管理"的典型代表。靶控输注的发展使静脉麻醉更加方便,易于控制。

(一)靶控输注的概念及基本原理

靶控输注(TCI)是指将计算机与输液泵相连,根据以群体药代-药效动力学参数编制的软件,通过直接控制"靶部位"——血浆或效应室的麻醉药物浓度,从而控制及调节麻醉深度的静脉输注方法。TCI 与传统用药方法最大的不同是不再以剂量为调整目标,而是直接调整靶浓度,使麻醉医师能像使用吸入麻醉药挥发器那样任意调节静脉麻醉药血药浓度成为可能。

TCI 的基本原理即 BET 方案根据药物的三室模型原理,为了迅速并准确维持拟达到的血药浓度,必须给予负荷剂量,同时持续输注从中央室消除的药物剂量,并且加上向外周室转运的药物剂量,这就是著名的 BET 输注方案。很显然,如果按照上述 BET 给药模式来计算非常复杂,只能通过计算机模拟。计算机控制的药物输注能够成功地达到相对稳定的靶浓度,麻醉医师可以根据临床反应来增加或降低靶浓度。

(二)TCI 系统的组成及分类

完整的 TCI 系统主要有以下几个组成部分。①药动学参数:已经证明正确的药物模型以及药动学参数;②控制单位:计算药物输注速度,如控制输注泵的软件和微处理器;③连接系统:用于控制单位和输注泵连接的设备;④用户界面:用于患者数据和靶控浓度(血浆或效应室浓度)的输入。

目前,大多数 TCI 系统仍处于临床实验阶段,主要原因在于,这些输注设备对输注药物没有进行统一的标准化设置。此外,提供 TCI 的输液泵种类和安全功能也有待进一步研究。由 Kenny 等设计的 Diprefusor 系统是首个面市的 TCI 系统,它是将计算机及其控制软件整合到输液泵的中央处理器,该系统结构紧凑、使用方便、可靠性高。但是,该系统仍具有一些缺陷:只能用于丙泊酚,不能用于 15 岁以下儿童,且只有一个适于年轻健康成年人的参数可以设定。

根据靶控部位的不同可以将 TCI 分为血浆 TCI 和效应室 TCI 两种模式。而根据是否依赖机体反馈信息还可将 TCI 系统分为开放环路系统和闭合环路系统。

血浆 TCI 模式是以药物的血浆浓度为靶控目标的输注方法,开始给予一定的负荷量,当血浆计算浓度达到预定的靶浓度时即维持在这一浓度。效应室浓度随之逐渐升高,将迟滞一定时间(相对于血浆浓度)后最终与血浆浓度平衡一致。这种方法适合于平衡时间较短的药物,同时也适合于年老体弱的患者,因其负荷量较小,循环波动较小。而对于平衡时间长的药物则会导致诱导缓慢。

效应室 TCI 模式则是以药物的效应室浓度为靶控目标的输注方法,给予负荷量后暂时停止输注,当血浆浓度与效应室浓度达到平衡一致时再开始维持输注。与血浆靶控相比,使用同一药物时平衡时间短、诱导快,负荷量较大而使循环波动较大。因此适合于年轻体健的患者。开放环路 TCI 是无反馈装置的靶控,仅由麻醉医师根据临床需要和患者生命体征的变化来设定和调节靶浓度。

闭合环路 TCI 则通过一定反馈系统自动调节靶控装置,根据反馈指标的变化自动调整输注剂量和速度。这样就提供了个体化的麻醉深度,克服了个体间在药代学和药效学上的差异,靶控目标换成了患者的药效反应而不是药物的浓度,最大限度地做到了按需给药,从而避免了药物过量或不足以及观察者的偏倚。例如通过脑电双频谱指数(BIS)指标来反馈调控丙泊酚的 TCI,是目前比较成熟的方法之一。在使用闭合环路 TCI 时要注意反馈指标是否真实、准确,不可盲目相信单一指标而忽略综合评估,避免由于干扰因素造成麻醉深度不当。

(三)TCI 技术的临床应用

与传统的静脉麻醉技术相比,TCI 有如下优点。

1.操作简单,易于控制、调整麻醉深度,安全、可靠;理论上能精确显示麻醉药物的血中或效应器(大脑)部位的浓度。

2.提供平稳的麻醉,对循环和呼吸的良好控制,降低了麻醉意外和并发症。

3.能预知患者的苏醒时间,降低术中知晓和麻醉后苏醒延迟的发生率。

鉴于 TCI 的给药模式,最适合应用起效时间和消退时间均很短的药物,即 $T_{1/2}$ keO 和 $T_{1/2}$CS 值较小的药物。$T_{1/2}$keO 是指恒速给药时,血浆和效应室浓度达平衡的时间(效应室药物浓度达到血浆浓度 50% 所需的时间),其意义是可以决定起效快慢。如果持续输注(或停止输注)5 个 $T_{1/2}$keO,可以认为效应室的药物浓度达到稳态(或药物基本消除)。

时量相关半衰期($T_{1/2}$cs)是指维持某恒定血药浓度一定时间(血药浓度达稳态后)停止输注后,血药浓度(作用部位药物浓度)下降 50% 所需的时间。它不是定值,而是随输注剂量、时间的变化而变化。其意义是可以预测停药后的血药浓度。采用这两个参数较短的药物才能达到诱导、恢复都十分迅速的目的,又利于在麻醉过程中根据需要迅速调节麻醉深度,真正体现出 TCI 的特点。

目前临床使用的麻醉药物中,以瑞芬太尼和丙泊酚的药代动力学特性最为适合。其他药物如咪达唑仑、依托咪酯、舒芬太尼、阿芬太尼、芬太尼也可以用于TCI,但其效果不如前二者。至于肌肉松弛药,由于其药效与血浆浓度关系并不密切,而且药代动力学并非典型的三室模型,因此,目前不主张使用 TCI 模式,而以肌松监测反馈调控输注模式为宜。

TCI 适用的手术种类:TCI 技术可以应用于目前大多数手术的临床麻醉。TCI 的特点是起效快、维持平稳且可控性好、恢复迅速彻底,因此更加适用于时间短而刺激强度大且变化迅速的手术,例如支撑喉镜下手术、眼科手术、口腔科手术、腹腔镜检查及手术、气管镜检查及手术、胃镜检查、肠镜检查、胆管镜手术、门诊日间手术等。

TCI临床应用的注意事项。

1.选择适合的患者和手术。

2.尽量选择 $T_{1/2}keO$ 和 $T_{1/2}CS$ 小的药物。

3.要结合患者的具体情况选择 TCI 模式（血浆靶控或效应室靶控）。

4.手术过程中不要以单一靶浓度维持，而应根据手术刺激强度和患者的反应来及时调节靶控浓度。

5.一定要从麻醉开始就使用靶控输注，而不要中途加用靶控输注（由于靶控输注有负荷量）。

6.靶控装置具有自动补偿功能（即换药后可以自动补充换药期间的药量），不需要手动追加或增大靶浓度。

7.手术结束前根据手术进程和药物的 $T_{1/2}CS$ 选择停止输注的时机，不宜过早。

8.注意静脉通路的通畅和注射泵的工作状态，一旦静脉阻塞或注射泵有故障，患者会发生术中知晓。

（四）TCI 系统性能的评估

计算机预期浓度与实际血药浓度的一致性反映了 TCI 系统的性能。影响系统性能的因素如下。

1.系统硬件　主要指输液泵的准确性。目前临床上大多数输液泵的机电化设计已经比较完善，因此来源于系统硬件的误差率很小。

2.系统软件　主要指药代动力学模型数学化的精度。因为药代模型涉及极为烦琐的运算，运用计算机模拟运算则可以大大提高精确度，而且目前迅猛发展的计算机处理器已经完全可以精确到位。

3.药代动力学的变异性　这是影响 TCI 系统准确性的最主要来源。包括两个部分，一是所选择的药代模型本身有其局限性，表现为所使用的药代模型（如开放型三室模型）并不能说明药物在机体中的药代学特征，即使运用个体的药代学参数也不能对浓度进行准确的估计。虽然三室模型是 TCI 系统应用最为广泛的药代模型，但是也有其应用的局限性。如模型假设药物进入房室内即均匀分布，而事实上并非如此。个体的生物学变异性或患者生理状态的不同均能改变药代学特性，从而导致模型对浓度预测值的误差。二是 TCI 系统的药代参数只是对群体的平均估计，与个体实际的药代参数之间有着相当的差距。目前已证实生物学的差异性使 TCI 系统的误差不可能低于 20%。

由于缺少静脉麻醉药物浓度的快速测定方式，缺乏广泛接受的针对不同性别、年龄及生理状态的国人的药代模型和药代参数,以及缺乏对静脉麻醉药及阿片类药物敏感而可靠的药效学监测指标,目前的 TCI 仍有诸多不足之处。但其实现了麻醉药由经验用药到定量化用药的跨越,从而提高了麻醉质量及麻醉用药的安全性和合理性。随着计算机辅助麻醉的理论基础及相关知识的发展和进一步完善,TCI 的临床应用范围必将越来越广。

第二节　全身吸入麻醉

全身麻醉系指利用各种全身麻醉药的作用使人体中枢神经系统受到不规则地下行性抑制,导致意识消失的麻醉状态。这种中枢神经系统的抑制必须是可逆的,而且容易控制。所谓不规则地下行性抑制,主要因为延髓的抑制在脊髓之后,即下行性抑制的次序为首先抑制大脑皮质及意识中枢,其次抑制基底核及小脑,然后跳过延髓先自下而上地抑制脊髓,最后才抑制延髓。

一、全身麻醉四要素

按全身麻醉药进入体内的途径不同,可以分为吸入麻醉及非吸入麻醉,后者以静脉注入为主,称静脉麻醉,也有用肌内注射或直肠灌注达到全身麻醉状态或基础麻醉状态。在进行全麻的过程中,通常又分为麻醉诱导期和麻醉维持期。前者为使患者从清醒状态进入意识消失,达到外科手术期深度,此过程机体的生理改变较大。后者为持续保持所需要的麻醉深度,应尽量满足手术要求。

理想的全身麻醉必须在不严重干扰机体生理功能的情况下,具备满足手术的全麻四要素,即镇痛完善、意识消失、肌肉松弛及神经反射迟钝。

1.感觉阻断(镇痛)　全身麻醉的首要目的必须阻断感觉神经,保证手术无痛。可能阻断大脑皮质、下丘脑、皮质下丘脑核、脑感觉神经及眼外肌运动神经核。

2.意识阻断(意识消失)　意识消失是全身麻醉的另一个重要目的,使患者完全入睡或失去意识,免除手术中不良刺激及痛苦。这种过程往往由浅入深。如先使患者平静、无焦虑地失去紧张心理;继而镇静、困倦,失去惊恐感;然后嗜睡或浅睡,容易被唤醒;再进入深睡,但仍能被强刺激唤醒;记忆缺失;最后进入完全麻醉状态,可耐受各种刺激。如进一步加深到延髓抑制,则有生命危险。

3.运动神经阻滞(肌肉松弛)　抑制大脑的运动区及传出冲动,并能进一步影响皮质下及椎体外束中枢所控制的肌张力及功能。对运动神经的阻滞引起肌肉松弛，也包括对呼吸肌的松弛，但肋间肌多先麻痹，膈肌麻痹最晚出现，减浅时后者也最早恢复张力。

4.神经反射的阻断（反射迟钝）　　对全身麻醉还要求抑制一些不良神经反射，如反射性呼吸道黏膜分泌、喉痉挛及支气管痉挛，又如内脏牵拉引起反射性血压下降、血管张力减低及心律失常等。

传统的乙醚麻醉具有上述四个要素，根据不同的手术要求调节不同的深度多能满足。但近年来对上述要素有特异选择性的药物不断问世，使麻醉深度的掌握更为灵活。如麻醉性镇痛药也能用于静脉麻醉，但对意识及肌松阻滞效应尚显不足。丙泊酚虽能使意识很快消失，却无镇痛及肌肉松弛效应。各种肌肉松弛药可使肌肉极度松弛，但不使意识消失，也无镇痛效应。同样，神经节阻滞药可以抑制部分神经反射，却不能影响其他三要素。正因为针对这些特定要素的药物的产生，临床麻醉若操作不当，则可出现术中知晓、内环境紊乱。以致在意识消失及肌肉松弛的掩盖下，手术创伤刺激的过度应激反应未能有效抑制，表现为代谢、循环及血流动力学紊乱，严重时可威胁患者生命。因此，现代麻醉利用多种麻醉药或辅助用药进行复合麻醉以达到四个要素的作用，首先必须熟悉各种药物对全麻基本要素的效应及药代动力学，才能选择最佳复合麻醉方案，尽可能减少对生理功能的影响，满足患者及手术的要求。

二、全身麻醉深度的判定

全身麻醉是通过吸入、静脉或其他给药方式，使患者的中枢神经系统活动减弱，从而产生可逆性的意识消失。在全麻过程中，全身麻醉药除了使患者意识消失外，还对患者的呼吸、循环等自主神经系统产生影响。全麻深度的判定就是根据患者意识消失的程度，以及运动和自主神经系统对外界刺激反应的程度，呼吸、循环功能的变化情况来分析判断。

早期的全麻深度分期是由 Guedel 于 1937 年创立的。这种分期法是以乙醚麻醉为基础进行判定的。多年来 Guedel 分期法一直被临床麻醉医师广为利用，其重要原因是乙醚作为一种主要的吸入麻醉药应用了多年，而且麻醉加深过程的体征便于人为分期。近年来，由于强效吸入麻醉药和静脉麻醉药的出现和使用，加之肌松药的广泛应用，使 Guedel 麻醉分期法的应用在很大程度上失去了其临床使用价值。尽管如此,Guedel四期分期法仍被认为是麻醉初学者应该掌握的基础内容。

Guedel麻醉分期法是根据乙醚麻醉过程中患者的体征而进行全身麻醉的分期,将全身麻醉分为四期。

第一期(镇痛及遗忘期):由麻醉开始至意识消失和睫毛反射消失。

第二期(入睡期又称兴奋期):从患者意识消失至出现深而有规律的呼吸为止。本期在静脉麻醉和应用卤素类吸入麻醉药时已不像乙醚麻醉时出现兴奋躁动,但机体仍处于极度敏感状态,手术刺激可以出现过度应激反应及各种反射活动。

第三期(外科麻醉期):自规律的呼吸开始至呼吸麻痹为止,同时血压随着卤素类吸入麻醉药浓度的增高开始下降。该期在乙醚麻醉时根据呼吸运动又可分为四级,但目前肌松药普遍应用的情况下已很难用呼吸作为深度指标,多依靠血压、心率及给药剂量或浓度掌握麻醉深度,避免出现第四期。

第四期(延髓麻痹):呼吸停止,同时出现循环衰竭,瞳孔散大,各种反射活动消失。现在临床中已应用包括电生理方法在内的多种技术进行麻醉深度的监测。

三、吸入麻醉

吸入麻醉是将挥发性麻醉药蒸汽或气体麻醉药吸入肺内,经肺泡进入体内循环,到达中枢神经系统发挥全身麻醉作用。停止吸入后大部分吸入麻醉药再经肺泡以原形呼出体外。在麻醉过程中肺泡、血液和组织间的麻醉气体始终保持着动态平衡,影响麻醉深度的关键是血液中麻醉气体分压的高低。当麻醉气体吸入和呼出浓度相等时,则麻醉深度恒定。通常麻醉诱导要求尽快完成,所以需要吸入较高浓度的麻醉药;麻醉维持则要求平稳,根据手术需要和患者情况调节合适的麻醉深度,以减少麻醉药对循环的抑制及脏器的损害,也可使患者在麻醉终了迅速苏醒。

又因吸入麻醉药多经肺脏排出,较少在体内代谢,所以较易控制麻醉深浅,特别是新型吸入麻醉药(地氟烷、七氟烷),作用快而苏醒也快,更使吸入麻醉得以在临床广泛应用。

(一)吸入麻醉通气系统的分类

吸入麻醉通气系统的分类主要根据呼吸气体与大气相通程度、呼气再吸入量、有无贮气囊、CO_2吸收罐及导向活瓣等情况进行分类。开放式呼气完全不再吸入,呼气通向大气,所以呼吸阻力小,不易产生CO_2蓄积,特别适宜婴幼儿麻醉。但麻醉药消耗较多,手术室空气污染严重。密闭式呼出气体经 CO_2 吸收罐吸收 CO_2 后,余气均被患者再吸收,包括呼出的麻醉气体可再吸入而不流失至大气中。同时有贮气囊及供新鲜气体(氧)和麻醉药的蒸发器形成密闭的麻醉环路。由于患者的呼气、吸气均在一个密闭的环路内进行交换,所以气体较为湿润,麻醉气体消耗较小,且很少污染室内空气。又因密闭环路容易进行间断正压通气,特别有利于开胸手术的呼吸功能维持。不足之处是自主呼吸时阻力较大,CO_2 吸收不全时易出现 CO_2 蓄积。开放式及半开放式呼气均通向大气,吸气主要由供气装置供给,由于活瓣的安置部位不同,呼气再吸入量也不一样,常用的有 Mapleson 各型环路及其变异型。所以,半开放式与半密闭式有时很难区别。半开放式气道易干燥,热量丧失多,麻醉气体较开放式消耗稍少。除了 Mapleson 环路部分为半密闭式外,多数全能麻醉机均配置半密闭式通气系统。且兼有 CO_2 吸收罐,吸气全由麻醉环路供应新鲜气体,呼气部分排放于大气或排气管中。并用蒸发器精确调节吸入麻醉气体浓度,且能维持恒定。还可行自主呼吸或间断正压控制呼吸。麻醉药消耗较半开放式少。

总之,当新鲜气流量与呼出气吸收量相当时,呼出余气重复再吸入即为密闭式。如新鲜气流量大于呼气吸收量,小于每分钟通气量,呼出余气被患者再吸入,则为半密闭式。如新鲜气流量大于肺泡通气量,呼出气再吸入量可略而不计,即为半开放式。

(二)吸入麻醉的方法

1.开放滴给法　开放滴给法是把覆盖数层干纱布的金属网麻醉面罩放在患者口鼻部,然后将挥发性麻醉药滴在面罩的纱布上,让患者吸入挥发性麻醉药蒸汽以达到麻醉的目的。

通常多用乙醚滴给,其挥发速度与温度呈正比。在常温下,面罩内的乙醚蒸汽浓度与滴给速度呈正比,与面罩内的氧分压呈反比。当乙醚滴数超过 100 滴时,面罩内的乙醚浓度将超过 10% 以上,氧气浓度就会降低,患者将发生缺氧。因此,小儿开放滴醚时应适当给氧。但氧气过多又可降低乙醚蒸汽分压而使麻醉诱导延迟。所以常并用七氟烷滴给,以提高氧分压及缩短诱导时间。实施开放滴给法时首先要选择合适的金属网面罩(图 3-1)和覆盖的纱布,2 岁以下覆盖 3 层纱布,2 岁以上用 4～6 层,成人约 6～8 层。为了保护眼睛免受麻醉药侵蚀,应在眼眶下周及鼻根部涂抹凡士林,并贴上乳胶膜及纱布。然后放置麻醉面罩,麻醉医生左手持住面罩,右手持滴醚瓶或注射器向面罩中 1/3 处(相当于口鼻之间)点滴吸入麻醉药

（图 3-2），待患者入睡后将其下颌托起，防止舌后坠，并迅速给药使患者进入外科手术期。一旦出现喉痉挛及呕吐时，应暂停给药，充分供氧。并使头低位偏向一侧，便于呕吐物离开声门外排。开放滴给法装置虽简单，但麻醉深度不易维持平稳，气道通畅较难保持，麻醉医生托下颌也较易疲劳，有时可用口咽通气道协助。由于麻醉药消耗较大，又严重污染空气，临床已极少应用。

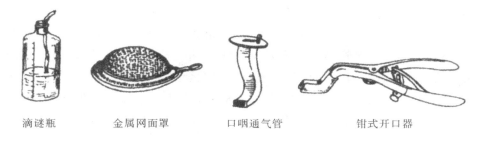

| 滴谜瓶 | 金属网面罩 | 口咽通气管 | 钳式开口器 |

图 3-1　金属网面罩及口咽勇气道

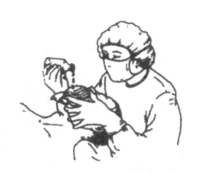

图 3-2　托下颌开放滴给法

2.吹入法　本法是将含麻醉药的混合气体吹入患者的口咽或气管内，随吸气进入患者的肺内，呼出气体直接排放于大气中。

（1）口腔吹入法：将扁平的金属钩前端挂于患者口唇上（俗称口钩），经此管将麻醉混合气体吹入口腔内。此法常用于婴幼儿口内手术。学龄儿童或成人可经口咽通气道侧管吹入麻醉混合气体。

（2）鼻咽吹入法：经鼻导管将麻醉混合气体吹入患者的咽部。适用于不能张口的患者。经口腔或鼻腔盲探插管的患者可将一导管置于气管导管腔内，吹入麻醉混合气体维持麻醉，还有利于气管插管。

（3）支气管镜侧管吹入法：在支气管镜检查时，将麻醉混合气体从支气管镜侧孔吹入气管腔内。吹入法只能用于麻醉维持,需要先用开放滴给法诱导至Ⅲ期,再用吹入法。吸入的麻醉混合气体被同时吸入的空气所稀释,其稀释程度取决于患者的潮气量和麻醉混合气体的流量。如潮气量小,吹入的麻醉混合气体越多,吸入的麻醉药浓度越高。本法装置简单,呼吸阻力和死腔也小。但吸入的麻醉药浓度不高,麻醉不易加深。且易发生呕吐,气道通畅不易保持。更不能进行呼吸管理,气道黏膜也易干燥,因此应用范围较小。

3."T"形管法　"T"形管即金属制"T"字形管,其竖管接麻醉混合气体的送气管,横管一端接气管导管,另一端开放于大气中,并可附加一定长度(不超过20cm)的呼吸管(图3-3A)。附加呼吸管长短及麻醉混合气体的流量决定有无大气吸入及呼气再吸入量。临床上麻醉混合气体流量应为患者每分通气量的2～3倍,附加呼吸管的容量应为潮气量的20%,既不发生大气吸入,也无呼气再吸入。气流量过低则可吸入大气。

在婴儿麻醉时,为了减少死腔,可用带侧孔的弯形管(图3-3B)代替"T"形管。而小儿麻醉时不附加呼吸管有时不易加深麻醉。如在"T"形管竖管上接一薄膜贮气囊,可代替呼吸管的作用。在吸气时用手指代替活瓣堵塞"T"形管开放端,再挤压贮气囊,呼气时放松手指,还可进行辅助或控制呼吸。

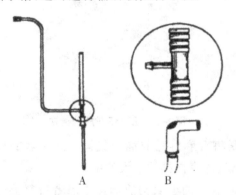

图3-3　"T"形管(A)及带侧孔弯形管(B)

"T"形管装置简单,没有活瓣,呼吸死腔及阻力极小,特别适合于小儿麻醉。但此法需要高流量的麻醉混合气体,因而麻醉药耗量大,长时间麻醉易使气道干燥,并增加热量丧失。

4.麦氏通气系统　再吸入麻醉环路按照新鲜气流、管道、面罩、贮气囊及呼气活瓣的安装位置不同,麦氏(Mapleson)将其分为6型,即麦氏A、B及C的呼气活瓣位于患者近端,而麦氏 D、E、F 的 T一活瓣离患者较远管端(图 3-4)。该系统均无 CO_2 吸收装置,CO_2 蓄积程度决定于新鲜气流量、自主呼吸还是控制呼吸、环路结构及患者通气量。

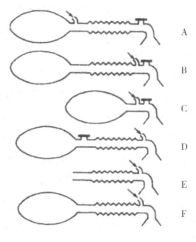

图 3-4　麦氏通气系统分型

(1)Mapleson A 环路:即 Magill 环路(图 3-4A)。患者自主吸气时吸入麻醉混合气体,不足部分由贮气囊供给,此时环路内为负压,单向呼气活瓣关闭,大气不能混入。呼气时由于气体先向螺纹管内逆行流入贮气囊,但当环路内压力上升到某种程度时呼气活瓣开放,呼气排放于大气中;这时呼气初期逆行进入螺纹管的呼气也被进入螺纹管的麻醉混合气流顶回,并从呼气活瓣排出。当气流量与患者每分通气量之比为 0.71 以上时,几乎没有呼气再吸入现象。另外,吸气时麻醉医生如用手指压住呼气活瓣,同时挤压贮气囊,还可行辅助或控制呼吸。控制呼吸时新鲜气流量应为每分通气量的 3 倍为宜,所以麻醉药消耗较大,空气污染严重。

(2)Mapleson B 及 C 环路:新鲜气流及呼气活瓣均靠近面罩(图 3-4B、C),如新鲜气流大于每分通气量 2 倍,即可防止再吸入。

(3)Mapleson D 环路:相当于"T"形管的长呼气管,在末端加一贮气囊及呼气活瓣。现多改用同轴 Mapleson 环路。

(4)Bain 环路:即同轴 Mapleson D 环路的双套管装置(图 3-5A),在 500ml 容积的螺纹管中央置一根细导管至患者面罩端,由该管输送氧和麻醉气体进入环路内,螺纹管末端连贮气囊,其尾部开口较窄,以控制排气,或在贮气囊前安装呼气活瓣。另外,接贮气囊处也可以连接通气机。

若患者体内产生 CO_2 量正常,气流量可影响患者 $PaCO_2$。低气流量可导致高 CO_2 血症,而高气流量又可导致低 CO_2 血症。为了维持 $PaCO_2$ 于正常水平,应控制呼吸时气流量成人为 70ml/(kg·min)或小儿为 100ml/(kg·min),二者最低流量至少 3.5L/min;自主呼吸时,气流量应较控制呼吸时增加 50% 以上。而理想的气流量与每分通气量之比,在控制呼吸时应维持在 0.5,这就要求通气机的每分通气量至少是气流量的 1.5 倍(理想的是 2 倍)以上。

Bain 环路的优点是:结构简单、使用方便;可维持自主呼吸,也可进行控制呼吸;可使肺充分膨张及控制患者 $PaCO_2$。尤其适用于 20kg 以下小儿麻醉,只需将贮气囊换成适当型号,即可用于不同年龄的婴幼儿。由于弹簧呼气活瓣存在 1~3cm H_2O 的阻力,因此不适用于婴儿自主呼吸。为了防止气道干燥及热量丢失,小儿麻醉时可安装保温湿化器,使麻醉混合气体得以加温(不超过 32℃)及湿化。

(5)Lack 环路:也即 Mapleson 环路 A 的同轴环路装置,正好与 Bain 环路供气相反,新鲜气流由外套管供给,外套管容积应在 500ml 左右。呼出气可自中心内套管经呼气活瓣排出(图 3-5B)。简化了装置,也易于灭菌及重复应用。时呼气的阻力稍增加。缺点为气流量大,气道易干燥。

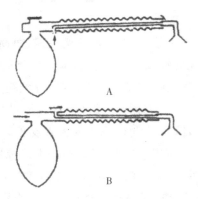

图 3-5 Bain 环路(A)及 Lack 环路(B)

(6)Mapleson E 环路:是 Ayre"T"形管的改良装置,即呼气臂改用螺纹管,加大了容积(图 3-4E),没有活瓣,所以,新鲜气流量为每分通气量 3 倍时即可避免呼出气再吸入。

(7)Mapleson F 环路:即 Jackson-Rees 改良 Ayre"T"形管装置,也无活瓣;但在呼气臂末端附一 500ml 的贮气囊,囊尾部开放于大气中(图 3-4F)。从"T"形管竖管中送入麻醉混合气体,每分钟流量应为患者通气量的 2~3 倍,即无呼气再吸入。如吸气时闭死贮气囊尾部同时挤压贮气囊,呼气时放松尾部开口,即可行辅助或控制呼吸。其优点为无活瓣,呼吸阻力小。也有在贮气囊尾部安装呼气活瓣,这时呼气的阻力稍增加。缺点为气流量大,气道易干燥。

　　5.单向活瓣吸入法　　单向活瓣类似"T"形管内安装单向呼气活瓣及吸气活瓣,使气流在单向活瓣中只能按单一方向流动。活瓣直接连接麻醉面罩或气管导管,吸气侧装有贮气囊并与输送麻醉混合气体的管道相连(图 3-6)。患者吸气时通过单向活瓣吸入麻醉混合气体,呼气时通过此活瓣直接排放于大气中,不再吸入。因此,肺泡内气体组成成分很快接近吸入气体的成分,这样可迅速地排除气道和肺泡内的氮气(除氮法),加速麻醉诱导。而停止给药,体内的麻醉药就可很快排出,减浅麻醉,迅速苏醒。

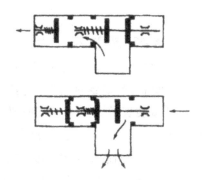

图 3-6　单向活瓣(Ruben 活瓣)

　　单向呼吸活瓣种类较多,常用的有滑动式活瓣。其优点为呼吸死腔和阻力较小,多用于婴幼儿,可进行辅助或控制呼吸。但长时间使用易致气道黏膜干燥和热量丧失。另外,呼气中的水蒸汽或气管内分泌物等进入活瓣常使其滑动不灵活,增加呼吸阻力,甚至出现粘住不动的情况。还有送气量过大可将活瓣冲向吸气侧而不能返回,如不及时缓解,则可造成肺泡过度膨张,以致造成破裂、气胸等严重意外,不能不引起注意。

　　单向活瓣常接气管导管维持麻醉,并能保持自主呼吸,也可施行间断辅助呼吸。使用肌松药或开胸手术的患者,可行控制呼吸。

　　6.密闭法通气系统　　气流在密闭法装置中运行,吸气和呼气完全不与大气相通,患者呼气中的 CO_2 由碱石灰吸收后与麻醉混合气体汇合全部被再吸入。根据气流运行的形式不同,又分为气流来回式(往复式)和气流循环式两种,但都必备二氧化碳吸收装置。

（1）来回式密闭法：来回式密闭法由 CO_2 吸收罐和贮气囊组成（图 3-7），附有氧气或麻醉混合气体的连接管及调节贮气囊容量的活门。当与密闭面罩或气管导管衔接并通入氧气时，患者呼气通过 CO_2 吸收罐进入贮气囊，吸气时再通过 CO_2 吸收罐吸入贮气囊内的混合气体及新补充的麻醉混合气体，这样呼气中的 CO_2 经来回二次吸收。当贮气囊内气体过多时可从活门放出。来回式吸收 CO_2 效率高，器械死腔和阻力小。但 CO_2 吸收罐接近患者面部，妨碍头颈部手术；碱石灰粉末也易被吸入肺内。用前应先喷水将碱石灰湿润，并挤压贮气囊数次以吹出粉末，防止粉末吸入肺内。现已很少使用。

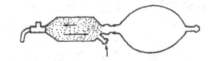

图 3-7　来回式密闭环路

（2）循环式密闭法：循环式密闭法也由 CO_2 吸收装置、贮气囊（或人工通气机衔接管）、吸气和呼气活瓣、蒸发器、两根螺纹管、三通接头等组成，并附有密闭面罩、压力调节阀（排气活门）、供氧装置等。患者呼气时吸气活瓣关闭，呼气沿呼气螺纹管经呼气活瓣进入 CO_2 吸收罐再入贮气囊；吸气时呼气活瓣关闭，吸气活瓣开放，贮气囊内混合气体汇合新输入的麻醉混合气体经吸气螺纹管吸入肺内。气流在循环式装置中单向循环重复流动。蒸发器位于环路内（图 3-8 中 2）在低流量时容易加深麻醉。蒸发器位于环路外（图 3-8 中 2′）在低流量时不易加深麻醉，多用于高流量半密闭法机械通气，并用精密蒸发器使麻醉药浓度恒定。

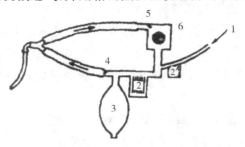

图 3-8　循环式密闭环路模式图

1.氧气入口；2.麻醉药蒸发器（环路内）；2′
麻醉药蒸发器（环路外）；3.呼吸囊；4.吸入活
瓣；5.呼出活瓣；6.二氧化碳吸收罐

循环式密闭法的优点是吸入气体温度及湿度接近体内,不使气道黏膜干燥;因麻醉药重复吸入、耗量很少,且不污染室内空气;还便于施行辅助或控制呼吸。不足之处是自主呼吸时呼吸阻力较大,CO_2 吸收不全时易产生 CO_2 蓄积。

(三)常用麻醉

麻醉机提供不同成分的混合性麻醉气体,如氧、氧化亚氮、空气和吸入性麻醉药蒸汽。这些气体进入呼吸环路,该环路可实现正压通气,并通过最大限度地减少二氧化碳重吸入或利用二氧化碳吸收装置以控制肺泡的二氧化碳分压。

1.空气麻醉机　空气麻醉机类型很多,但结构大同小异。基本结构均有:①乙醚蒸发器,多为灯芯型表面蒸发器。②乙醚调节开关,可任意调节乙醚浓度,上海产 106 型的开关在正中位时乙醚浓度最高,如将开关顺时针旋转时则空气吸入量增多,而乙醚浓度逐渐降低,直至完全关闭,只能吸入空气;如将开关逆时针旋转时则可进入氧气,乙醚浓度逐渐降低直至消失,同时空气入口被关闭,只吸氧气,因此需供给足量的氧气流量才能满足通气量。③折叠风箱,可用做辅助或控制呼吸。④螺纹管。⑤单向活瓣等。

空气麻醉机携带轻便、使用方便,特别是缺少氧气供应时也可使用,所以适合战时野外应用。可行辅助或控制呼吸,能满足开胸等各种手术的需要和呼吸管理。但乙醚蒸汽浓度较低,只能用于麻醉维持,乙醚耗量也大,且污染室内空气。

(1)实施方法:麻醉诱导后,将空气麻醉机与密闭面罩或气管导管衔接。麻醉维持时,先将风箱拉起,当患者吸气时,乙醚蒸汽和风箱中的氧或空气经吸气活瓣吸入肺内;呼气时经呼气活瓣排出体外。需要进行辅助或控制呼吸时,可拉起及压下折叠风箱。用乙醚调节开关调整患者麻醉深度。

(2)注意事项:使用前必须检查呼吸活瓣是否灵活;在无氧气情况下,切忌将空气入口关闭,以免造成通气不足;添加乙醚时不要超过刻度;呼吸阻力稍大,小儿麻醉时应给予辅助呼吸,成人也应间断辅助呼吸以保证足够的通气量。战时应用须改用非易燃性麻醉药,勿使麻醉过深。

2.直流式麻醉机　直流式麻醉机由高压氧气衔接头、流量表及气泡式蒸发器串联组成。此装置能供氧或氧和挥发性麻醉药的混合气体。输出接头用橡胶管与"T"形管或其他麻醉装置连接就能进行麻醉。调节蒸发器开关即能控制麻醉深度。常用的麻醉装置有:①吹入法装置;②单向呼吸活瓣吸入装置;③"T"形管;④"T"形管改良装置;⑤来回式密闭麻醉机等。

3.循环密闭式麻醉机

(1)结构：循环密闭式麻醉机种类繁多、形状各异，但结构原理基本一致，基本结构已如前述。现代麻醉机除附有人工通气机外，还可装备气道内压力表、呼气流量表、气道压力和断氧等报警器，以及废气清除管等。

(2)实施方法：麻醉前先接通气源即氧气，检查呼吸活瓣是否灵活，循环环路有无漏气，安装 CO_2 吸收罐并检查碱石灰是否失效等。

循环密闭法麻醉：全麻诱导前先将机内氮气排除，然后麻醉医生将密闭面罩置于患者口鼻部，左手压住面罩并托起下颌，右手握贮气囊随患者自主呼吸稍加辅助，每呼吸 4～5 次，排空贮气囊一次，再充满氧气，反复 2～3 次即洗出体内氮气。排氮后逐渐开启麻醉蒸发器调节开关，吸入麻醉气体，或配合静脉麻醉药及肌松药进行气管插管，再与气管导管衔接。麻醉医生手握储气囊随时可以进行辅助或控制呼吸。循环式密闭法装置应注意：由于阻力稍大，应间断给以辅助或控制呼吸；精密蒸发器的调节开关有精确的浓度刻度，但一般蒸发器的调节开关的刻度只标明开口大小而不代表浓度，故应间断开闭，切忌持续开放造成麻醉过深意外。

半密闭法吸入麻醉：可用氧-氧化亚氮、氧-氧化亚氮-挥发性麻醉药及氧—挥发性麻醉药等配方进行各种吸入麻醉。实施时应开启半密闭活瓣，关闭或不关闭 CO_2 吸收罐。如能安置专用精密蒸发器，可调节所需麻醉药蒸汽浓度恒定吸入。

供氧或人工通气：现代麻醉机多可用手法人工通气，或附有人工通气机，在静脉麻醉时，也可接循环密闭式麻醉机供氧及进行辅助或控制呼吸。麻醉维持尽量避免用 100％纯氧，以免术后发生吸收性肺萎陷。

4.麻醉机附属装置

(1)气源：包括储气筒、减压阀及流量表。

储气筒：是耐高压的钢筒。分别储存氧、氧化亚氮或二氧化碳。其筒内压力由高压表显示，即 kg/cm^2。例如氧气筒充满气体时达 130～150kg/cm^2。而氧化亚氮是以液体形式储存，其压力一般为 40～60kg/cm^2。

减压阀：高压气流必须经过减压后方能供麻醉机使用。麻醉用减压阀常在高压表内，并置安全阀，使导出的气体压力一般为 3.5kg/cm^2(2.0～7.0kg/cm^2)。

流量表：显示每分钟气体流量，一般以 L/min 标计。最常用浮旋表。其流量数值以倒锥浮旋标锥底或球旋标所指向的玻璃管刻度读出，误差约在 2％以下。此外有水柱表、滑行表、浮柱表及弹簧钢丝盘表等。

中心供气方式：将液氧、压缩空气或氧化亚氮的大型贮气筒集中放置在手术室外中心气体站，并列连接通过减压阀后用管道输送到手术室内。为防止接错，应配置各种气体专用接口以及不同颜色的麻醉机气源连接管道。管道内压经常维持在 $3.5kg/cm^2$。也有采用空气压缩机代替压缩空气筒。

注意事项：①高压氧气筒开关、高压表、流量表及麻醉机开关绝对不可涂油，以防爆炸；②开启高压氧气筒前必须先关闭流量表开关，开启时应使开关或高压表等面向无人处，以防万一发生故障，阀栓冲出伤人；③用毕后一定要关闭气源开关，否则漏气浪费或使高压表失灵；④中心供气应注意供气压力，压力过高或过低均可使麻醉机发生故障。

（2）蒸发器：也称挥发罐。最简易的即为表面型蒸发器，气体直接通过挥发性吸入麻醉药液面或液面下，使麻醉药挥发的蒸汽一起被患者吸入。理想的蒸发器要求制成不受各种因素影响而能经常产生恒定浓度的麻醉药蒸汽最为理想。而实际的汽化效率常受挥发性麻醉药液的温度、液气接触面积及气流量所左右。根据蒸发器在麻醉机环路位置的不同，分为环路内蒸发器和环路外蒸发器。前者蒸发浓度与患者通气量和蒸发器开关开启时间呈正比，因此只能间断开放，且浓度不十分准确。后者由专用的输氧管从一端通入蒸发器，一部分氧气作为载气携带麻醉药蒸汽从另一端送入麻醉环路，因而少受通气量的影响，能够准确调节浓度并维持恒定。现代蒸发器只对专一的麻醉药定标，并有专用的加药器以防加药失误，如氟烷蒸发器、恩氟烷蒸发器、异氟烷蒸发器、七氟烷蒸发器和地氟烷蒸发器。其中地氟烷蒸发器是加热型，并具有气体加压，以补偿该麻醉药相对较高的蒸汽压和高浓度蒸发时的过度冷却。

（3）二氧化碳吸收装置：CO_2 吸收装置是循环式密闭法麻醉所不可缺少的关键设备。现多用圆形塑料制的 CO_2 吸收罐，其容量大小相当于成人潮气量的单层罐（一段式）或约 $2\sim3L$ 的 $2\sim3$ 层罐（多段式）。内装 CO_2 吸收剂，几乎全部使用碱石灰。最为常用的是氢氧化钠碱石灰（钠石灰），是氢氧化钠（5％）、氢氧化钙（80％）和硅酸盐等加适量水分（15％）所组成。此外，还有钡石灰和钙石灰。钡石灰由20％氢氧化钡和80％氢氧化钙组成，有时还含有少量氢氧化钾，其 CO_2 吸收能力优于钠石灰。而钙石灰是较新的二氧化碳吸收剂，主要由氢氧化钙和氯化钙组成，其最大的优点是不含氢氧化钠和氢氧化钾，有利于减少一氧化碳和复合物 A 的生成，但是价格较贵。吸收剂颗粒大小以每平方厘米 $4\sim8$ 粒为宜，颗粒过大，接触面积小影响吸收效果，颗粒过小影响通气，增加呼吸阻力。碱石灰吸收 CO_2 时的化学反应方程式如下。

$$CO_2 + H_2O \rightarrow H_2CO_3。$$

$$2H_2CO_3 + 2NaOH + Ca(OH)_2 \rightarrow Na_2CO_3 + CaCO_3 + 4H_2O。$$

上述化学反应进行非常迅速,呼出气体中的 CO_2 只要与碱石灰接触立即被吸收。同时产生很大热量,使碱石灰罐温度升高。结果 $Ca(OH)_2$ 变成 $CaCO_3$,使碱石灰变硬,吸收 CO_2 能力下降。由于吸收 CO_2 时的放热反应,故一般可根据碱石灰罐的发热情况判断其吸收 CO_2 的性能。碱石灰恢复吸收 CO_2 功能的反应如下列方程式。

$$Na_2CO_3 + Ca(OH)_2 \rightarrow 2NaOH + CaCO_3。$$

此种反应比较缓慢。为了充分散热或冷却,一般根据碱石灰质量每 $30 \sim 240min$ 更换一次。碱石灰有效时间也根据质量可连续 $4 \sim 8h$ 以上。

一般碱石灰都加着色 pH 指示剂,吸收 CO_2 后颜色变浅或变白色,质地变硬,吸收 CO_2 的能力显著下降或消失。$4 \sim 8$ 筛目的碱石灰充满 CO_2 吸收罐时,一般与罐壁相接的地方阻力低,因此气流沿罐壁通过(层流现象),外层碱石灰先被消耗,而中心部未充分利用。现将碱石灰罐增大,碱石灰量也增至潮气量的 $2 \sim 3$ 倍,或用多段式吸收罐来避免层流现象。应用碱石灰应注意:①碱石灰装罐前必须认真筛净粉末,以免吸入肺内诱发肺水肿或支气管痉挛;②CO_2 吸收罐必须装满碱石灰,以减少器械死腔量;③CO_2 吸收罐过热时,应及时更换并行降温处理;④碱石灰失效时应及时更换,以免造成 CO_2 蓄积。

七氟烷与 CO_2 吸收剂可发生反应,产生降解产物,主要是复合物 A。影响因素有应用低流量麻醉、使用钡石灰而不是钠石灰、呼吸环路中七氟烷浓度过高、吸收剂温度过高等。但临床使用浓度范围的七氟烷尚未发现对人有明显的毒性。

另外,干燥的钠石灰和钡石灰可将吸入性麻醉药降解为有临床意义浓度的 CO,使血中碳氧血红蛋白浓度明显升高。若吸收剂和麻醉药接触时间延长,或吸收剂停止使用 2 天以上(尤其在周末以后),更易发生 CO 中毒,应引起注意。

(4)麻醉废气的处理:开放式、半开放式或半密闭式吸入麻醉时部分或全部带有挥发性麻醉药蒸汽或气体麻醉药排放于大气中,污染室内空气,危害医务人员的身体健康,需要加以处理。

吸引排放法:于开放法或半开放法、半密闭法麻醉时,应安置呼出气体管道接吸引装置或排气泵等,将排出的带麻醉药的气体引出室外。

吸附装置:在半密闭式排气口安置吸附装置,如活性炭可吸附呼出的挥发性麻醉药蒸汽达 99.9%。而氧化亚氮则不能被吸附。在夜间被吸附的挥发性麻醉药蒸汽还可能分离出来。

冷却凝集法：将呼出的挥发性麻醉药蒸汽收集在一降温的容器内，当温度降至 $-90℃$ 时，挥发性麻醉药则液化成液体而被收集起来。

（四）低流量密闭麻醉的基本原理

低流量密闭麻醉（LFCA）是指采用循环密闭环路下新鲜气流量不超过 1L/min（通常>500ml/min）。优点主要有麻醉平稳，麻醉用药量少，降低医疗费用；减少手术室内及大气环境污染；更好地掌握吸入麻醉相关理论及麻醉机、监护仪器的使用等。近年来，由于新型吸入性麻醉药的价格昂贵、麻醉机及监测仪器的进展，密闭式低流量麻醉重新被人们所重视，尤其 Lowe 提出了完整的吸入麻醉药的摄取、分布理论，已发展到可按麻醉药剂量调节麻醉深浅。因此，首先需要复习低流量密闭麻醉有关的基本原理。

1. Brody 体重 $Kg^{3/4}$ 法则 由于机体代谢所需血、气量与体重成正比，因此按千克体重的 3/4 指数可求得血、气生理参数，有利于麻醉时参考，现举例如下。

每分钟氧耗量（VO_2）＝体重 $Kg^{3/4} \times 10ml/min$

每分钟 CO_2 产生量（VCO_2）＝体重 $Kg^{3/4} \times 8ml/min$

心排血量（Q）＝体重 $Kg^{3/4} \times 2d\ L/min$

每分钟肺泡通气量（VA）＝体重 $Kg^{3/4} \times 160ml/min$（保持肺泡 CO_2 浓度在 5%）

为了快速及简化计算方法，Lee 提出以下公式。

体重 $Kg^{3/4} \cong 0.3$ 体重 kg＋3

方便了计算，且数值非常近似。例如，体重 60kg 患者的生理参数计算如下。

$\dot{V}O_2 = (0.3 \times 60 + 3) \times 10 - 21 \times 10 = 210(ml/min)$

$\dot{V}CO_2 = (0.3 \times 60 + 3) \times 8 - 21 \times 8 = 168(ml/min)$

$\dot{Q} = (0.3 \times 60 + 3) \times 2 - 21 \times 2 = 42(d\ L/min)$

$\dot{V}_A = (0.3 \times 60 + 3) \times 160 - 21 \times 160 = 3360(ml/min)$

2. 时间平方根摄取法则 近年 Lowe 研究发现，人体对 1.3MAC 氟烷、恩氟烷、甲氧氟烷、异氟烷、乙醚和 65% N_2O 的摄取率与时间平方根成反比，其累积所需剂量与时间平方根成正比。又证明各药的摄取率还与 MAC、血/气分配系数及心排血量成正比。如动脉血药浓度恒定，在麻醉诱导后 7min 时的摄取率等于该时各器官摄取之和，计算公式如下。

$$\dot{Q}_{AN}(气体)=Ca\times\dot{Q}\times t^{-1/2}\,ml/min$$
$$=CA\times AB/G\times Q\times t^{-1/2}\,(f\,为所需\,MAC\,的倍数)$$

由于 $Ca\times\dot{Q}$ 是每分钟动脉运送麻醉药剂量,也是很重要的参数。

累积剂量($\dot{Q}_{AN}$)在 t 分钟时相当于摄取率的积分。

$$\int_0^t Ca\cdot\dot{Q}t^{-1/2}\,dt=2Ca\dot{Q}t^{-1/2}+c(C\,为常数)$$

$$\therefore\dot{Q}_{AN}(气体)=2Ca\cdot\dot{Q}\cdot t^{-1/2}\,(ml)$$

即累积剂量($\dot{Q}_{AN}$)气体等于 2 倍每分钟动脉运输量乘以时间平方根。如挥发性麻醉药按液体计量,则应除以每毫升液体的蒸汽量。

Lowe 对体重 100kg 患者吸入 1.3MAC 氟烷,按累积剂量(气体 ml)为纵轴,时间平方根($t^{1/2}\,min$)为横轴做图即成线性相关,横轴顶为相应的实际时间(min)。从图中显示每一个时间平方根的间隔均摄取相等的麻醉药剂量,因此,按公式计算,第一分钟的累积剂量 $Q_{AN}=2Ca\cdot\dot{Q}\times\sqrt{1}=2Ca\cdot\dot{Q}$ 即为一个单位剂量,以此类推 $2^2\,min$ 时即为 2 个单位剂量 $2Ca\cdot\dot{Q}\times4$……说明每一平方根的间隔时间所需单位剂量相同,且能匹配组织的摄取量。也即每一个间隔时间均以 2min 递增,如 $0\sim 1^2$、$1^2\sim 2^2$、$2^2\sim 3^2$、$3^2\sim 4^2$……的间隔时间为 1、3、5、7……递增。也说明随着时间的延长,麻醉药的摄取量也随时间平方根倒数递减。如吸入麻醉诱导后 1、4、9、16……分钟时的麻醉药摄取量等于最初一分钟时摄取量的 1/1、1/2、1/3、1/4……

预充剂量(ml 气量)为通气系统(即环路容积加功能残气量)及体内需预充麻醉药剂量,公式如下。

预充剂量(ml 气体)$\cong Ca\cdot\dot{Q}+100C_A\cong fMAC\cdot\lambda B/G\cdot\dot{Q}+100f\,MAC$

(五)低流量密闭麻醉的应用方法

1.蒸发器的选择

(1)专药蒸发器:在中高流量供气时可以提供较正确的麻醉药浓度,但在密闭式小流量麻醉时,即气流量在 1.0L/min 以下时,专药蒸发器释出浓度则明显低下,气流量越小,实际吸入气浓度与蒸发罐标示浓度的差距越大,甚至相差一半左右。低流量密闭麻醉使用的蒸发器应能在 200ml/min 甚至更低的流量下使用。

(2)注射式蒸发器:即在密闭环路呼出端(环路内)接一个倒"T"形金属或塑料蒸发管,挥发性麻醉药自其侧管注入,使蒸汽均匀地挥发至整个密闭环路内。可随剂量迅速调整麻醉药浓度。也可用微量泵持续注入,避免间断向环路内注药,麻醉药浓度波动较大,从而维持较恒定的麻醉深度,是经济实用的蒸发器。一般用

20ml注射器即可满足正常手术时间的需要。注射器应有醒目标志,注明系非静脉注射用药。

2.麻醉前的准备　麻醉用具安置及检查应首先安置 CO_2 吸收罐,钠石灰应含15%水分,否则可降低吸收 CO_2 效应,且可吸收大量挥发性麻醉药。当钠石灰被呼出气水蒸汽湿化,又可释放吸收的麻醉药。同时应充气检查环路是否密闭,有否漏气,活瓣开闭是否灵活。如应用 N_2O 密闭麻醉,必须安置脉搏氧饱和度仪,并检查 N_2O 流量表与氧流量表流量是否正确。

3.麻醉期间的监测　应用低流量麻醉时,除了常规监测 ECG、BP 及 SpO_2 外,还应监测以下参数。

(1)氧浓度:包括吸入、呼出气中的氧浓度。

(2)通气量:包括潮气量和每分通气量,有助于了解环路的泄露情况。

(3) CO_2:通过二氧化碳波形图监测呼气末和吸入气中 CO_2 浓度,特别是吸入气中的 CO_2 浓度可反映通气量是否足够、有无重复吸入、CO_2 吸收剂是否失效等。

(4)麻醉气体浓度:可防止过量注入麻醉药而浓度过高抑制循环功能,从而导致预计单位量大于实际摄取量而造成的麻醉过深。

(5)气道压。

4.N_2O 低流量密闭麻醉的应用　N_2O 吸入麻醉通常多应用半密闭式,维持氧浓度在 35%以上较为安全,但对手术室内空气污染较重。因而近年又开始应用密闭式麻醉。诱导前必须用纯氧 6~10L/min 去氮 3~15min,然后用 100%N_2O 5~8L/min 半密闭吸入直至呼气末氧浓度降至 0.3~0.4 再开始给氧,给氧量不应少于氧耗量(VO_2)。N_2O 量按 Lowe 时间平方根公式,第 1min 给摄取单位剂量,间隔 $1(0~1^2)$、$3(1^2~2^2)$、$5(2^2~3^2)$min,每分钟应给以 1/3 单位剂量,9min 以后,间隔 $7(3^2~4^2)$分钟,每分钟应给 1/7 单位剂量,间隔 $9(4^2~5^2)$min 应给 1/9 单位剂量,以此类推。总之,N_2O 密闭麻醉必须有氧浓度或脉搏氧饱和度仪监测。

5.挥发性麻醉药注入法应用方法　循环密闭环路内注入挥发性麻醉药要求蒸发器简单,按照 Lowe 时间平方根给药原则,结合患者血压、血氧变化间断或持续滴入给药,是较有效而实用的方法,如能配备麻醉气体分析仪,则更能安全地掌握麻醉深度。

通常在前 9min 内需以每次 0.5ml 左右间断给药达 4 个单位剂量,以后每一时间平方根间隔分次给 1 个单位剂量。实际应用时开始 25min 内的应用剂量很不稳定,常超过或少于单位剂量,可能与麻醉诱导方法不同,影响心排血量有关。如并用 65％ N_2O,则受第二气体定律影响,增强挥发性麻醉药效应,甚至使后者单位剂量减半。

常规快速诱导插管,给氧流量 250ml/min 控制呼吸,再用注射法维持麻醉,则除了第 1min 给药量大于单位剂量外,维持相同肺泡气吸入麻醉药浓度在前 25min 剂量小于单位剂量,恐与静脉复合用药抑制心排血量有关。25min 后时间平方根间隙给予吸入麻醉药的单位剂量均趋于一致。如维持肺泡气 1％恩氟烷浓度需单位剂量约为 0.8ml/m^2,维持 1.5％恩氟烷需 1.2ml/m^2,维持 2％恩氟烷需 1.5ml/m^2,同样维持 1％异氟烷浓度约需 0.7ml/m^2,维持 1.5％七氟烷浓度约需 0.9ml/m^2,较 Lowe 计算公式稍多,但仍遵循时间平方根摄取法则。又按体表面积计量个体差异较以体重计量为小。

6.借用乙醚蒸发瓶的应用方法 国内基层医院常借用乙醚蒸发瓶应用氟类麻醉药,由于浓度不易控制,又不稳定。易受液量及室温影响。如开蒸发瓶,人工呼吸 1～2 次即行关闭,麻醉药吸入及呼末浓度骤升,如恩氟烷分别达 3％～6％及 2％～3％,旋即下降,5min 后吸入及呼末浓度即达平衡,降至 0.8％～1.6％。所以应用时需不断开、闭蒸发瓶调节吸入麻醉药浓度。如不具备麻醉气体分析仪时,只能以平均血压为准,尽量维持在低于术前 1kPa 左右为宜。往往每次打开蒸发瓶呼吸 1～2 次即应关闭,根据呼末浓度或血压确定再次打开蒸发瓶。值得注意的是,蒸发瓶在环路内,呼出气水汽常凝结成水潴留在蒸发瓶内,常误认为麻醉药未蒸发完。但仔细观察可见麻醉药如油珠浮在水面上,应及时去除水分。如蒸发瓶在环路外,则密闭式低流量很难借用此蒸发瓶进行氟类麻醉药加深麻醉。建议改用环路内注射法。在战时野外手术或国内基层医院多用此法进行静-吸复合麻醉。

(六)吸入麻醉中的异常情况

麻醉前准备不妥、麻醉操作不当或麻醉药及手术刺激都可引起麻醉意外或并发症,威胁患者生命,因此,麻醉医生在麻醉前必须熟悉病情,充分做好预防和应急准备,保证患者术中安全。麻醉中最常见的呼吸和循环紊乱及心跳呼吸骤停。

1.呕吐与反流 呕吐与反流是全麻过程中常见的异常情况,由此所造成的误吸甚至窒息,后果极为严重。呕吐是呕吐中枢兴奋通过神经、肌肉的协同动作,将胃内容物排出。呕吐前常反复出现吞咽动作。反流为胃内容物受重力作用,或因腹内压增高,在无呕吐动作的情况下,胃内容逆流入咽喉腔,不易及时发现。

呕吐的原因:①如乙醚麻醉在第Ⅱ期末,兴奋呕吐中枢;②开放滴给时,咽下溶有乙醚的分泌物,刺激胃黏膜;③肠梗阻及饱食后创伤等患者和产妇等胃膨满状态下进行全麻;④缺氧和二氧化碳蓄积;⑤牵拉腹腔内脏等。

反流的原因:①麻醉中由于食管入口周围组织松弛或贲门阻力降低;②副交感神经紧张度增高的麻醉药如硫喷妥钠,使肠管蠕动亢进和贲门括约肌松弛;③密闭面罩正压给氧不当,使气流误入胃内;④胃肠减压管周围虹吸现象或挤压胃、食管等。

防止呕吐或反流引起误吸的措施:①麻醉前12h禁食,4h禁水(急诊患者除外)。②气管内插入附套囊的气管导管。③麻醉诱导力求平稳,遇有吞咽动作或出现恶心时,应给予纯氧吸入。④对于肠梗阻或饱胃患者,为防止误吸,应先让饱胃患者自行诱发呕吐,准备好负压吸引装置,行清醒气管内插管最为安全。一般操作可在头平位下操作,也有主张用头高位防止反流,但由于腹内压增高仍可造成反流,这时食管入口正处于声门裂上方,反流物正好覆盖声门裂,更易造成误吸。⑤静脉诱导时,助手用示指紧紧按压环状软骨(Sellick手法),可有效地压迫和阻塞食管,减少胃内容物被动反流的危险,并使声门后移,视野扩大,但不能防止主动呕吐。⑥对饱胃患者,麻醉结束时应在完全清醒后,头低位情况下拔除气管导管。如过早拔管,需使患者侧卧或半俯卧位。

呕吐及反流的处理:全身麻醉下出现呕吐与反流时应立即采取头低位,使声门裂高于食管入口,胃内容物离开声门,潴留在鼻咽腔处。再把头偏向一侧,使大量胃内容物即从口角流出,吸净上呼吸道,然后行气管内插管。在正压通气前应充分洗净气管导管,以免将胃内容物压入远端气道。一旦误吸呕吐或反流的胃内液体或食物,即可造成严重窒息或酸误吸综合征。应进行支气管镜检查,将气道吸引干净,清除食物等异物。大量生理盐水灌洗并无益处。误吸血液,除非大量吸入,一般属良性。术后应严密观察,必要时机械通气治疗,监测脉搏氧饱和度、血气分析及复查胸片等。

2.舌后坠　全身麻醉后咬肌松弛,或麻醉终了尚未清醒时下颌关节松弛,使舌根后坠阻塞咽喉通道,造成呼吸道完全或部分梗阻,出现鼾声,都必须及时纠正,托起下颌,或放置口咽通气道,防止舌根紧贴咽后壁。但浅麻醉下置口咽通气道易引起呕吐或喉痉挛,应予注意。

3.分泌物过多　麻醉时分泌物过多可造成呼吸道不同程度的梗阻,出现鼾声,小儿尤为严重。所以,必须在麻醉前30min以前肌内注射适量阿托品,以抑制口腔及气管黏膜腺体分泌。急诊手术应经静脉注射阿托品。用量不足或注射后立即麻醉常是分泌物过多的原因。如麻醉中出现分泌物过多,尽量将头放低,使分泌物离开声门流至鼻咽腔,加深麻醉后再吸引清除。已行气管插管,也应及时吸除。当分泌物逐渐增加时,应静脉追加阿托品或其他抗涎药。

4.喉痉挛　喉痉挛是功能性上呼吸道梗阻,也是麻醉下防止异物侵入气道的一种防御反射。其发生的原因均在麻醉过浅或由于硫喷妥钠等药物使咽喉部应激性增高的状态下,对咽喉部的直接刺激或对远隔部位的间接刺激引起。如寒冷的乙醚蒸汽吸入过快,分泌物、喉镜、口咽通气道或吸痰管等对咽喉的刺激,以及牵拉腹膜、胆囊、直肠或压迫腹腔神经丛等引起的神经反射等,都可引起喉痉挛。在缺氧及二氧化碳蓄积时,更容易诱发或加重喉痉挛。

喉痉挛的处理必须以预防为主,尽量避免上述导致喉痉挛的原因。临床剂量的阿托品根本不能有防止喉痉挛的作用。一旦发生喉痉挛,应立即停止刺激,根据其严重程度,分别给予处理。

轻度喉痉挛:吸气时声带紧张,声门裂变窄,发出高亢的喉鸣声(如笛鸣),在开放滴醚时较为常见,减缓滴醚或使分泌物离开声门,解除局部刺激,常可使喉痉挛缓解。反之,加重刺激则可发展成中度或严重喉痉挛。

中度喉痉挛:由于保护性反射,呼气时假声带也紧张,气流受阻而发出粗糙的喉鸣,在吸气时可有三凹体征和发绀,这时要立即解除原因,即在吸气时正压给氧,可有效地解除喉痉挛。但应注意将下颌托起,除外机械梗阻因素。

严重喉痉挛:咽喉部肌肉皆进入痉挛状态,声带、假声带和杓状会厌襞完全内收,使气道完全梗阻,可有三凹体征及严重发绀。此时正压呼吸难以奏效,应立刻静脉注射琥珀胆碱,正压面罩给氧或行气管插管。也可用16号针头进行环甲韧带穿刺或紧急气管切开。如在静脉注射硫喷妥钠时发生喉痉挛,应加快注入硫喷妥钠使呼吸停止,反可解除喉痉挛,同时做人工呼吸数分钟,即可恢复呼吸。总之,要分秒必争,稍有贻误即可危及生命。

5.咳嗽与呛咳动作　咳嗽是一种防御反射。当意识存在时,咳嗽反射受上位中枢抑制,麻醉后,由于失去了上位中枢的抑制作用,使咳嗽的阈值降低,因此,气管内一些较弱的刺激,即可引起强烈的咳嗽。此外,巴比妥类静脉麻醉药使副交感神经紧张度增高,更易诱发咳嗽。诱导期寒冷的乙醚蒸汽或气管内分泌物的刺激均易引起咳嗽。浅麻醉下插入气管导管,由于气道敞开,不能形成咳嗽,但仍可出现胸腹肌阵发性紧张类似咳嗽的动作,称为呛咳动作。浅麻醉下移动气管导管,手术直接刺激气管、肺门,吸痰管刺激隆突部位等,都可引起呛咳动作。连续咳嗽使胸腔内压上升,静脉回心血量减少,每搏量降低,同时肺通气量明显减少。因此,对心、肺功能较差的患者负担较大。反复咳嗽使气管分泌物积存于喉头,常成为诱发喉痉挛的原因,有时咳嗽与喉痉挛同时存在。

气道对异物刺激的感受性和耐力同异物停留的时间长短有密切关系,停留的时间越长,越增加耐力,所以,插管时虽产生呛咳动作,但插管后如不移动导管,2~3min后呛咳动作多可自行缓解。

预防措施应劝患者麻醉前1~3周严格禁烟,尽量控制慢性支气管炎。避免用刺激性吸入麻醉药诱导,多用静脉麻醉加肌松药诱导,气管插管前辅用表面麻醉,静脉注射利多卡因50mg或芬太尼0.2mg,多可防止插管后的呛咳动作。

6.惊厥　全身麻醉过程中,患者可能发生全身痉挛,最多见的原因是室温过高、缺氧及二氧化碳蓄积所致;患者合并发热、脱水及电解质紊乱,小儿在乙醚麻醉下体温升高,更易发生惊厥;此外,潜在有神经系统疾病(如脑膜炎、脑瘤或癫痫等)及局麻药过量中毒等也可引起惊厥。惊厥之前,多在颜面肌群先出现细小的痉挛,进而扩展到大肌群。惊厥可使循环障碍恶化、耗氧量增加,所以必须迅速去除原因。同时要维持气道通畅,充分供氧;静脉注射硫喷妥钠、地西泮或琥珀胆碱控制惊厥;如使用乙醚或恩氟烷,应更换其他药物;对体温上升的患者应立即行体表冰袋等降温措施,以降低体温。

7.呃逆　呃逆为膈肌不自主阵发性收缩,显著地影响通气及手术操作。麻醉及术中诱发的原因尚不完全清楚,手术时强烈牵拉内脏或直接刺激膈肌和膈神经,都可能发生呃逆。此外,用面罩正压人工呼吸时,大量气体压入胃内也可能出现呃逆。一旦出现顽固性呃逆时,全麻患者应减浅麻醉,用吸痰管刺激鼻黏膜或气管壁常可收效。加深麻醉有时也可使呃逆消失。也可静脉注射异丙嗪25mg或氯丙嗪12.5mg而见效。如用肌松药抑制呃逆使呼吸停止,进行控制呼吸,待呼吸恢复后多不再呃逆。无效时可反复用哌醋甲酯20mg静脉注射。清醒患者还可针刺天突、内关或用手指重压剑突下方,可收到良好效果。

8.体温增高和降低　全麻药及神经阻滞药多能抑制体温调节中枢或周围神经,妨碍机体对体温的调节,容易受周围环境温度的影响。尤其小儿体温调节中枢发育不全,出汗较少,肌肉薄弱,体表面积又大,体温更易随环境温度变化而改变。老年人代谢率较低,常引起体温下降。麻醉中引起体温增高的因素,除了恶性高热极少见外,常见的多为手术室内温度和湿度过高,通常室温超过28℃极易使体温升高,特别当无菌单覆盖过严,使体热不易散发;麻醉前用阿托品又可抑制出汗,开颅手术在下视丘附近操作,输血、输液反应等也可使体温升高。麻醉过浅、循环密闭法麻醉、二氧化碳蓄积以及患者术前有感染发热、脱水、甲状腺功能亢进、肾上腺皮质增生症和嗜铬细胞瘤等,均为体温上升的因素。体温上升至 40℃ 以上常导致惊厥,处置不当也有致命危险。所以麻醉中必须严密监测体温,严格控制室内温度不得超过 25℃。一旦出现体温升高,即应用冰袋等物理降温措施降温。

体温降低的因素也因手术室温度过低,如在 20℃ 以下,全麻后极易产生体温下降及寒战,尤其新生儿及婴儿甚至降至 30℃ 而并发硬肿症。一般术野暴露范围过大,手术时间太长,皮肤消毒时酒精蒸发及肝移植无肝期都能使体温下降。开放吸入麻醉丧失热量较多,全身麻醉药及血管扩张药引起血管扩张,肌松药使肌肉松弛,大量输入低温库血,也能促使体温下降。体温下降后,吸入麻醉药肺泡气最低有效浓度(MAC)降低,麻醉易加深。体温过低也易引起术后苏醒延迟、呼吸抑制延长及增加肺并发症。因此,手术室室温在婴幼儿麻醉时应保持在 25℃ 左右,成人应在 22℃ 左右为宜。小儿麻醉及成人心血管等大手术中要进行体温监测。一旦出现体温下降时,应用物理方法复温。

9.恶性高热　恶性高热是指某些麻醉药激发的全身肌肉强直性收缩并发体温急剧上升及进行性循环衰竭的代谢亢进危象。国外的发病率为 $1\sim1.6:10$ 万,近年来,我国个案报道有逐渐增加的趋势,应引起重视。恶性高热的死亡率曾高达73%,随着认识的提高,及早地进行有效治疗,可降到 28%。发病机制至今尚未完全清楚,一般认为多有恶性高热家族史及肌细胞存在遗传性生理缺陷,在某些麻醉用药触发下,肌浆网对钙离子易于释放而难于吸收,导致肌浆内钙离子急剧升高,使肌纤维呈持续性强直收缩,产生大量体热。由于肌代谢亢进,消耗大量 ATP,终致循环衰竭。所以,恶性高热并不是通常麻醉中发生的单纯体温升高,而是有一系列急剧严重的病理生理变化,且好发于青壮年。容易激发恶性高热的麻醉用药中最常见的为卤族麻醉药如氟烷、恩氟烷、异氟烷、地氟烷、七氟烷和去极化肌肉松弛药如琥珀胆碱等,还有吩噻嗪类如氯丙嗪和胺类局麻药如利多卡因、布比卡因等,也能激发恶性高热。

恶性高热的诊断除了根据所了解的家族史及麻醉用药外,其临床表现一般多有如下特征:①术前体温正常,吸入卤族麻醉药及静脉注射去极化肌松药后,体温急剧上升,每数分钟升高 1℃,甚至高达 43℃。碱石灰发烫,皮肤斑状潮红、发热。②全身肌肉呈强直样收缩,上肢屈曲挛缩,下肢僵硬挺直,直至角弓反张。任何肌松药不但不能使强直减轻,反而使强直加重。③急性循环衰竭多表现为严重低血压、室性心律失常及肺水肿。④血清肌酸磷酸激酶(CPK)极度升高,并有肌红蛋白尿。⑤离体肌肉碎片放入氟烷、琥珀胆碱、氯化钾或咖啡因溶液中呈收缩反应,即为阳性,约有90%的可靠性。此外,血气检查$PaCO_2$明显增高。pH下降、BE呈负值,说明有呼吸性及代谢性酸中毒,多可确诊。

对症治疗包括:①立即停止麻醉及手术,并用纯氧过度通气,如有可能,应更换麻醉机;②迅速用物理降温法(体表冰袋、体腔冰生理盐水或静脉注射冰生理盐水)降温;③积极纠正酸中毒,碳酸氢钠首次剂量为2~4mmol/kg,随后根据血气分析结果调整剂量;④用正性变力性药维持血压,心律失常通常在解除恶性高热的高代谢相时即可缓解;⑤用强利尿药保护肾脏功能,尿量应维持在2ml/(kg·h),以免肌红蛋白对肾小管的损害;⑥高钾血症可用胰岛素和葡萄糖纠正,但当高热发作被控制后可能发生低钾血症。钙剂应避免使用。

药物治疗有:①丹曲林作用于横纹肌终板和肌纤维,抑制钙离子从肌浆网释放,又不影响其吸收,故使肌肉松弛。丹曲林首次静脉注射3mg/kg,5~10min重复一次,总量可达10mg/kg,或将丹曲林1000mg溶解在1000ml甘露醇溶液中静脉滴入,直到肌强直收缩消失,高体温下降为止。这是已知的唯一特异性治疗恶性高热的方法。但药源困难,须按地区组织药源备用。②普鲁卡因胺10~15mg/kg静脉注射,5~10min注完,有助于降低肌浆内钙离子浓度。也可将普鲁卡因胺溶于乳酸林格液中,以0.5~1.0mg/kg的速度静脉滴注,当肌强直和心律失常消失时即可停止静脉滴注,可惜效果很不显著。注意不能用利多卡因代替普鲁卡因胺。③地塞米松大剂量静脉注射,可能也有抑制麻醉药引起的肌强直及降温作用。

对家族成员发生过恶性高热的患者,以及其他恶性高热易感患者手术,应考虑局麻或区域麻醉,可用酯类局麻药普鲁卡因等进行阻滞,避免应用利多卡因和布比卡因。若选择全身麻醉,则应禁用强效吸入麻醉药及琥珀胆碱、氯胺酮、氯丙嗪,麻醉诱导和维持可选用巴比妥类药、苯二氮䓬类药、丙泊酚、麻醉性镇痛药及非去极化肌松药等。一般不主张用丹曲林预防易感患者发生恶性高热。

10.燃烧和爆炸　麻醉期间,麻醉药发生燃烧和爆炸意外极为罕见,但一旦发生,则后果又非常严重,甚至可造成患者及医务人员伤亡、建筑物毁坏,因而必须提高警惕。具有燃烧和爆炸性质的麻醉药有环丙烷、乙烯和乙醚等,遇火可以燃烧和爆炸,前两药早已废用,乙醚临床上也几乎已不再使用。氧气和氧化亚氮有助燃作用,在氧化亚氮中浓度很低的乙醚(1.5%~24%在空气中为1.9%~37%)可能发生燃烧,而在氧气中乙醚爆炸的浓度范围很广(2.1%~82%)。乙醚起火点为182℃,作为手术室内可以点燃乙醚蒸汽的火源有明火、电热器热源、电火花及静电火花等。在预防措施上，尽可能避免使用易燃易爆的麻醉药，代之以静脉麻醉或非燃爆的吸入麻醉药，如恩氟烷、异氟烷或七氟烷等；必须使用乙醚时，要采取杜绝明火及电刀等电气设备，防爆电插头放在高处（乙醚蒸汽比重较空气重）；禁穿摩擦起静电火花的尼龙等化纤衣服及拖鞋；麻醉机螺纹管及贮气囊如为普通橡胶，易带静电，应以水冲湿，可减少静电；室内要通风、湿度保持在50%左右等措施，可以防止燃烧和爆炸，确保安全。手术室内应常备灭火器，CO_2和卤代烷（Halon）灭火器可用于各种火灾，且不像干粉灭火器可产生大量颗粒污染。电器发生失火时应注意拔掉电源插头。

（七）吸入麻醉后的并发症

1.肺部并发症　吸入麻醉后比较常见。麻醉中气管导管和吸痰管无菌操作不够严格，常致术后咳脓痰。此外，刺激性吸入麻醉药刺激黏膜分泌增加，加之气管黏膜纤毛运动被抑制，使分泌物排出困难造成支气管堵塞，均易促进肺内感染。麻醉后咳嗽反射恢复不全，分泌物不易咳出，甚至还可发生吸入性肺炎。可能发生的并发症有支气管炎、肺不张、肺炎和肺脓肿。支气管炎等多在麻醉后48h内发生。表现为刺激性咳嗽，偶尔轻度发热，一般采用抗生素治疗，多能迅速治愈。肺不张好发肺下叶，多在麻醉后48h发生，小范围症状多不明显，大范围可表现为呼吸困难，呼吸浅快、鼻翼扇动，发绀，气管向患侧移位，患侧反张呼吸，呼吸音减弱或消失，X线片可见纵隔移位和肺不张。一经诊断，应鼓励或诱发（用吸痰管刺激气管）咳嗽，以利肺泡膨张和咳出阻塞物，必要时用气管镜吸除分泌物，即可解除肺不张。同时加大抗生素用量，防止发生肺炎和肺脓肿。

为预防肺部并发症，术前禁烟2周；根治口内炎症及龋齿；对上呼吸道感染的患者最好不用吸入麻醉；痰量较多的"湿肺"患者，应选用支气管麻醉，并及时吸出气管内分泌物，尤其是气管内混有血液时，更应及时吸除。术后未清醒的患者应采取前倾半俯卧位，既保持呼吸道通畅，又防止误吸。清醒后的患者，给予适当的止痛药，防止创口剧痛影响咳嗽。在护理上勤翻身、叩背，鼓励患者咳嗽和深呼吸，以及协助排痰等措施，皆有利于避免肺部并发症的发生。此外，吸痰用具及气管导管灭菌及无菌操作极为重要。

2.呕吐误吸　全麻恢复期也可能发生呕吐，尤其饱胃患者或开放滴醚麻醉时患者吞咽含乙醚的分泌物或空气，术后更易发生恶心、呕吐，并可能发生误吸窒息。特别是使用氯丙嗪常使咽喉反射恢复较意识恢复晚，更应警惕。所以，术后应采取半俯卧位，以防止误吸意外。

3.舌后坠　麻醉恢复期或肌松药作用未全消失而使下颌关节松弛,可引起舌后坠造成呼吸道部分或完全梗阻,曾有因此造成致命后果者,不能不引起重视。所以术后必须及时发现和处理。如患者在半俯卧位,多不致发生舌后坠。

4.兴奋、不安　乙醚、氯胺酮或东莨菪碱麻醉后可能出现兴奋、不安或精神症状,随着麻醉苏醒多可逐渐消失,个别需要用镇静药拮抗或用毒扁豆碱催醒。如麻醉后由于通气不足或弥散性缺氧导致严重低氧血症,也可出现兴奋不安,必须提高警惕、及时纠正。

第四章　局部麻醉

　　局部麻醉是指患者在保持意识,神志清醒的情况下,注射局部麻醉药,使患者躯体某一部位的神经传导功能暂时受到阻滞的麻醉方法,简称局麻。

　　根据麻醉方式不同,分为表面麻醉、局部浸润麻醉、区域阻滞麻醉和神经阻滞麻醉,包括神经干阻滞、神经丛阻滞、腰麻和硬膜外阻滞。

　　局部麻醉的优点在于简便易行,安全、并发症少,对患者生理功能影响小。不仅能有效地阻断痛觉,而且可以完善地阻断神经反射,对预防手术创伤引起的超应激反应有一定的作用。

　　局部麻醉主要适用于较表浅和局限的中小型手术、或作为其他麻醉方法的辅助手段以增强麻醉效果,减少机体的应激反应,同时也可以减少全麻药用量,减轻药物对生理功能的影响。对于小儿、精神病患者或神志不清不能合作的患者,不能单独使用局部麻醉,必须辅以基础麻醉、强化麻醉或浅全麻。对局麻药过敏的患者应视为局部麻醉的禁忌证。

第一节　表面麻醉

　　(一)定义

　　将渗透性能强的局麻药与局部黏膜接触所产生的麻醉状态,称为表面麻醉。

　　(二)常用的表面麻醉药

　　临床上常用的表面局麻药有丁卡因、利多卡因。根据给药方法的不同可分为滴入法、喷雾法和灌入法。

　　(三)操作方法

　　1.眼部表面麻醉　一般采用滴入法,将局麻药滴在眼结膜表面后闭眼,每次滴2～3滴,每隔2分钟滴一次,重复3～5次,即可使眼结膜和角膜麻醉。常用0.25%～0.5%丁卡因或1%～2%利多卡因。

　　2.咽喉、气管及气管内表面麻醉　喷雾法,先令患者张口,对舌面及咽部喷雾

3～4下,2～3分钟后患者咽部出现麻木感,将患者舌体拉出,向咽喉部黏膜喷雾3～4次,最后可借用喉镜显露声门,于患者吸气时对准声门喷雾3～4下,每隔3～4分钟重复2～3次。该方法多用于咽喉或气管及支气管插管术的表面麻醉。

环甲膜穿刺表面麻醉法是在患者平卧头后仰,在环状软骨与甲状软骨间的环甲膜作标记,用22G3.5cm针垂直刺环甲膜入气管内,穿刺针有突破感,经抽吸有气证实针尖位置正确后,即令患者闭气,然后快速注入2%～4%的利多卡因2～3ml或1%丁卡因2～3ml。拔出针头,让患者咳嗽,使药分布均匀,3～5分钟后,气管上部、咽及喉下部便出现局麻作用。为避免刺伤声门下组织或声带,有人主张将穿刺点下移到环状软骨与第二气管环之间的间隙。此法在小儿气管异物取出术中应用最广,实用性较强,效果良好。

3.滴鼻　一般采用滴入法,用5ml注射器抽取1%丁卡因2ml加1%的麻黄碱1ml混合后从鼻腔滴入2～3滴,捏鼻使局麻药充分接触鼻腔黏膜,本方法适用于鼻腔手术及鼻腔气管插管术。能明显减轻手术及插管操作时的刺激并能减少鼻腔出血。

4.尿道表面麻醉　常采用灌注法,男性患者使用1%丁卡因5～6ml,用灌注器注入尿道,让药液滞留5～6分钟,即可达到表面麻醉作用,女性患者可用浸有局麻药的细棉棒在尿道黏膜表面涂抹,持续3～5分钟即可。

（四）注意事项

1.不同部位的黏膜,吸收局麻药物的速度不同,经研究,黏膜吸收局麻药的速度与静脉注射者相等。尤以气管及支气管喷雾法,局麻药吸收最快,应控制剂量。

2.表面麻醉前须注射阿托品,使黏膜干燥,避免唾液或分泌物妨碍局麻药与黏膜的接触。

第二节　局部浸润麻醉

（一）定义

沿手术切口线分层注射局麻药,阻滞组织中的神经末梢,称为局部浸润麻醉。

（二）常用局麻药

普鲁卡因是较常用的局部浸润麻醉药,一般用0.5%～1%溶液,成人一次最大剂量为1g,作用时间为45～60分钟。

（三）操作方法

取 24-25G 皮内注射针,针头斜而紧贴皮肤,进入皮内以后推注局麻药液,造成白色的橘皮样皮丘,然后经皮丘刺入,分层注药。注射局麻药时应加压,使其在组织内形成张力性浸润,达到与神经末梢广泛接触,以增强麻醉效果。

（四）注意事项

1.注药前应抽吸,防止局麻药误入血管。

2.刺进针应缓慢,改变穿刺针方向时应先退针至皮下,避免针头弯曲或折断。

3.感染或癌肿部位不宜作局部浸润麻醉,以防止扩散转移。

第三节　区域阻滞麻醉

（一）定义

围绕手术区,在其底部和四周注射局麻药以阻滞进入手术区的神经干和神经末梢,称区域阻滞麻醉。

（二）操作方法

区域阻滞常用的局麻药,操作要求及注意事项与局部浸润麻醉相同,但不像局部浸润麻醉沿切口注射局麻药,而是通过环绕被切除的组织包围注射,或者在悬垂的组织环绕其基底部作注射。

第四节　神经阻滞麻醉

神经阻滞亦称传导阻滞或传导麻醉,是将局麻药注射到神经干、丛或神经节旁,暂时地阻滞神经的传导功能,从而麻醉该神经支配的区域,达到手术无痛的方法。

一、颈丛神经阻滞

（一）生理解剖

颈神经丛由 $C_{1\sim4}$ 脊神经的前支组成,每一神经出椎间孔后,从后方越过椎动脉和椎静脉向外延伸到达横突尖端时分为前支和深支,在胸锁乳突肌后联结成网状,即为颈神经丛。颈神经丛浅支在胸锁乳突肌后缘中点穿出深筋膜,向前、向上及向下分布于颌下和锁骨以上整个颈部、枕部区域的皮肤及浅层组织。供应头颈及胸肩的后部,供应区如披肩状。颈深支多分布于颈前及颈侧方的深层组织中,主要支配颈侧面及前面的区域。

(二)**颈浅丛神经阻滞**

1.适应证 颈部浅表部位的手术。

2.定位

(1)患者仰卧位、去枕,头偏向对侧,在胸锁乳突肌后缘中点作标记,即为穿刺点,若胸锁乳突肌摸不清,可先令患者抬头使胸锁乳突肌绷紧,则可清晰见其后缘。

(2)患者体位如前,同侧颈外静脉与胸锁乳突肌交点外上各 1～1.5cm 处作标记,定为穿刺点。

3.操作 常规皮肤消毒,用 22G 穿刺针刺入皮肤,缓慢进针直至出现落空感后表示针尖已穿透肌筋膜,回抽无血,将 3～5ml 局麻药注射入肌筋膜下即可。也可再用 5～10ml 局麻药液在颈阔肌表面(胸锁乳突肌浅表面)再向乳突、锁骨上和颈前方向作局部浸润,以分别阻滞枕小、耳大、颈横和锁骨上神经。

(三)**颈深丛神经阻滞**

1.适应证 颈部较深手术。

2.禁忌证 禁忌同时行双侧颈深丛阻滞,以防双侧膈神经或喉返神经阻滞发生呼吸困难。

3.定位 患者仰卧,头偏向对侧,双上肢紧贴身体两侧,在乳突尖与锁骨中线中点作一连线,此线中点,即第 4 颈椎横突位置,该点一般在胸锁乳突肌后缘与颈外静脉交叉点附近,乳突尖下方 1～1.5cm 处为第二颈椎横突,2～4 横突间为第三颈椎横突,在 2、3、4 横突处分别作标记。

4.操作 患者取平卧位,常规消毒皮肤,头去枕并转向对侧,充分暴露胸锁乳突肌,颈外静脉和甲状软骨。穿刺点选在胸锁乳突肌外缘与颈外静脉交叉点附近(相当于甲状软骨上缘水平),即第 4 颈椎横突处。常规皮肤消毒后,戴无菌手套,用左手拇指抵住第 4 颈椎横突结节,用 22G 穿刺针垂直于皮肤进针,直刺横突结节,碰到骨质,固定针头,回吸无血及脑脊液即可注射局麻药 3～5ml,即阻滞颈深丛。也可应用改良颈丛阻滞法,即以第 4 颈椎横突做穿刺点,当穿刺针抵达第 4 颈椎横突后,一次性注入局麻药 10～15ml。

颈丛神经阻滞常用局麻药有 0.25% 布比卡因、0.25% 罗哌卡因和 1% 利多卡因,也可用混合液,总剂量不能超过所用局麻药的一次最大限量。

5.注意事项

(1)在穿刺之前应备好各种抢救药品及设备。

(2)注药前一定要反复回吸,确认无血及脑脊液后再注药。如注药量较大,在注药过程中也要回吸几次,以防针的位置变动。

(3)进针方向尽量由上向下,避免与椎间孔相平行或由下向上穿刺。

(4)进针不要过深,最好是由左手拇指尖抵住横突结节来引导穿刺方向及深度。

(5)注药过程中应密切观察患者的反应,如出现异常,应立即停止注药,并紧急对症处理。

6.常见并发症

(1)高位硬膜外阻滞或全脊髓麻醉:系局麻药误入硬膜外间隙或蛛网膜下腔所致。穿刺针误入椎管的原因,一是进针过深,二是进针方向偏内偏后。表现为呼吸抑制,严重者可发生心搏骤停。故应该使用短针,进针切勿过深。

(2)局麻药的毒性反应:主要因局麻药误注入血管所致,椎动脉在其邻近,易被误刺,穿刺时深度限定在横突,注药时反复抽吸,由于颈部血管丰富,局麻药吸收迅速,所以用药量应严格控制。

(3)膈神经阻滞:膈神经主要由第4颈神经组成,同时包括第3及第5颈神经的小分支,颈深丛阻滞常累及膈神经,出现呼吸困难及胸闷,应给予吸氧多能缓解。如若局麻药浓度过高,膈神经麻痹时,应进行人工辅助呼吸。

(4)喉返神经阻滞:患者发声嘶哑或失声,甚至呼吸困难,主要是针刺太深使迷走神经被阻滞所致。

(5)霍纳综合征:表现为阻滞侧眼睑下垂,瞳孔缩小,眼球下陷,眼结膜充血、鼻塞、面部微红及无汗,系交感神经阻滞所致。

(6)椎动脉损伤引起出血。

二、臂丛神经阻滞

(一)解剖

1.臂丛神经是由 $C_{5\sim8}$ 及 T_1 脊神经的前支组成,是支配整个手、臂运动和绝大部分手、臂感觉的混合神经,有时亦接受 C_4 或 T_2 脊神经前支分出的小分支。其中 $C_{5\sim6}$ 神经合成上干,C_7 神经延续为中干,C_8 及 T_1 神经合成下干,各神经干均分成前、后两股,在锁骨中点后方进入腋窝。5根、3干、6股组成臂丛锁骨上部。

臂丛的5条神经根在锁骨下动脉的上方,共同经过斜角肌间隙向外下方走行,各条神经根分别经相应椎间孔穿出,其中第5、6、7颈神经前支沿相应横突的脊神经沟走行,在椎动脉的后方通过斜角肌间隙。

三支神经干从斜角肌间隙下缘穿出,伴同锁骨下动脉一起向前、向外、向下延伸,行至锁骨与第一肋骨之间,每个神经干分成前后两股,在锁骨中点的后方,经腋窝顶进入腋窝,在腋窝各股神经又重新组合成束,三个后股在腋动脉的后侧形成后束,分出上、下肩胛神经、胸背神经、腋神经等分支,其末端延长为桡神经。

下干的前股延伸形成内侧束,位于腋动脉的内侧,分出臂内侧神经和前臂内侧神经及正中神经内侧头。上、中干的前股形成外侧束,分出胸前神经、肌皮神经及正中神经外侧头。三束和腋动脉共同包在腋血管神经鞘内。

2.适应证:臂丛神经阻滞适用于上肢及肩关节手术或肩关节复位。

3.臂丛包裹在连续相通的筋膜间隙中,故通过任何途径注入局麻药,只要有足够容量注入筋膜间隙,理论上都可使全臂丛阻滞,因此临床中可根据手术所需选择不同途径来进行臂丛阻滞。

(二)阻滞方法

臂丛神经阻滞常用的方法有肌间沟阻滞法、腋路阻滞法、锁骨上阻滞法和锁骨下血管旁阻滞法。

1.*肌间沟阻滞法*

(1)定位:患者去枕仰卧位,头偏向对侧,上肢紧贴体旁,手尽量下垂,显露患侧颈部。令患者抬头,显露胸锁乳突肌的锁骨头,在锁骨头的后缘平环状软骨处可触摸到一条肌肉即前斜角肌,前斜角肌后缘还可摸到中斜角肌,前、中斜角肌间的间隙即为肌间沟,臂丛神经即从此沟下半部经过。斜角肌间隙上窄下宽呈三角形,该三角的下部即肩胛舌骨肌。在环状软骨水平线与肌间沟交汇处,即为穿刺点。在此点用力向脊柱方向压迫,患者可诉手臂麻木、酸胀或有异感,若患者肥胖或肌肉欠发达,肩胛舌骨肌摸不清,即以锁骨上2cm处的肌间沟为穿刺点。

(2)麻醉操作:颈部皮肤常规消毒,右手持22G穿刺针于穿刺点垂直进入皮肤,略向脚侧推进,直到出现异感或触及横突为止,出现异感为较为可靠的标志,可反复试探两到三次。以找到异感为好,若无异感只要穿刺部位及方向、深度正确,也可取得良好的阻滞效果。穿刺成功后,回抽无血及脑脊液,成人一次注入局麻药20～25ml。

（3）优点：易于掌握，对肥胖及不易合作的小儿也适用，上臂、肩部及桡侧阻滞好，不易引起气胸。

（4）缺点：尺神经阻滞迟、需增大药量才被阻滞，有时尺神经阻滞不全；有误入蛛网膜下腔或硬膜外间隙的可能；有损伤椎动脉的可能；不易同时进行双侧阻滞，以免双侧膈神经及喉返神经被阻滞。

2.腋路阻滞法

（1）定位：患者仰卧，头偏向对侧，患肢外展 90°，屈肘 90°，前臂外旋，手背贴床，呈"敬礼"状。先在腋窝处摸到动脉搏动，取腋动脉搏动最强处作为穿刺点。

（2）麻醉操作：皮肤常规消毒，左手示指按在腋动脉上作为指示，右手持 22G 穿刺针，斜向腋窝方向刺入，穿刺针与动脉呈 20°夹角，缓慢推进，直到刺破纸样的落空感，表明针尖已刺入腋部血管神经鞘，松开针头，针头随动脉搏动而摆动，说明针已进入腋鞘内。此时患者若有异感或可借助神经刺激器来证实，但无异感时不必反复穿刺寻找异感。穿刺成功后左手固定针头，右手接注射器回抽无血液，即可一次注入局麻药 30～35ml。注射完毕后拔出穿刺针，腋部可摸到一梭状包块，证明局麻药注入腋鞘，按摩局部，帮助药物扩散。患者会诉说上肢发麻发软，前臂不能抬起，皮肤表面血管扩张。

（3）优点：腋路臂丛神经阻滞的优点在于臂丛神经均包在血管神经鞘内，因其位置表浅，动脉搏动明显，易于定位穿刺，不会发生气胸，不会阻滞膈神经、迷走神经或喉返神经；无药物误入硬膜外间隙或蛛网膜下腔的可能性，因此安全性较大。

缺点有上肢外展困难及腋部有感染或肿瘤患者不能使用，上臂阻滞效果较差，不适用于肩关节手术及肱骨骨折复位等。局麻药毒性反应率高，多因局麻药量大或误入血管引起，所以注药时要反复回抽，确保针不在血管内。

3.锁骨上阻滞法　肩下垫一薄枕，去枕转向对侧，被阻滞侧手尽量下垂。于锁骨中线上方 1～1.5cm 处刺入皮肤，向后、内、下方推进，直达第 1 肋，在肋骨上寻找异感，回抽无血无气体即注入局麻药 20～25ml，不宜超过 30ml。在寻找第一肋骨时针勿刺入过深，以免造成血气胸。

4.锁骨下血管旁阻滞法　点在锁骨上方，先找到斜角肌肌间沟，在肌间沟最低处摸到锁骨下动脉搏动点并压向内侧，在锁骨下动脉搏动点的外侧进针，针尖朝脚方向直刺，沿中斜角肌内侧缘推进，出现落空感再稍深入即出现异感。此法容易出现气胸、星状神经节及膈神经阻滞等并发症。

（三）臂丛神经的阻滞的常见并发症及处理

1.气胸或张力性气胸　损伤胸膜或肺组织出现胸痛、咳嗽、呼吸困难或气管偏向健侧，应立即胸腔穿刺抽气，并进行胸腔闭式引流。

2.急性局部麻药中毒反应　应控制用药量，避免误入血管。阻滞过程应有急救措施准备，免出意外。

3.出血及血肿　各种径路穿刺时避免损伤、刺破颈内外静脉、锁骨下动脉、腋动静脉等，引起出血，如伤及血管应立即拔针，局部压迫再试行改变方向进针，或延期阻滞，密切观察患者。

4.全脊髓麻醉　因肌间沟法阻滞时向内进针过深，致使针尖误入椎间孔而至椎管内，应指向对侧腋窝顶的方向，进针不易过深。

5.膈神经阻滞　发生于肌间沟法或锁骨上法，当出现胸闷、气短、通气量减少时，应给氧并辅助呼吸。

6.声音嘶哑　可能阻滞喉返神经。

7.霍纳综合征　多见于肌间沟阻滞法，由于星状神经节阻滞所引起。

总之，在阻滞过程中宜密切观察监测呼吸、循环功能的变化。

三、上肢神经阻滞

上肢神经阻滞主要适用于前臂或手部的手术，也可以作为臂丛神经阻滞不全的补助方法。主要包括正中神经阻滞、尺神经阻滞和桡神经阻滞。可以在肘部阻滞，亦可以在腕部阻滞。

1.正中神经阻滞

（1）解剖：正中神经主要来自颈$_6$～胸$_1$脊神经根纤维，于胸小肌下缘处由臂丛的内侧束和外侧束分出，两根夹持腋动脉，在腋动脉外侧合成正中神经。支配手掌桡侧半及桡侧三个半手指的皮肤。

（2）肘正中神经阻滞

1）定位：前臂伸直、肘面向上，在肱骨内外上髁之间划一横线，该线上肱二头内肌腱缘与内上髁之间的中点即为穿刺点。

2）阻滞方法：皮肤消毒后，穿刺点作皮丘，取 22G 针经皮丘垂直刺入皮下，直到出现异感，可反复作扇形穿刺必能找到异感，出现异感后固定针头，注入局麻药 5ml。

（3）腕部正中神经阻滞

1）定位：患者手掌向上平放，在桡骨茎突平面，横过腕关节划一横线，横线上桡侧腕屈肌腱和掌长肌之间即为穿刺点，让患者握拳屈腕时，该二肌腱更清楚。

2）阻滞方法：皮肤消毒后，穿刺点作皮丘，取 22G 针垂直刺入皮肤，穿过深筋膜后，缓慢进针，直到出现异感，固定针头，注射局麻药 5ml。

2.尺神经阻滞法

（1）解剖：尺神经起源于臂丛的内侧束，主要由颈 8～胸 1 脊神经纤维组成。尺神经沿上臂内侧肱二头肌与肱三头肌间隔下行。支配手掌尺侧半及尺侧一个半手指掌侧面皮肤。

（2）肘部尺神经阻滞

1）定位：前臂屈曲 90°，在肱骨内上髁与尺骨鹰嘴之间的尺神经沟内，可扪及尺神经，按压尺神经，患者多有异感，该处即为穿刺点。

2）阻滞方法：皮肤消毒后，穿刺点作皮丘，取一 23G 针刺入皮肤，针与神经干平行，沿神经沟向心推进，出现异感后固定针头，注入局麻药 5ml。

（3）腕部尺神经阻滞

1）定位：从尺骨茎突水平横过腕部划一横线，相当于第二条腕横纹，在此线上尺侧腕屈肌肌腱的桡侧缘即为穿刺点，患者握拳屈腕时此肌腱更清楚。

2）阻滞方法：皮肤消毒后，穿刺点作皮丘，取一 23G 针自皮丘垂直刺入，有异感时固定针头注入局麻药 5ml，找不到异感时，可向尺侧腕屈肌腱深面注药，但不能注入肌腱内。

3.桡神经阻滞法

（1）解剖：桡神经发自臂丛神经后束，缘于颈 5～8 及胸 1 脊神经。桡神经在腋窝内位于腋动脉后方，折向下后外方，走入肱骨桡神经沟内，于肱骨外上髁上方约 10cm 处，绕肱骨走向前方，至肘关节前方分为深浅两支。桡神经在手部分布于腕背、手背桡侧皮肤及桡侧三个半手指背面的皮肤。

（2）肘部桡神经阻滞

1）定位：前臂伸直、掌心向上，在肱骨内外髁间作一横线，该横线上肱二头肌腱外侧 1cm 处即为穿刺点。

2）阻滞方法：皮肤消毒后，穿刺点作皮丘，取一 23G 针垂直刺向肱骨，寻找到异感，必要时作扇形穿刺寻找，有异感后注入局麻药 5ml。

（3）腕部桡神经阻滞：腕部桡神经并非一支，分支多而细，在桡骨茎突前端处作皮下浸润,并向掌面及背面分别注药,在腕部形成半环状浸润即可。

四、下肢神经阻滞

(一)坐骨神经阻滞

1.解剖　坐骨神经为骶神经丛的重要分支,是全身最大的神经,大多数以单一干出梨状肌下孔至臀部,位于臀大肌的深面、股方肌浅面,经坐骨结节与股骨大转子之间入股后区,在股后下 1/3 处分为腓总神经和胫神经,坐骨神经在股骨大转子和坐骨神经结节之间定位和阻滞。

2.定位　患者侧卧,患肢在上,自股骨大转子到髂后上棘作一连线,再与此线的中点作一直线,该垂直线与股骨大转子到骶裂孔的连线相交处即为穿刺点。

3.阻滞方法　皮肤消毒,穿刺点作皮丘,取长 8～10cm 22G 穿刺针,经皮丘垂直刺入,缓慢推进直到出现异感。若无异感可退针少许,向上或向下斜穿刺,出现异感后注入局麻药。

(二)股神经阻滞

1.解剖　股神经发自腰丛,于髂筋膜深面经肌腔隙入股三角。在腹股沟韧带处,于股动脉外侧下行,与股动脉之间有髂耻筋膜相隔。

2.定位　患者平卧,髋关节伸直,在腹股沟韧带下方摸到股动脉搏动,股动脉的外侧缘处即为穿刺点。

3.阻滞方法　患者取仰卧位,在腹股沟韧带中点下缘,股动脉搏动点的外侧 1cm 处进针,垂直刺入即可找到异感,回吸无血即可注入 0.5％利多卡因或 0.25％布比卡因 10～15ml。

五、肋间神经阻滞

肋间神经的皮支,在胸腹壁皮肤的分布有明显节段性。第 2 肋间神经分布于胸骨角平面,第 4 肋间神经分布于乳头平面,第 6 肋间神经分布于剑突平面,第 8 肋间神经分布于肋弓平面,第 10 肋间神经分布于脐平面,第 12 肋下神经分布于脐与耻骨联合上缘连线中点平面。

1.操作　自肋骨下缘进针,针尖稍向上方刺到肋骨骨面后,改变方向使针尖沿肋骨下缘滑过,再进入 0.2～0.3cm 即到注药处。穿刺进针时务必谨慎小心,以防刺破胸膜造成气胸。

2.适应证   适用于肋间神经痛、胸部手术后痛、腹部手术后痛、肋骨骨折疼痛、带状疱疹疼痛等的治疗。

六、星状神经节的阻滞

(一)操作

1.取仰卧位,颈下垫薄枕,稍伸展颈部,令患者轻轻张口,以消除肌紧张。

2.穿刺点,在胸锁关节上方 2.5cm 处,即两横指处,离正中线 1.5cm 外侧。

3.穿刺针,长约 3.5cm,7 号针或 5 号针。

4.用左手示指和中指在胸锁乳突肌内缘,把颈总动脉挤向下侧,与气管分开,用中指触及第 6 颈椎横突的前结节,由此向尾侧 1.3cm 处稍向内侧 C_7 横突基底部刺入。

5.将针尖推进至横突基底部,碰骨质后,固定针,抽吸实验后,注入 1％利多卡因 10ml 或 0.25％布比卡因 10ml。

6.如果针尖未碰骨质而通过横突之间进入时,可刺激脊神经,因而疼痛向上肢等处放散,表示针尖过深。

7.随意用神经破坏药是很危险的,若有需要,应行胸交感神经节阻滞为好。

(二)适应证

1.头、颈面部   脑血管挛缩,脑血栓、血管性头痛,肌收缩性头痛、非典型性面部痛等。

2.上肢、胸肩部   带状疱疹,颈肩臂综合征,胸廓出口综合征,外伤性血管闭塞,反射性交感神经萎缩症,上肢神经麻痹、肩肘炎、多汗征。

3.肺、气管   肺栓塞、肺水肿、支气管哮喘。

4.心脏   心绞痛、心肌梗死、冠状动脉搭桥术后高血压。

(三)并发症

1.药物误入血管。

2.血气胸。

3.喉返神经阻滞导致声音嘶哑、无声。

4.臂丛被阻滞导致上肢麻痹。

5.硬膜外、蛛网膜下腔阻滞。

第五节　神经刺激仪在神经阻滞中的应用

外周神经刺激器的问世,改变了传统异感法盲探式操作,对于不合作的患者或小儿,也可在镇静或基础麻醉下进行操作,精确定位所要阻滞的神经,对神经阻滞麻醉是一突破性的进展,大大提高了麻醉的成功率,最大限度地减少了神经损伤。

一、机制

神经刺激仪是利用电刺激器产生脉冲电流传送至穿刺针,当穿刺针接近混合神经时,就会引起混合神经去极化,而其中运动神经较易去极化出现所支配肌肉颤搐,这样就可以通过肌颤搐反应来定位,不必通过穿刺针接触神经产生异感来判断。

二、组成

包括电刺激器、穿刺针、电极及连接导线。

三、定位方法

1.患者适当镇静,可以减少肌肉收缩引起的痛苦,避免肌肉紧张干预判断,获得更好的效果。一般可给予咪达唑仑1～3mg,芬太尼30～100μg。

2.根据解剖学知识进行定位,按照神经干及其分支的解剖学关系选定穿刺点,将外周神经刺激器的正极通过一个电极与患者穿刺区以外的皮肤相连,负极与消毒的绝缘穿刺针相连。

3.设置电流强度为1～2mA,刺激频率为1～2Hz。通过观察拟阻滞的神经支配的肌肉收缩,确定刺激针的位置。减少电流降至最低强度(0.5～0.3mA),肌肉仍有明显收缩,即认为穿刺针尖靠近神经,注入1ml局麻药,肌颤消失;在注入试验量后,增加电流至1～2mA肌肉无收缩,即可注入全量局麻药,如果注药时伴有剧烈疼痛提示可能神经内注药,此时应调整方向。

四、臂丛神经阻滞

(一)肌间沟臂丛神经阻滞

1.适应证　肩部及上臂的手术。

2.操作步骤

(1)去枕平卧,头转向对侧,平环状软骨水平,确认胸锁乳突肌后缘,定位手手指向后滑动,首先触及前斜角肌肌腹,然后落入肌间沟。

(2)定位手之间用 2%利多卡因皮肤浸润麻醉,神经刺激仪初始电流设在0.8mA,将神经刺激针与皮肤垂直刺入,缓慢进针直至获得神经刺激反应,减小电流,最终目标是在 0.2～0.4mA 的刺激电流下获得臂丛神经刺激反应。

(3)引发胸肌、三角肌、肱三头肌、肱二头肌、手指及前臂各种肌肉颤搐时都可获得相同的臂丛神经阻滞成功率。

(4)注入局麻药 35～40ml,注射过程中间断回抽。

(二)腋路臂丛神经阻滞

1.适应证　前臂及手的手术。

2.操作步骤

(1)去枕平卧,头转向对侧,阻滞侧臂外展,屈肘大约 90°。

(2)操作者将定位手的示指和中指在腋窝中部放在腋动脉两侧,紧靠定位手前方刺入神经刺激针,至出现臂丛神经反应或手部异感。

(3)穿刺过程中出现下述情况可以注入局麻药 35～40ml。

1)手出现异感,可注入全量局麻药,如注射开始异感增强,停止注射。

2)0.2～0.4mA 的刺激电流下诱发出手的肌肉颤搐反应,可注入全量局麻药。

3)出现动脉血,在腋动脉前面和后面分别注入总量的 1/3 和 2/3。

(三)锁骨上臂丛神经阻滞

1.适应证　所有上肢手术。

2.操作步骤

(1)患者去枕平卧,头转向对侧,锁骨中点上方 1cm 处,2%利多卡因皮肤浸润麻醉,平行身体纵轴方向进针,在第一肋上寻找臂丛神经刺激反应。

(2)注入局部麻醉药 35～40ml,注药过程中间断回抽。

(四)锁骨下臂丛神经阻滞

1.适应证 肘、前臂和手的手术。

2.操作步骤

(1)去枕平卧,头转向对侧,患肢外展 90°,触及腋动脉搏动,在锁骨中点下方 2cm 处为进针点,皮肤浸润麻醉后,神经刺激针与皮肤呈 45°朝向腋动脉搏动方向进针,目标位 0.2~0.3mA 的刺激电流下获得臂丛神经刺激反应。

(2)注入局麻药 35~40ml,注射过程中间断回抽。

五、股神经阻滞

(一)适应证

大腿前面及膝部手术。

(二)操作步骤

1.患者取仰卧位,双下肢外展,肥胖患者可于患侧髋部下垫枕,以利于穿刺。

2.髂前上棘和耻骨结节连线上触摸股动脉搏动,紧靠动脉搏动外侧位进针点。

3.在穿刺点略靠外侧进行皮肤浸润麻醉,以备必要时调整进针方向。

4.垂直皮肤进针,初始电流设于 1.0mA,目标是 0.2~0.4mA 电流刺激下可获得股四头肌颤搐伴髌骨运动,注入局麻药 20~25ml。

5.股神经阻滞时最常出现的是缝匠肌刺激反应,表现为整个大腿肌肉的带状收缩但不伴有髌骨运动,不能将其视为定位股神经的可靠征象,此时应将针略偏向外侧。

六、坐骨神经阻滞

(一)适应证

膝以下小腿(除隐神经支配的内侧条带状皮肤区外)。

(二)操作步骤

1.患者取侧卧位,患肢在上,身体微前倾,将欲阻滞侧的足跟放于非阻滞侧膝盖位置,以利于观察肌肉颤搐反应。

2.在股骨大转子和髂后上棘之间作一连线,自连线中点垂直连线向尾端一侧做一 5cm 的线段,线段终点处即为穿刺点。

3.皮肤浸润麻醉后,将定位手的手指牢固按压于患者臀肌上,垂直皮肤进针,将神经刺激仪初始电流设于 1.0mA。

4.随穿刺针推进,首选观察到臀肌的收缩反应,稍微进一步推进可获得明显的坐骨神经刺激反应,表现为腘绳肌、小腿、足或足趾明显可见的肌肉颤搐,减小电流,目标是 0.2～0.5mA 电流刺激下获得满意的坐骨神经刺激反应。

5.注入局麻药 20～25ml,坐骨神经阻滞所需的局麻药量较小。过长时间的强效坐骨神经阻滞可因牵拉或压迫增加坐骨神经损伤的危险,因此避免在局麻药中加入肾上腺素。

七、腰丛神经阻滞

(一)适应证
髋部、大腿前面和膝部的手术。

(二)操作步骤
1.患者取侧卧位,阻滞侧在上,大腿屈曲。

2.标记两侧髂嵴连线,中线向阻滞侧旁开 5cm 画一条线与中线平行,此线与髂嵴连线交点向尾侧延长 3cm 处为穿刺点。

3.皮肤浸润麻醉后,垂直皮肤进针,神经刺激仪初始电流设在 1.0mA。随着穿刺针推进,首先获得椎旁肌肉局部抽搐,继续进针,最终目标是 0.5mA 的刺激电流下获得满意的股四头肌颤搐。

4.注入局麻药 25～35ml,注射过程中反复回抽。

以上神经阻滞的副作用与并发症同第四节所讲。应当根据手术时间长短和对运动阻滞的程度要求选择局部麻醉药,对手术时间短,运动阻滞要求不高的手术可选择 1.5％利多卡因,对手术时间长,运动阻滞要求高的手术可选择 0.5％布比卡因或盐酸罗哌卡因。

第六节 超声在神经阻滞中的应用

超声技术使神经阻滞的方式发生了根本性变革,通过超声成像技术直接观察神经及周围结构,直接穿刺到目标神经周围,实施精确阻滞。还可以观察注药过程,保证局麻药均匀扩散。

一、超声技术的基础知识

1.从临床观念考虑,有两个重要的概念,穿透性和分辨率。临床应用的超声频率在 2.5～20MHz 之间,高频率超声(>10MHz)可较好的显示神经结构,但只有当神经结构表浅时(如斜角肌间隙的臂丛神经)才能通过高频超声看到神经。分辨率提高时,穿透性便降低。

2.在临床上为了能够清楚的观察斜角肌间隙、锁骨上区及腋窝的臂丛神经,我们一般选择探头频率在 8MHz 以上,最好 12～14MHz。而对于锁骨下、喙突区神经,频率在 6～10MHz 较为合适。神经及周围结构的超声回声表现见表 4-1。

表 4-1　神经及周围结构的超声回声表现

组织	超声成像
静脉	无回声(黑色),可压缩性改变
动脉	无回声(黑色),呈搏动性改变
脂肪	低回声(黑色)
筋膜	高回声(白色)
肌肉	低回声及高回声条带(黑色及白色)
肌腱	高回声(白色)
神经	低回声(黑色)
神经内、外膜	高回声(白色)
局麻药	无回声(黑色)

二、超声引导神经阻滞的优点

1.超声扫描可精确定位神经。

2.可提高操作成功率和麻醉质量。

3.可缩短药物起效时间和降低局麻药用量。

4.操作时患者更舒适,适用范围更广。

三、超声引导神经阻滞的注意事项

1.进针时必须观察到穿刺针。

2.探头轻微移动或成角可使成像显著改变。

3.选择合适的超声频率,获得最清晰的图像。

4.操作者对彩色血流指示、图像放大、聚焦及图像保存技术熟悉。

四、超声在临床麻醉中的常见操作方法

线阵式探头扫描线密度高,因此图像质量好。

探头的使用是超声辅助区域阻滞需掌握的重要技术,下面是标准的操作流程。

1.滑动(移动性接触) 沿着已知神经走行滑动探头,短轴观有助于识别神经。

2.倾斜(横切面侧方到侧面) 外周神经的回声亮度随倾斜角度变化,最佳角度对观察神经非常重要。

3.压迫 常用来确认静脉,压迫法不仅使接触更好,而且使组织结构更靠近探头,软组织易受压,因此对组织深度估测会有变化。

4.摇动(平面内、朝向/背向指示器) 当操作空间受限时,摇动可改善穿刺针和解剖结构的可见性。

5.旋转 旋转探头可得到真正的短轴观,而不是斜的长轴观。

下面介绍几种超声引导下常用的神经阻滞。

五、臂丛神经阻滞

(一)锁骨上臂丛神经阻滞

1.患者取半坐位,头偏向对侧,手臂紧贴身体,操作者站在患者侧方,将超声探头置于锁骨上窝,平行于锁骨,超声束向骶尾部方向指向第一肋,对超声探头稍加旋转倾斜获得最佳图像。理想图像是在第一肋前面看到臂丛神经、锁骨下动脉和锁骨下静脉横截面(一般为环形结构)。

2.穿刺针紧贴探头外侧进针,持续显示针尖,直至针尖进入神经筋膜鞘,直视下注入 20ml 局麻药,确保药物在神经周围扩散,为保证充分阻滞,针在鞘内数次调整,保证所有分支都能被局麻药浸润。

(二)腋路臂丛神经阻滞

1.患者仰卧,头偏向对侧,患肢外展肘部屈曲90°,在腋窝处超声探头与手臂长轴垂直,调整探头使腋动脉位于屏幕中央,要在一个探头位置同时显示四个终末神经(正中神经、桡神经、尺神经和肌皮神经)的切面有困难,需向近端扫描提高桡神经显像,向远端扫描加强肌皮神经显像。

2.穿刺针从外侧进针,围绕每个终末神经周围注药(8~12ml),局麻药扩散成完整一圈能提高成功率。

3.一般先阻滞桡神经,其次阻滞正中神经和尺神经,最后阻滞肌皮神经。

六、股神经阻滞

患者仰卧,操作者站于阻滞侧,探头置于大腿根部区域与大腿长轴垂直,理想的图像可看到股神经位于股动脉外侧,髂筋膜下方,穿刺针在探头远端1~2cm处进针,与皮肤呈45°~60°,直视下,针头紧贴股神经后方慢慢由外向内进针,回抽无血后,缓慢注入局麻药20~30ml。

七、髂筋膜阻滞

患者仰卧,下肢伸直轻度外展,操作者站于患侧。将超声探头置于股区腹股沟皮肤皱褶水平,垂直大腿长轴,可见到髂腰肌的两层筋膜层(阔筋膜和髂筋膜)。穿刺针在探头外侧缘进针1~2cm,直视下沿着内侧前进,直至针头到达髂筋膜深面,回抽无血后注入局麻药20~40ml。可提供可靠的股外侧皮神经和闭孔神经阻滞。

八、腘窝坐骨神经阻滞

患者仰卧或俯卧,阻滞侧下肢中立位,超声探头置于腘窝皮肤皱褶上方,向头端倾斜与皮肤成50°~70°,找到胫神经与腓总神经后,探头滑向头端找出两条神经汇集为坐骨神经处。穿刺针在距探头边缘1~2cm的远端,与皮肤呈45°~60°进针,直至坐骨神经外侧或内侧,回抽无误后注入局麻药30~40ml。

第五章　椎管内麻醉

第一节　腰麻

腰麻,或称脊麻,是蛛网膜下腔阻滞麻醉或脊椎麻醉的简称。是将局麻药注入蛛网膜下腔以使神经前后根受阻滞而产生麻醉效果的技术。腰麻设备简单,用药量少而麻醉效果确实,止痛完善,肌肉松弛好,为手术操作能创造良好的条件为其特点。

【适应证】

临床上主要适用于膈平面以下的手术,以下腹部、下肢、盆腔及会阴部手术效果较好,最常用。是甲亢、气道炎症、肝肾疾患及妇产科肥胖者患者的最适宜的麻醉。由于穿刺针制作越来越微细,细针、细导管对组织损伤小,用药量少,使脊麻在临床上的应用正在不断扩大。

【禁忌证】

对于不合作者;中枢神经疾病,如颅内高压症、癫痫、脊髓肿瘤;穿刺部位有感染;腰椎有畸形;严重毒血症(如晚期肠梗阻)、全身衰竭及各种休克等患者禁用腰麻。长期用降压药者、严重高血压、严重动脉硬化、心脏病(尤其心力衰竭、心功能在Ⅱ级以上)、严重贫血(Hb<60g/L)及外伤大出血、血容量不足等患者,一般不宜选用。年龄过大(＞70岁)、小儿(＜6岁)、呼吸困难、腹内巨大肿瘤及产妇患者慎用。

【麻醉前准备】

术前12h禁食。术前晚灌肠。麻醉前镇静药量要重。阿托品可减轻腰麻的反应。患者入手术室后监测血压、脉搏、呼吸和SpO_2。

【方法】

1.类型　根据手术野所要求的麻醉范围,可分为如下几类。

(1)高位腰麻:麻醉平面在胸$_6$以上,在胸$_{4\sim5}$神经之间。

(2)中位腰麻：麻醉平面在胸$_{6\sim10}$之间。

(3)低位腰麻：麻醉平面在胸$_{10}$以下。用于盆腔及下肢手术。

(4)单侧腰麻：麻醉范围仅局限于患侧。

(5)鞍麻：又叫鞍区麻醉。仅骶尾神经被阻滞。仅适用于肛门、会阴部手术。

(6)连续腰麻：穿刺成功后，置以腰麻导管。近年应用有增多趋势。

2.穿刺部位　成人不得高于腰$_2$，小儿不得高于腰$_3$。常选用腰$_{3\sim4}$间隙，此处蛛网膜下腔最宽（终池），脊髓也在此形成终丝，穿刺较易成功。腰$_{2\sim3}$或腰$_{4\sim5}$间隙成功率相对较低，故少用。

取两髂嵴连线与脊柱相交点为腰$_4$棘突或腰$_{4\sim5}$间隙。穿刺体位取侧卧位和坐位。

(1)侧卧位：背部靠近手术台边缘，并与地面垂直，肩关节与髋关节在一条直线上，患者尽量前屈，头下垫枕，双手抱屈膝，脊柱强度屈曲，使腰部尽量后突、腰椎间隙增宽。

(2)坐位：于鞍麻和特殊情况时，取坐位，弯腰，胸前伏，腹内收，双足最好放在手术床上，低头，双手抱膝。手术床应为水平位，麻醉药液注入后根据手术需要，于患者转为仰卧时调整平面至固定为止。

3.操作技术　打开腰麻包，戴消毒手套，要严格执行无菌操作，消毒皮肤范围合乎要求，上至肩胛下角，下至尾骨尖。拿、接、穿刺、注药注意无菌观念。穿刺点用0.5%～1%普鲁卡因或0.5%～1%利多卡因做皮丘，并浸润皮下、骶棘肌和棘间韧带等，常采用直入法，侧入法少用。

(1)直入穿刺法：用左手拇、示指固定皮肤，右手把握持针穿刺，当针尖刺入棘上韧带后，换手持针，左手持针身，右手持针柄，于患者背部垂直推针前进，左手背紧紧贴住患者皮肤，给进针以对抗力量，以防"失手"，穿刺过快过猛，而造成刺伤脊髓或马尾神经。穿刺针经过皮肤、皮肤下组织、骶棘肌、棘上韧带、棘间韧带、黄韧带、硬膜外腔、硬脊膜、硬脊膜下腔、蛛网膜、蛛网膜下腔。当针尖刺入黄韧带后阻力增加，随后突然感阻力消失（第1次落空感），示针尖已进入硬膜外腔，再前进穿过硬脊膜及蛛网膜（二者粘为一层），又出现阻力消失感（第2次落空感），即进入蛛网膜下腔。拔出针芯，如有脑脊液（CSF）流出，即穿刺成功。若进针较快时，仅能感到一次落空感，即已进入蛛网膜下腔。

(2)侧入穿刺法：于棘突间隙中点旁开1.5cm，做支丘并浸润各层，穿刺针与皮肤成75°角，对准棘突间孔刺入，经黄韧带、硬脊膜而达蛛网膜下腔。本法可避开棘上韧带及棘间韧带,适用于韧带钙化的老年人、脊椎畸形或椎间隙不清的肥胖患者。当直入法失败时,也可改用本法。

4.注药前核对 注药前应经两人核对药名、浓度、剂量及有无变质等,了解其比重,以便根据手术需要给药量,然后抽取所需剂量。

5.腰麻局麻药比重 系药液与 CSF 比重的关系。CSF 比重为 1.006～1.009。将腰麻药比重分为重、轻和等比重 3 种。每种局麻药用于腰麻都可起作用。

6.注入局麻药 若 CSF 回流通畅后,左手固定穿刺针,右手将重比重局麻药在 20～30s 缓慢注入。轻轻翻身仰卧;单侧腰麻采取侧卧位,患肢向下;鞍麻采取坐位。应以针刺法测定麻醉平面,即用细针头从下肢向腹、胸方向轻刺,以痛觉的改变与消失,测定麻醉平面的高低,并暴快(在 5min 内)按手术需要适当调节体位,达到满意的麻醉范围。

7.调节麻醉平面 麻醉平面是指腰麻后皮肤痛觉消失的最高界限。麻醉平面的调节是麻醉医师的基本功,要求在短时间内,将麻醉平面限制在手术所需范围内,以避免发生意外。腰麻平面最高以不超过胸$_4$为宜。除患者的身高、腰部弯曲度、腹内压力和妊娠等因素外,调节麻醉平面应考虑以下的影响因素。

(1)局麻药比重与体位的关系:局麻药比重是影响脊麻平面的重要因素之一。2.5%普鲁卡因,0.75%布比卡因,0.5%辛可卡因生理盐水,1%丁卡因溶于生理盐水与脑脊液的比重相等,故称为等比重溶液。高于此浓度为重比重溶液;低于此浓度的为轻比重溶液。脊麻大都使用重比重液,目前多用等比重液。如用重比重液时,床头摇低 15°～20°,使药液在蛛网膜下腔迅速移动,平面升高;当平面升至低于所需手术平面 2 个脊神经节段时,即将床头摇平。若头低位过久或斜面过大时,易使平面上升过高而出现险情。丁卡因即使在 30min、布比卡因 2h 左右,麻醉平面仍有可能因体位变动而向头端扩散,应予注意。这是利用重比重液下沉、轻比重液上浮的特性和原理,体位的变动,可使蛛网膜下腔的局麻药液在一定范围内移动。37℃体温,CSF 比重为 1.003(0.003 偏高),＞1.015 属重比重。要使局麻药变为重比重液,可加入 10%的葡萄糖液 0.3～0.5ml。临床上常用重比重液,便于控制和调节平面。0.75%布比卡因加入 5%～10%葡萄糖,配成 0.5%布比卡因,比重略高于 CSF,使平面不致过高。若用轻比重液,只将床尾摇低 15°～20°,可使平面升高,其方法与重比重液正好相反。

(2)局麻药剂量与平面的关系:即同一药物,剂量大时,平面高;反之亦然。

(3)局麻药的浓度与平面的关系:当药液的容积固定时,浓度越大,平面越高;

反之亦然。

（4）局麻药的容积（量）与平面的关系：当麻药的浓度固定时，容积越大，平面越高；反之亦然。

（5）穿刺针的斜面朝向：向头侧时，平面较高；反之就低。

（6）注药速度与平面的关系：若过快时，所得麻醉平面高，消失亦快；反之亦然。

（7）穿刺椎间隙的高低与平面的关系：穿刺部位高，所得麻醉平面高；反之亦然。

（8）穿刺针粗细与平面的关系：穿刺针细，平面易升高；反之则低。

（9）局麻药的效能：局麻药的性能不同，平面高低不同。如利多卡因，浸润扩散性能强，平面易升高。

（10）年龄与平面的关系：年龄越小，平面越高。青少年的麻醉平面较成人为高。

【麻醉管理】

1.加强监测　常规监测血压、脉搏、呼吸，每 5～10min 一次，用监测仪连续监测。

2.防治心血管副作用　凡恶心呕吐者，并脉细者，大多是血压下降或平面过高而使中枢缺氧所致，应排除腹内探查引起牵拉反应等原因，及时、主动处理。

（1）低血压的处理：除控制性低血压外，当血压有下降时，加快输液、输血速度，或麻黄碱 15～30mg、静注或肌注，面罩吸氧。如麻黄碱效果不佳时，改用苯福林 0.3～0.5mg 静注，使收缩压维持在 80mmHg 以上。必要时，要告诉手术医师，共同处理，包括暂停手术，以保证术中安全。

（2）预防血压下降措施：①局麻药中加血管收缩药，局麻药皮丘时加用麻黄碱 5～15mg，以对抗血压下降。②预防体位性低血压，麻醉操作完后，协助患者轻轻翻身平卧，不使体位发生大的变动。③头高位，平面过高时，摇高床头。④麻醉操作前应先输液，术中及时补充液体和血容量等。

3.严密观察呼吸　如出现呼吸困难、发绀等呼吸受抑制或平面超过胸₄以上时，面罩吸氧或行辅助呼吸。如呼吸停止时，则行气管内插管，人工呼吸，及对症处理。

4.填写麻醉记录单　填写麻醉记录单要求

（1）麻醉最高平面栏：至少有 3 次以上的麻醉平面测定记录（术前、术中和术后）。

(2)局麻药栏：麻醉药应写清药名、辅助剂、比重和重量等。例如：0.75％布比卡因 1.5ml＋10％葡萄糖 1ml；重比重；即 0.45％布比卡因(11.25mg)。

(3)麻药方法栏：写清麻醉方法、患者体位、穿刺部位、穿刺针斜面方向、注射速度时间、注药后体位及维持时间(依次顺序用简明符号记录)。例如：腰麻(方法)→侧(体位)→腰$_{3\sim4}$(穿刺点)→头(针斜面)→30s(注药时间)→头低 15°(注射后体位)→2°(维持时间)。

(4)作用范围栏：麻醉范围测定。脊神经在躯体皮肤上具有一定的支配范围，腰麻时，可借助躯体皮肤痛觉消失的范围，以判断脊神经麻痹的范围。

5.**腰麻后头痛防治** 头痛多在麻醉作用消失后 24h 内出现，2～3 d 最剧烈，7～14 d 消失，一般认为是脑脊液通过针孔丢失，使颅内压降低所致。也可能与局麻药中含的杂质刺激有关，目前仍不清。

(1)预防方法：为降低脊麻头痛发生率，应采取：①选细穿刺针，针孔小，脑脊液外漏少。也可使用微细导管做连续腰麻，使用最低有效浓度，略高于等比重液，徐徐注入，术后头痛发生率显著减少，脑脊液的丢失又能以注入容量取代，故目前倡导应用。新推荐用 25～27 G 细针(Whitacre 脊麻针)，使头痛发生率从 10％降至 2.5％～3％。②避免反复穿刺。③麻药浓度不要过高。④术中适当补充液体。⑤麻醉送回病房后，去枕平卧 6～8h。

(2)治疗：腰麻后头痛的治疗方法：①平卧，平卧时症状减轻；坐、立、活动加剧。②补液，2 000～3 000ml/d，会减轻头痛。③对症，针刺太阳、风池等穴；服镇痛镇静药物。如可待因 0.03 g，阿司匹林 0.6 g 合用。④腰部硬膜外腔充填，硬膜外，穿刺成功后，注入生理盐水 30ml，1 次/d，2 或 3 次有效。自家血 3～25ml 注入硬膜外隙，也有效。但要注意无菌，应用时慎重。

6.**尿潴留的处理** 肛门、会阴、下腹及盆腔手术的患者常发生，与手术刺激有关。若发生尿潴留，改变体位，精神疗法，鼓励患者自行排尿；热敷下腹部；针刺中极、关元、三阴交等穴；一般经以上处理可自行排尿，若上述方法无效时导尿。

7.**神经并发症的防治** 神经损伤和下肢瘫痪也称马尾综合征。是腰麻少见的并发症，一旦发生后果十分严重。表现为下肢运动、感觉长时间不恢复，大小便失禁，尿道括约肌麻痹，恢复缓慢。处理如下。

(1)机械性损伤：因技术性问题，直接神经损伤少见，可能多为药物粘连性蛛网膜炎所造成。亦可为无菌操作不当引起。预防：①注意局麻药物配制的浓度、渗透压和药物的纯度；②严格无菌技术，尽量减少对穿刺针的接触。药液中尽量不要应用肾上腺素；③麻醉中不要使血压长时间处于低水平状态；④腰麻操作要轻柔,勿使用暴力,针尖进蛛网膜下腔要防止手失控。详细记录穿刺操作时感觉异常及注射局麻药时有无痛觉,有助于术后判断神经症状的原因。治疗：①在精神疗法的基础上大量用维生素 B_1、维生素 B_{12}；②有急性炎症时可给予激素治疗；③理疗、推拿、按摩和锻炼走路等。

(2)脑神经麻痹：偶尔发生,外展神经失能多见。发生在腰麻后 3～12 天,脑脊液丢失,使颅内压降低为其主要原因。一旦发生,对症处理,主要是复视,多数患者 1 个月内恢复。

【失败原因及对策】

腰麻的失败率较高,为 2％～5％,其原因如下。

1.穿刺困难　多见于老年、肥胖和脊椎畸形者。可用侧入法穿刺,多易成功。

2.高平面脊麻　若腰麻麻醉平面超过胸$_4$脊神经称高平面脊麻。

(1)原因：①患者脊柱短小,而腰麻药剂量仍用成人量,没有减量；②麻药剂量大；③麻醉容积大；④患者应用重比重麻醉时,患者头部过低；⑤注药速度过快；⑥穿刺针口斜面向头端；⑦患者的身体情况差,准备不足等；⑧麻醉平面控制不当；麻醉平面的调节和固定不熟悉或没掌握好。

(2)临床表现：高平面脊麻使胸脊神经和膈神经遭受抑制,有血压下降,心动徐缓,呼吸抑制；如麻醉平面超过颈$_3$,膈神经受阻滞时,则呼吸停止。恶心呕吐为腰麻并发症,较常见,如麻醉平面过高,发生率也提高。

(3)处理：麻醉平面过高一出现,立即处理。①吸氧,必要时辅助呼吸,或气管内插管辅助呼吸。②输液输血,血压降低时,加快输液输血速度。③升压药,如麻黄碱 10～15mg,静注,或甲氧明 5～10mg,滴注,必要时,多巴胺输注。心搏骤停时,心肺脑复苏。

3.平面不当　平面过高作用易在短时间内消失,平面过低则达不到手术要求,或有手术操作牵拉反应,患者不适。可应用麻醉性辅助药物,如哌替啶 50mg 加异丙嗪 25mg 静注等。

4.药物不当　因药物方面造成麻醉失败的病例很多。

(1)药物失效：药物失效或错用。用前要仔细检查核对。

(2)剂量不足：药量不足,或药物未完全注入蛛网膜下腔。针斜面没有完全在脊髓腔内,脑脊液回流不畅。注药前后,都要轻轻回抽,如脑脊液回流通畅,可证明药液确实完全注入蛛网膜下腔。

（3）加入血管收缩药过多：加入血管收缩药确有延长药效之功能，但加用血管收缩药过多时，也影响麻醉效果。要切实精确掌握血管收缩药剂量。

5.患者情况　患者也是影响麻醉效果的因素。

（1）精神刺激：精神所受刺激大，如截肢患者，要用辅助药配合呈睡眠状态，可取得满意效果。

（2）产妇：产妇用药量要小，且在麻醉操作时，将床头摇高 $10°\sim15°$。

（3）拮抗局麻药：碱性脑脊液可破坏或对抗局麻药的作用。

6.环境的影响　如室温过高，易发生药物吸收过快而致中毒反应。应注意调整室温。

第二节　硬脊膜外麻醉

将局麻药注入硬脊膜外腔，使脊神经根被阻滞，其支配的区域产生暂时性麻痹，叫作硬膜外阻滞麻醉或硬膜外麻醉。这种麻醉，自 1933 年，由意大利外科医师 Dogliotti A.M.创始，距今已有 80 多年历史，近 40 年，得到广泛的应用，已成为我国临床应用最多的主要麻醉方法之一。

【适应证】

适用于颈部以下的手术。如颈部、胸壁、腹部、盆腔、会阴、脊柱及四肢手术。亦可用于相应部位的疼痛或其他疾病的诊断治疗。不仅可用于老年人，也可用于婴幼儿。临床适应证广，对呼吸肌麻痹作用不明显，麻醉效果确切，且麻醉持续时间可根据手术需要延长，对血液循环系统影响也较轻微，对肝肾功能影响小。

【禁忌证】

脊柱畸形，穿刺部位有感染，严重大失血、休克、垂危、脱水、循环功能不全、严重高血压、严重贫血、出血倾向、脊髓腔内有肿瘤者，应为禁忌证。过度肥胖，穿刺有困难者，精神病以及精神紧张，不合作者，为相对禁忌证。

【麻醉前准备】

1.急救复苏准备　术前做好急救准备，必须将麻醉机、氧气、气管插管、急救药品等急救复苏用具，准备齐全。

2.麻醉前准备　术前准备同腰麻。入手术室后监测血压、脉搏和 SpO_2。连续心电监测等。开放静脉输液通路。

3.穿刺物品准品　穿刺准备同腰麻。

【硬膜外麻醉方法】

硬膜外麻醉分为单次法和连续法两种。单次法少用，主因其缺乏可控性。也不宜用于老年人、小儿和体质差者，因其平面较高，对血压、呼吸有影响。连续法失败率较高，牵拉反应明显。单次法加连续法有缩短诱导时间、平面适宜、减少手术牵拉反应和辅助用药后效果确切、麻醉平稳等优点。临床上主要用连续法或单次法加连续法。

1.穿刺路径　一般采取棘突中线（直入法）穿刺及棘突旁（侧入法）穿刺，前者定位明确，方向易掌握，较易成功，已被多数认定。还有正中旁法，但临床上少用。

（1）直入法：体位取侧卧，使穿刺部位的脊椎强力后突，以利于椎间隙开大后穿刺顺利。并有一助手协助扶持正确体位。

穿刺点：以手术部位为中心，依据脊神经的体表分布，选好穿刺点（表5-1）。

表 5-1　硬膜外麻醉穿刺点选择参考

手术部位	神经支配	穿刺点	置管方向
颈部、上肢	颈$_{3\sim8}$；颈$_5\sim$胸$_{1\sim2}$	颈$_7\sim$胸$_4$	向头
上胸壁	颈$_4\sim$胸$_2$	胸$_{4\sim5}$	向头
下胸壁	胸$_{2\sim5}$	胸$_{7\sim8}$	向头
上腹部（肝、胆、胃、脾）	胸$_{6\sim10}$	胸$_{8\sim10}$	向头
十二指肠、肾、肾蒂	胸$_{6\sim11}$	胸$_{8\sim11}$	向头
中腹部（输尿管、小肠）	胸$_{6\sim12}$	胸$_{9\sim12}$	向头
下腹部（阑尾、疝、盲肠、结肠）	胸$_{10}\sim$腰$_2$	胸$_{12}\sim$腰$_2$	向头
下肢	腰$_2\sim$骶$_2$	胸$_{12}\sim$腰$_1$、腰$_{3\sim5}$	向尾＋向头
盆腔（子宫、附件、膀胱）	腰$_2\sim$骶$_2$	胸$_{12}\sim$腰$_1$＋腰$_{3\sim5}$	向头＋向尾
直肠、宫颈	胸$_{10}\sim$腰$_1$	腰$_{3\sim5}$＋骶孔	向头
腹、会阴手术	胸$_{10}\sim$腰$_1$	胸$_{12}\sim$腰$_1$＋腰$_{4\sim5}$	向头＋向尾
会阴	腰$_2\sim$骶$_4$	腰$_{2\sim4}$（骶孔）	向尾
足	腰$_5\sim$骶$_2$	腰$_{2\sim4}$	向尾

穿刺技术：严格执行无菌原则，消毒范围以穿刺点为中心，半径至少 15cm。铺无菌巾要规范。用0.5％～1％普鲁卡因或 0.5％～1％利多卡因做皮丘，并分层浸润。穿刺针斜面与身体纵轴平行，进针方向在颈、上胸和腰部与脊柱几乎垂直（80°～90°），在胸部将针向头倾斜 30°～60°。穿刺针进入棘间韧带后，应缓缓进针，

抵达黄韧带时,取下针芯,针内充满生理盐水,并有一滴悬垂于针蒂,继续向前推进,体会阻力突然消失,同时水滴被吸入,即针达硬膜外腔。判断要确切。

判断针尖进入硬膜外腔的指征:

①突破感,针通过黄韧带时阻力消失感(落空感)。

②负压法,一般有负压现象,水滴试验阳性,针蒂上水滴随呼吸而波动(50%)或水滴被吸入。或以小玻璃管法或 2ml 注射器接于针蒂(毛细玻管法)管内水柱被吸入。颈胸段最明显,腰椎段不明显。

③阻力消失法,注射器注入空气或生理盐水时无阻力。

④抽吸无血和 CSF 流出。

⑤气泡试验法.无气泡压缩现象。

⑥患者感觉法,注入空气或生理盐水时患者感觉脊柱部位发紧发凉,或下肢发热、发胀、轻痛等感觉。

⑦置管无困难法,试行置入导管,无阻力而顺利插入。

⑧测试有麻醉平面,注入试验量局麻药,5～15min 出现平面。以上方法都无特异性,符合的特征越多,成功的可能性越大。

导管置入长度:综上所述,判断穿刺针确实在硬膜外腔内,然后测量进针深度,置入硬膜外导管,用右手顶住导管,左手将针拔出。导管留入硬膜外腔的长度为 3～5cm,胶布固定导管于背部皮肤,以防脱出。将患者转为平卧位。

用好试验量:置管前或后先注入 3～5ml 局麻药的试验量。观察 5～10min,后测试平面,利用试验量的麻醉效果,了解患者对局麻药的耐量及导管的位置。监测血压后无明显异常,询问患者是否有下腹部发热感,无脊麻征象及其他不良反应时,将麻药诱导量分次注入或一次注入(单次法)。局麻药剂量见表 5-2。

表 5-2　硬膜外局麻药剂量(成人)

药名	浓度(%)	诱导量(ml)	麻醉生效时间(min)	麻醉维持时间(min)	极量(mg)	备注
普鲁卡因	2～3	25～40	5～20	30～60	1 000	老、弱、乳癌等
丁卡因	0.15～0.3	15～20	10～30	90～150	60	肌松好、毒性大
利多卡因	1.2～2	20～40	5～10	40～60	500	扩散、浸润性强
利多卡因＋丁卡因	1.5～1.6＋0.1～0.2	20～30	10～15	30～90		丁卡因＜50mg

续表

药名	浓度(%)	诱导量(ml)	麻醉生效时间(min)	麻醉维持时间(min)	极量(mg)	备注
利多卡因＋普鲁卡因	2＋2	20～30	5～10	40～60		
丁卡因＋普鲁卡因	0.3＋2	20～30	10	90～120		
甲哌卡因	1.0～2.0	10～15	5～10	90～180	500	扩张血管
氯普鲁卡因	1.5～2.0	20～30	5～10	30～60	1 000	产妇
三甲卡因	1.0～2.0	20	3～5	60～90	600	
布比卡因	0.5～0.75	10～15	5～20	180～420	225	产妇
依替卡因	1.0～1.5	10～15	5～15	220～360	300	运动神经阻滞强
丙胺卡因	1.5～3.0	20～25	5～7.5	60～180	600	
哌罗卡因	1～1.5	30～35	5～20	60～80	6 50	
罗哌卡因	0.5～1.0	20～30	5～12	180～480	200	扩张血管

注药中的技巧：在置管前注药时，左手固定针头，并以手背紧靠患者的背部，固定针头牢靠，使之不来回进退，保持在原位，以免穿破硬脊膜或脱出。主用辅助药物：于手术野皮肤消毒时，静注哌替啶50mg、氟哌利多2.5mg。术中必要时追加药量的1/2。

（2）侧入法：上胸部多选用，或直入法穿刺有困难时，可采用侧入法穿刺较易成功。在棘突旁约1.5cm处经皮肤、皮下、肌肉和黄韧带抵硬膜外腔。穿刺点先做皮丘，穿刺针进入皮下后，先找上下椎板，然后针尖偏向正中线自椎板间倾斜进针，力争针尖在近正中线处进入黄韧带，再入硬膜外腔，有阻力消失（落空感）。阻力消失，勿过多注入液体或空气，穿刺成功后置管顺利。因针与身体矢状面呈一定的角度，导管进入硬膜外腔后易至侧方，有可能进入椎间孔而失败。

2.意外处理　硬膜外麻醉技术要求高，需要一定的条件，特别是颈部、上胸部、上肢手术，穿刺操作较困难。

（1）若操作中不慎，极易穿破硬膜误入蛛网膜下腔，造成严重麻醉事故。应恰当选择适应证。操作必须慎重、仔细，加强责任心。只要严格按照操作规程施行，麻醉意外是可以避免的。万一穿破脊膜，则CSF流出。必须向上级医师汇报，以决定是否改换其他麻醉方法。有报道可改换上一椎间隙，再行穿刺，穿刺成功后，导管放的位置较高,注药量要少,速度要慢,密切观察患者病情和测试平面。如出现过快、过宽平面,应考虑改换全身麻醉方法。因其既增加危险又浪费时间,不如早改为全身麻醉比较安全。注药后5~10min出现麻醉范围,测试并调整至满足手术范围要求。

(2)穿刺针或导管误入血管:局麻药直接注入血管发生毒性反应。

(3)空气栓塞:注气试验将气体通过操作硬膜外血管进入血循环,进气量＞10ml有致死可能。

(4)穿破胸膜。

(5)全脊麻。

(6)异常广泛的阻滞。

(7)脊神经根或脊髓损伤。

(8)硬膜外血肿。

(9)硬膜外腔感染。

【麻醉管理】

1.认真操作　连续法应用硅胶塑料硬膜外导管质量优良,软硬度适宜,不易打折或穿破硬膜,同时可看到管内是否有出血。置管方向一般向头,会阴、下肢及盆腔手术向足。或根据所选穿刺点的高低与手术部位的高低而决定置管方向。置入导管长度以3~5cm为宜。太短易被带出,太深时影响麻醉平面和效果。试验剂量不可缺少,用药前要回抽,回抽无液体、血液,以鉴别导管是否误入蛛网膜下腔或血管内。注药有阻力时,可将导管拔出0.5cm,再注药,可能好转,是管尖端打折引起;也可能是导管被凝血块堵塞,可用5~20ml注射器内生理盐水,加压推入,若阻力减小就说明是血块堵管的问题。置入导管越过针斜面之后,导管不能从针内退出,以防导管被针斜面割断,而遗留在硬脊膜腔内。手术结束拔管时应谨慎,不能强行硬拔,以免管断后遗留体内。

2.导管消毒　硬膜外导管可用高压蒸汽消毒30min,或用75％乙醇浸泡消毒(管腔内应充满乙醇),或0.05％聚维酮碘(管腔内注满)浸泡消毒,分别为30~50min。应用前以生理盐水将乙醇和聚维酮碘等冲洗干净。当今多用一次性导管。

3.严密注意呼吸管理　如麻醉平面过高,超过胸6以上,出现呼吸抑制时,面罩给氧吸入,或辅助呼吸,并随时观察记录呼吸情况。若患者出现呼吸幅度变小,呼吸困难,喉发音不响,心慌、胸闷、恶心、呕吐等,为全脊麻的先兆或药物毒性反应。立即辅助呼吸,监测、提升和维持血压,做好急救准备,如气管内插管等。并查明病因,予以处理。

4.维持血流动力学稳定　穿刺前要建立两个静脉通路,注意和防止血压大幅度下降,若收缩压降至 80mmHg,面罩吸氧,加快输液速度,或使用血管收缩药等提升血压。若老年患者,收缩压不宜低于 90～100mmHg。

5.维护脉率　注意脉搏强弱及速率的观察,若心率＜ 50 次/min 时,应给麻黄碱或阿托品纠正。

6.预防药物毒性反应　局麻药进入血管内引起毒性反应,约为 0.2%。一旦发现时,要及时处理,如苯巴比妥钠 0.1 g 肌注,或咪达唑仑 2.5～20mg 静注。特别是判断穿刺针是否进入硬膜外腔,用 1%普鲁卡因或 1%利多卡因反复进行负压试验时,要防止麻药注入过多而发生中毒反应。为了预防麻药中毒,延长麻药时间,局麻药内加 1/20 万肾上腺素 0.1～0.2ml。10%葡萄糖、6%右旋糖酐-40 或自身静脉血(又名填充法)均可达到延长麻药时间,以预防麻药中毒反应的目的,都可加入,但加用以上液体时,不要改变麻药的浓度。

7.观察麻醉平面　麻醉中至少测试 3 次麻醉平面。一般麻醉后 30min 内用针刺法测定一次,术中及术后各测定一次,并记入麻醉单上,如胸$_8$ 等。

8.防治误入蛛网膜下腔　如有局麻药进入蛛网膜下腔而引起全脊麻,一旦下肢麻痹,呼吸困难,发绀,血压下降,脉搏变快、变弱时,必须迅速抢救,不可耽误时间。临床上有处理不当致死亡的报道。

(1)抢救方法:为患者取头低位,面罩加压给氧,静注麻黄碱 15～30mg 等药升压;呼吸停止时行气管内插管,辅助呼吸加压给氧;循环停止者立即行心脏胸外按压等心肺复苏处理。

(2)预防全脊麻:①置管时勿用力过大;②注药前回抽,反复检验无脑脊液习抽到注射器内方可注药;③硬膜外导管质软而韧,用透明硅胶管质量很好;④按操作规程操作,先用试验量后置管,好处:先注入试验量后,硬膜外腔被相对被撑开,导管易通畅地置入;缩短了麻醉诱导时间;缩短了手术医师等待麻醉的时间,增加患者的舒适感和安全感;可取得更广泛的平面;减少穿刺针和置管刺破硬膜的机会。观察呼吸和平面,无异常问题时再注入全部诱导量药物。

9.用药量要科学准确　一般认为诱导用药量,颈或胸段的每一脊神经分节,需要麻药 1.5～2.0ml,腰骶部阻滞,每一分节则需要 2.0～2.5ml。追加药物的时间,要在首次诱导用药 30min 后,其药量为首次量的 1/3～1/2。以患者的个体情况来确定,年轻体壮,除原有手术的疾病外,无其他并发症者,可给 1/2,且用药浓度要大;老年、垂危、体弱、久病、脱水或中位胸部以上的硬膜外麻醉,用药浓度要淡、用量要小；择期手术的低位手术用药浓度要浓，用量要大；联合用药，即将长效与短效局麻药、起效快与起效慢的局麻药联合用药，以求取长补短，提高效果。小儿硬膜外要按千克体重给药。

公式一：小儿首次用量（1％利多卡因总毫升数）$= \left(\dfrac{kg}{3} - 1 \right) \times 2 + 4$

或按 8mg/kg 利多卡因计算总量，可先给总量的 1/3～1/2，以后酌情追加。

公式二：小儿首次用量（总毫升数）$= 2 + \dfrac{颈_7 \sim 骶_5 \ 长度(cm) - 20}{5} + \dfrac{(kg - 3)}{5}$

即采用椎管长度与体重两个因素，来估计小儿硬膜外麻醉的用量。1 个月内的婴儿，持续硬膜外麻醉的浓度，为 0.5％～0.75％ 的利多卡因，容量平均为 2～3ml，即可以满足 4 个节段左右的麻醉需要。两个公式中药物的浓度和用量也不是硬性规定，需根据病儿个体情况灵活掌握。6 个月至 12 岁的小儿，一般不予合作，可先做基础麻醉后进行硬膜外穿刺操作，用药后吸氧，随时注意呼吸的变化。

【失败原因及处理】

注入局麻药（15～30ml）后，观察 20～30min，无阻滞平面或切口上下缘疼痛，或镇痛不全、肌松不良，经追加局麻药或辅助用药仍不能完成手术者，为阻滞不全或失败。

1.原因　连续硬膜外阻滞失败的原因如下。

（1）穿刺困难：穿刺针进不到硬膜外腔，无法置管和注药，除操作技术因素外，可因患者肥胖、韧带钙化、椎间变窄、老年性脊椎骨质增生、强直性脊柱炎、脊椎外伤史、先天脊椎畸形及患者穿刺时的体位不好等，增加了穿刺的困难性。

（2）出现阻滞不全和神经根阻滞现象：其表现为斑块状麻醉或单侧麻醉。因置管或置入管太长时，导管自椎间孔穿出，或由一侧神经根后方转向前方，或导入脊神经孔。或因个别患者某一神经根附近的结缔组织较致密，局麻药难以向该处扩散。

（3）麻醉平面不够：由于阻滞平面不够高而使硬膜外阻滞不完善或失败。麻醉平面过低，满足不了手术要求。因硬膜外腔粘连，致局麻药扩散受阻，或穿刺点取得过低所致。麻醉平面过高，满足不了手术要求。因放管过长或穿刺点取得过高所致。

（4）局麻药未注入硬膜外腔：穿刺针不在硬膜外腔或导管未进入硬膜外腔，留于软组织中。见于肥胖或软组织疏松的患者，或导管置于硬膜外腔过短，退针时或患者体位改变等，使导管脱出到软组织中，测试无麻醉平面出现，当针刺法测试手术野区皮肤时,患者的疼痛阈无减低或消失。

(5)局麻药因素:局麻药扩散不良,或过分分散给药操作,局麻药浓度剂量不足等。当及时追加局麻药无效时,说明患者产生快速耐药性,若对利多卡因已产生快速耐药时,可改用布比卡因或哌卡因,或罗哌卡因。注入药量浓度太低,或药量太少,或容积过小等,也会致使麻醉范围较低,扩散范围不够。分次(追加)注药间隔时间过长,首次诱导或前次追加药物阻滞作用已消失。局麻药效价太低或失效。药物性能不佳,弥散性、穿透性弱等均影响麻醉效果。

(6)导管因素:当置管顺利时,失败多与硬膜外导管有关。置管过深或用力过大使导管折叠,折成锐角,扭转改变方向,是导管质量不好或多次使用后塑料老化、脆性增加,以致有平面与手术范围不相符合的结果。导管误入静脉血管,或误入血循环,造成麻醉无效或效果不佳。因导管被血液回流或血块堵塞。

(7)麻醉诱导期过短:手术开始过早,硬膜外麻醉阻滞效果不完善。

(8)肌肉不松弛:影响手术操作。若效果不佳时,则应及早改全麻。

(9)内脏牵拉反应:胆心反射,一是因麻醉平面低,二是即使麻醉平面过高,但内脏迷走神经未被阻滞,术中因仍有明显的牵拉反应,患者出现上腹部牵拉不适、恶心、呕吐,甚至心搏骤停等。

(10)导管进入血管:注药后可发生局麻药的寒战反应或毒性反应。

2.处理 麻醉效果不好或失败时,应尽快处理。

(1)麻醉前做好充分的评估:凡脊椎畸形、过度肥胖,穿刺点定位困难者,不宜选择硬膜外麻醉。凡选用硬膜外麻醉的患者,麻醉前应向患者讲清配合要求,强调穿刺时体位得当与麻醉成功的关系。麻醉穿刺操作时,正确指导患者如何配合,保持正确体位,保持体位不动,诱导局麻药量要充足,效果确切,穿刺进针方向和角度要正确。

(2)针对原因处理:根据作用不完善的原因予以处理。

主动放弃:多次穿刺不成功者应放弃硬膜外麻醉。出现斑块状麻醉或单侧麻醉时,可将导管退出0.5cm以测试平面;或用辅助药或改全身麻醉。

灵活处理:①选好穿刺点,不要离手术部位中心太远;置管长度勿太长或太短,以3~5cm为佳。反复多次使用硬膜外麻醉者,应上移椎间隙穿刺;②要准确判断穿刺针在硬膜外腔,置管困难要检查原因。硬膜外导管要牢靠固定;③快速耐药性产生时,一是加大剂量;二是换用另一种局麻药;④导管要选优质的,劣质的坚决淘汰掉;⑤置管动作要轻巧,勿使暴力;⑥追加局麻药要及时,最好给予提前量,使阻滞作用连续不断线或作用不减退；⑦局麻药量要充足、容积够大、浓度合适，如腹部手术或低位硬膜外，或年轻力壮者应选 2％利多卡因或 0.75％罗哌卡因。效价低或失效的药物应弃掉；⑧诱导时间要足够，诱导不到时间可让手术医师稍等候；⑨注药前反复回抽，有回血时不能给药，应将导管外退少许，无回血时方可注药。当血块堵管时，可用 5～10ml 注射器，加压向导管内注入生理盐水或局麻药液将血块冲开，可使导管通畅；⑩扩散力和穿透性强的局麻药物，如利多卡因或罗哌卡因，扩散范围比丁卡因要广泛些。

（3）重视腹部手术麻醉效果：硬膜外麻醉施行腹部手术时，要用较高浓度局麻药，麻醉平面要满足手术所需；上腹部需阻滞胸$_{4\sim5}$～腰$_{1\sim2}$范围，手术开始前要使用麻醉辅助药。

（4）预防性静脉辅助用药正确处理牵拉反应：单凭硬膜外麻醉，难以让患者安全舒适地度过手术期，内脏牵拉反应仍然存在，是阻滞效果不完善，麻醉平面过低所致；如出现牵拉反应时，再加用辅助药其剂量必然明显高于预防性用药量。如无禁忌，在出现阻滞平面后，必须适量给予以下辅助药。①镇痛药，哌替啶 50mg 加异丙嗪 25mg，静注。②镇静药或神经安定药：羟丁酸钠 2.5～5g，静注。③局部神经丛浸润阻滞：如 1％普鲁卡因或 0.5％利多卡因，腹腔神经丛封闭等。

（5）导管插入硬膜外腔血管：导管有血液时，将导管拔出 0.5cm 后，继续送管少许，以避过出血部位，回抽无回血时再注药。若往外拔管 0.5cm 后，仍有回血时，可将导管拔出重新穿刺。一旦导管插入静脉丛，未能及时发现，注药时或注药后心慌、头晕、暂时神志消失，发生中毒反应，甚至惊厥等险情，应及早停止注药，进行急救和处理。

（6）患者多次接受硬膜外麻醉之后硬膜外麻醉效果问题：一般硬膜外腔穿刺是不容易发生广泛粘连的。不能认为有过前次硬膜外麻醉，就会引起硬膜外腔粘连，而影响这次的麻醉效果。应做好具体问题具体分析。

【并发症防治】

1.血压下降　血压下降最常见，多发生于胸段硬膜外，主要是由于胸段阻滞使内脏大、小神经麻痹，腹内血管扩张、血液淤滞，回心血量减少，血压下降；一般多在用药后 15～30min 出现，当下降到 80mmHg 或降至术前血压的 2/3 时，应及时处理：麻黄碱 15～30mg，或甲氧胺 10～20mg，静注或加快输液、输血；吸氧，当以上处理不佳时，可静注去氧肾上腺素 3～5mg，或间羟胺 2～5mg，使血压回升。

2.呼吸困难　硬膜外麻醉易发生不同程度的呼吸抑制，尤其颈及上胸段硬膜外麻醉时,故颈和上胸段麻药浓度不能过高。

3.神经并发症或截瘫　神经并发症及截瘫是硬膜外麻醉后的严重并发症。国内硬膜外麻醉后脊神经根损伤并发截瘫的发生率,为 0.14/10 万和 3.9/10 万。血肿压迫占 30.6％。

(1)原因:硬膜外麻醉导致脊髓严重损伤的原因有:①损伤性,穿刺针或置管时直接损伤神经根、干或脊髓;②压迫性,如术后硬膜外血肿形成,压迫神经根、干或脊髓;③感染性,如术后硬膜外腔感染、炎症、脓肿或水肿压迫;④偶合性,并发脊髓肿瘤的偶合性等压迫引起;⑤缺血性,麻醉期间的低血压时间过久,尤其老年人,或局麻药加入较多的肾上腺素反应等因素的影响,出现"脊髓前动脉综合征";⑥中毒性,脊髓后动脉受局麻药的压力、肾上腺素反应的影响,发生病理改变,使脊髓局部缺血和血供障碍;⑦骨质性,并发椎管狭窄症;⑧医源性,硬膜外腔误注腐蚀性药物,如误注 10％甲醛(福尔马林);⑨并发其他疾病发生。

(2)防治:应加强麻醉后随访,及时确诊和尽早处理是关键。

①预防为主:不提倡在成人 $L_{2\sim3}$ 间隙进行硬膜外阻滞和 CSEA 穿刺。穿刺方向要在正中,操作时勿使暴力,以免穿刺时手法失控,使穿刺针进入硬膜外腔过猛、力量过大,以减少穿刺针直接损伤神经的机会。当患者诉说某侧下肢有触电样痛或下肢有不自主的抽动时,不能强行进针、置管,应退出针、管,稍调整进针方向,以免伤及神经根等。

②心理治疗:麻醉前应注意患者心理和情绪,不要因惧怕麻醉手术而过分紧张。

③严选适应证:对凝血障碍或出血不止患者,应放弃硬膜外麻醉;当穿刺针进入硬膜外腔不断向外滴血时,可换椎间隙重新穿刺,换穿刺点再次穿刺后,仍出血不止时,应放弃硬膜外麻醉。

④积极诊断和治疗:当操作失控,出现强行进针或进针过深,怀疑或已证实损伤脊髓或神经根时,应放弃硬膜外麻醉。穿刺时,出现痛觉过敏或麻木现象,或出现同一侧麻醉区域与对侧平面较低的另一区域有皮肤过敏现象,或术后有难以忍受的疼痛,或因疼痛而术后彻夜不眠,说明已损伤神经根或脊髓。若麻醉后肢体运动、感觉和反射等未能如常恢复,或恢复后又出现神经功能障碍时,即应急行椎管内造影、CT 或 MRI 等检查。发现有截瘫或脊髓损伤症状时,应仔细检查,找出截瘫时的直接原因,积极进行治疗。主要措施:对症和支持疗法;大量抗生素疗法;用促进神经损伤恢复的药物,如维生素 B_1、维生素 B_{12}、ATP、辅酶 A、理疗等。

⑤局麻药中少加或免加肾上腺素：局麻药中加肾上腺素浓度，不能过大，常用1：20万或1：40万，或1：75万。1：20万，即20ml局麻药液中，加0.1％肾上腺素0.1ml。高血压等患者用1：40万或1：75万较安全。

⑥绝对禁忌：有血液凝血机制障碍或正施行抗凝治疗的患者，绝对禁忌选用硬膜外麻醉，因其易并发术后硬膜外血肿。必须应用时，应早停药，使凝血机制恢复正常后，采用直入法，避免反复穿刺，可减少血肿发生的机会。如怀疑或确诊为血肿或椎管狭窄者，且经CT等诊断明确时，应在＜8h内行手术探查，手术清除血肿或脊椎板减压，以减轻血肿或狭窄椎板对脊髓组织的持续性压迫，解压以保护脊髓，预防脊髓组织的软化和变性。如截瘫持续8h以上，即使行减压手术，但也难以恢复正常神经功能。

⑦脓肿处理：如截瘫为数日后出现，为操作时未严格遵照无菌操作规程，使硬膜外腔感染，若诊断一旦确立，立即进行手术切除引流。

4.导管拔出困难或折断　偶尔（发生率约0.1％）也会碰到导管拔出困难或导管折断在硬膜外腔内。原因：一是导管置入过长，太长的导管在硬膜外腔扭折、打圈后，自成一结，使拔管困难。二是患者体位使脊柱挺直或扭曲，棘突互相挤压，导管被紧压在棘突和韧带间，拔出困难。三是导管质量问题，经反复消毒使用的导管韧性减退，脆性增加，经不住拉力，或拉力过猛，将导管断在组织内。处理措施如下。

(1)调整体位：若遇手术结束拔管困难时，应让患者恢复至穿刺时的体位，常可拔出。否则，强行拔管，可能将导管断在体内。必要时采取局部按摩、注射局麻药、注射肌松药、骨盆牵引等，以减轻拔管困难。实在拔不出时，可带管送回病房，1～3天后到病区拔管，即可顺利拔出。

(2)做好预防：若导管变质、较脆，塑料老化或已有折痕、破口，应予弃用。换质量好的新管应用。

(3)一旦发生断管后应严密观察：万一导管拔断，残端留在硬膜外腔或组织间，也不是很长，只有1～2cm，如无感染、无局部化脓感染、无全身炎性反应、无神经压迫症状或刺激症状，无后遗症，可不处理，不做手术取出。可暂时或出院继续观察。如一旦有症状，或断端留入较长，且浅表，可做一小切口探查取出。若导管已通过穿刺针尖斜面后，又需要退出时，应与针体一起退出，避免导管被锐利的针斜面割断。重做穿刺。

5.硬膜穿破后头痛

(1)发生率:硬膜穿破率,为2.3％～2.5％。穿破后脑脊液(CSF)外漏使颅内压降低,脑组织向枕骨大孔下降,牵动了脑神经及大血管伴行的神经,发生头痛。亦称为体位性头痛。属于血管性,以前额与枕部疼痛为主,当直立和坐位时加重,平卧时减轻。严重者呈爆炸性,并伴听力、视觉障碍。女性高于男性,年轻人高于老年人。

(2)治疗:减少CSF漏出,促使CSF压力恢复正常范围。防治措施:①平卧休息,术后平卧去枕8h。②腹带捆扎,减少CSF外漏。③持续输液,增加CSF循环。④镇痛,服用镇痛药或针灸治疗等。口服咖啡因300mg,4h可缓解。⑤自身血液硬膜外腔填充,10ml自身血,注入硬膜外腔,1～2次,有效率90％;无效时,硬膜外腔持续输入生理盐水,24h(30ml/h)有满意效果。

【特殊硬膜外麻醉】

1.单侧硬膜外麻醉　利用穿刺及置管技术,使麻醉选择性控制在手术一侧。即控制性单侧上肢或下肢硬膜外麻醉。患者侧卧,患肢向下,从正中棘突间隙穿刺,穿刺针斜面可半对向患侧,半对向头(或尾),使导管插入后能偏向患肢。人为地将导管置入侧腔,达到单侧阻滞目的。放置10～20min,或按不同麻药的起效时间,稍微延长,然后摆成手术卧位。一般患肢较健肢的麻醉范围,高2～3脊神经节段。

2.两点穿刺　在硬膜外麻醉实践中,应用两点穿刺的机会不少。

(1)适应证:根据手术部位要求的麻醉范围较广泛,或两个部位同时进行手术操作。

(2)穿刺点的选择:根据手术部位要求的麻醉范围选择。

①乳腺癌根治术:选颈$_{3\sim4}$向头及胸$_{7\sim8}$向头两点分别穿刺,分别置管,即可满足手术要求。

②腹部手术:手术范围过于广泛,如胆囊手术加阑尾手术,选胸$_{8\sim9}$及胸$_{12}$～腰$_1$两穿刺点。

③脊柱手术:手术范围广泛选用胸$_{3\sim4}$向尾及胸$_{10\sim11}$两点穿刺。

④腹部会阴联合切口:腹部及会阴同时开始手术,选胸$_{12}$～腰$_1$和腰$_{4\sim5}$两点穿刺,导管分别向头和向足置入。

⑤盆腔内手术:如子宫、膀胱和直肠手术,均应选胸$_{12}$～腰$_1$和腰$_{4\sim5}$两点穿刺,分别向头和向尾置管,均可达到术中无痛。

（3）局麻药用量：两点穿刺的局麻药用量与一管法总量相接近。大于一点穿刺法的一次剂量。若两个部位的手术操作有先后之别，即先做的手术部位先注药，后做的手术开始与先做的手术只要相差 30min 以上，即可用一点穿刺的一次局麻量。

（4）试验量：试验量可每管各用 3ml，或先试一点，隔 15～20min 再试另一点。可以判断和确定是哪一点穿破硬膜。

（5）一针双向注药阻滞法：硬膜外穿刺针到达硬膜外腔后，针口向尾或向患侧注入试验量，然后将硬膜外穿刺针口转向头侧，置入硬膜外导管长 3～4cm，测试麻醉平面，将诱导量的局麻药全部注入。实验证明该阻滞法可提高麻醉效果，对腹部、盆腔和下肢手术效果满意。是两点穿刺的一种改良方法。

3.硬膜外麻醉与气管内插管全麻联合　根据手术部位选择硬膜外穿刺部位，行硬膜外穿刺置管，注入试验量局麻药。再行快速诱导，气管内插管，控制呼吸，进行麻醉管理。静吸复合麻醉维持。麻醉监测。按时分头追加用药。适应证为心胸部手术，如肺叶切除或食管癌根治手术；心血管手术；如需要全身麻醉的上腹部手术；骨科，如脊柱侧弯矫正术；盆腔巨大手术，老年患者手术、高危患者和小儿外科手术等，麻醉后还可用硬膜外止痛。此法国内外目前用得较多，如心内直视手术、冠状动脉旁路移植术、胸和胸腹主动脉瘤手术、动脉导管手术等。优点如下。

（1）减少全麻药及辅助药、局麻药用量，患者早醒。

（2）互补彼此不足，减少全麻的并发症，有利于缓解术中、术后的应激反应，减少其对机体的不良反应。

（3）协同满足麻醉要求：可行控制性降压，有利于对血流动力学调控和保持稳定。

（4）麻醉中呼吸管理容易，呼吸平稳。是颇为安全的麻醉方法。

（5）止痛完善，肌松好，麻醉效果满意。麻醉深度易控制。

（6）术后恢复快：术后镇痛可靠，留置硬膜外导管进行术后镇痛。

（7）适应证宽，适用于小儿、老年人、危重患者等。

4.硬膜外麻醉配合降压麻醉　利用硬膜外麻醉的降压作用，可作为控制性低血压的配合措施，对手术有利。详见控制性降压麻醉有关内容。

5.术后止痛　做连续硬脊膜外麻醉的患者，将导管带回病房，患者出现切口疼痛时，按常规分次注入局麻药或接备用的镇痛微泵，效果可靠。避免术后应用大量的镇痛药。腰背上留置的导管要固定牢，注意无菌操作，管端要保持绝对无菌，以防污染。低浓度、小剂量的局麻药即可达到无痛要求。

6.癌症止痛　根据疼痛部位选择硬膜外穿刺点,置入导管,用局麻药及生理盐水稀释的麻醉性镇痛药,如吗啡 2mg、哌替啶 20mg 或芬太尼 0.025mg,稀释成 10ml 一次性注入;注药后须注意观察并发症。或接硬膜外 PCEA。

7.其他治疗　硬膜外止痛分娩止痛、下肢血栓性闭塞性脉管炎、胆结石排除、肠梗阻、椎间盘脱出及增生性脊柱炎等治疗。

【新技术进展】

为了提高连续硬膜外阻滞的成功率,减少不良反应和局麻药用量,新技术不断应用到临床。

1.硬膜外泵输注局麻药麻醉　将硬膜外导管连接微电脑输液泵,以 1ml/min 持续输入 2%的利多卡因 15ml,不给试验量,局麻药不加肾上腺素。15min 中止给药。麻醉效果满意。节省麻药,降低利多卡因中毒的潜在危险。

2.三孔硬膜外导管　白色透明导管,质地韧而软,全长 100cm,内径 0.7mm,外径 1mm,盲端闭塞,距盲端 0.6mm、10mm、14mm 处分别有一小孔,分布于三个不同方向,孔间距 4mm。又叫多孔导管。在导管的 10cm、15cm、20cm 处有蓝色标记,并携带细菌过滤器,能防止 0.2 μm 以下的细菌和微粒进入,可保持局麻药的纯度,有效地预防感染。置管深度 3～4cm。一组资料表明阻滞完善 98.6%,阻滞不全 1.3%。具有药液用量少、平面阻滞广泛、完善、腹肌松弛,并发症少,能有效地预防感染,患者安全、舒适等优点,值得临床推广应用。

3.硬膜外腔注入晶体液逆转局麻药　对术中麻醉效果满意,100%运动神经阻滞的术毕患者,经硬膜外腔 2 次、以 10ml/min 速度推注生理盐水(首次 20ml,间隔 15min 再注入 20ml)。可使硬膜外阻滞术后,100%运动阻滞完全消退的时间缩短一半。表明晶体液能有效地逆转局麻药的运动神经阻滞,对消除术后患者忧虑、促进康复、减轻护理负担很有利,不影响术后镇痛时间,无不良反应和并发症。

4.局麻药内加阿片类药　如加入哌替啶 0.5mg/kg,可延长阻滞时间。

第三节　骶管阻滞麻醉

局麻药从骶裂孔注入骶管腔内,以阻滞骶神经的方法,叫作骶管阻滞麻醉,又称骶部硬膜外麻醉,简称骶麻。骶麻为最早开始应用的硬膜外阻滞,除麻醉骶脊神经外,还可麻醉部分腰段、胸段脊神经。分为单次法和持续法。由于较为安全,效果确实,伤及硬脊膜和脊髓的危险性很小,目前在会阴部手术麻醉、小儿外科麻醉和疼痛治疗等应用广泛。

【适应证】

适用于肛门直肠、阴道、会阴部、下肢、尿道手术，以及婴幼儿及学龄前儿童的腹部手术及术后镇痛，产科镇痛及慢性疼痛治疗等。

【禁忌证】

穿刺部位感染，凝血机制障碍或应用抗凝剂及解剖标志不清等。

【解剖部位】

骶裂孔和骶角是骶管穿刺术的重要解剖标志。

1.定位法　先扪清尾骨尖，沿中线向头端摸，距尾骨尖 4～8cm 处，可触及一弹性的凹陷，即为骶裂孔。其两侧可触及突起如豆状物的骨质隆起，即为骶角。两骶角连线中点的凹陷点即为穿刺点。此点相当于第 4、第 5 两块骶骨的背面正中。髂后上棘联线在第 2 骶椎平面，是硬脊膜囊的终止部位，骶麻穿刺如超过此线，即误入蛛网膜下腔，而有发生全脊麻的危险。从骶裂孔到此线的距离平均 47mm，最长 75mm，最短 19mm。骶裂孔与髂后上棘呈一等边三角形。

2.穿刺法　骶裂孔穿刺，由浅入深分别经过皮肤、皮下组织、骶尾韧带、骶骨。骶管容积 12～65ml，平均 25～30ml。须注意在成人中有较大个体差异。

【麻醉前准备】

同腰麻。即禁食，复苏设备准备，抗惊厥药物，麻醉前颠茄类药物准备，开放上肢静脉通路等。

【操作方法】

1.单次骶管阻滞　是经骶裂孔一次将局麻药注入骶管腔。

(1)体位：患者侧卧位，膝关节尽量向腹部屈曲；或俯卧位，在耻骨联合下垫枕头，让患者两腿略分开，内旋双踝，可使骶部突起更高一些，臀部肌肉放松。或利用手术台将躯体和下肢放低，使骶部突出，便于穿刺。

(2)穿刺：严格无菌操作，戴消毒手套，皮肤严格消毒后铺巾，局麻药做皮丘，以 7 号针头垂直刺进皮肤，针尖向头改变方向，与皮肤呈 45°刺入，经皮下、骶尾韧带有阻力突然消失的感觉(落空感)，即示进入骶管腔，将针尖减至与皮肤成 10°～15°，再向前推进 2cm 即可。

(3)注药：抽吸无回血、无脑脊液，将针尖固定，注射空气或生理盐水无阻力时，可注入试验量 3～5ml，观察 5min，无腰麻征象，即可将其余诱导量局麻药，全部缓慢注入。注速不宜过快。每 30s 注入 10ml 边注药边时刻观察是否出现急性药物毒性征象。

2.持续骶管阻滞　方法与硬膜外法相同。穿刺点选腰$_{4\sim5}$或腰$_5\sim$骶$_1$间隙,导管置入骶管腔即可。也可用 16 号直针将针斜面磨短,边缘不过于锐利,自骶裂孔穿刺,与单次法穿刺操作相同,然后置入导管。

【用药】

选用作用时间长、不良反应少的局麻药,常用药浓度较胸腰段硬膜外麻醉为低。1％～1.5％利多卡因 15～20ml 或 0.2％～0.25％丁卡因 20～30ml 或 0.25％丁哌卡因 10～15ml;或 0.5％耐乐品 10～20ml。若经腰$_{4\sim5}$或腰$_5\sim$骶$_1$持续骶麻,如腹会阴联合切口或子宫全切等手术,采用两点穿刺时,药量较小,仅 10～15ml 即可;若经阴道做子宫全切手术,有良好的肌松条件,才能方便手术操作,用药浓度要高,可用 2％利多卡因 15～20ml 或 0.2％～0.33％丁卡因 15～20ml;若为单次骶麻需 25～30ml,但不能超过一次局麻药的极量;老年人、体弱者用药量酌减。小儿按年龄和体重计算药量。

【注意事项】

1.穿刺困难或失败　骶裂孔大小和形状变异较多,易造成穿刺困难或失败,应注意穿刺部位骨性标志的确定和操作要领。

2.出现腰麻症状　注药后出现腰麻症状,主要是骶管腔的终止部位低于髂后上棘,穿刺针虽然进入骶管不深,也可穿破硬脊膜囊。将骶麻诱导剂量的局麻药误注入蛛网膜下腔引起。故注药前要先用试验量,无腰麻症状时,再注入诱导总药量,决不可忽视,以免造成意外。一旦发生全脊麻,患者很快呼吸停止,血压极度下降,应维持气道通畅,控制呼吸,静脉输液,升压药物如麻黄碱等升压。

3.骶麻阻滞范围有限　较高手术范围的麻醉难以达到。临床上也有用大诱导容量的麻醉药物做骶麻,获得较高的麻醉平面,行下腹部手术,这在小儿成功率较高,而成人则失败率高,难以保证患者的麻醉效果和安全,还是选下腹部硬膜外麻醉变好。

4.骶管反应　单次法骶麻时,用试验量无反应,但当注入诱导量药液时,注后立即或于数分钟内出现毒性反应,称为骶管反应。患者头昏头胀、意识消失及牙关紧闭等表现,或肌张力高度增加,或惊厥、抽搐等,甚至发绀,屏气。立即给予吸氧、平卧,可于数分钟后自行缓解、意识恢复。重者应立即给予镇静、镇痛药物,如咪达唑仑 10mg 或哌替啶 50mg 静注。有发绀者,应面罩下吸氧或辅助呼吸。发生原因可能是注药速度较快,或注入量较大,迅速进入血循环,出现毒性反应。或是注药过敏,因刚注完药即发生以上反应。也可能为骶管内压力过大所引起的神经反射。故推注药物时速度应缓慢,可预防骶管反应。

5.血压下降　骶麻时血压下降轻微,持续时间也较短。处理同腰麻或硬膜外麻醉。

6.尿闭　尿潴留是骶麻常见的并发症,同腰麻处理。

7.骶管感染　骶管位置近肛门,卫生环境较差。若消毒不严,可引起感染、发热、骶骨疼痛。按感染予以处理。

8.阻滞范围局限　一般阻滞范围比较局限,对较高手术范围的麻醉要求难以达到。

9.骶管反应率高　全身中毒发生率较高。

10.局麻药用量较大　如丁哌卡因的最大剂量 2mg/kg,利多卡因 4mg/kg,为注射无误时的最大剂量。

11.失败率高　达 5%～15%。

第四节　脊麻-硬膜外联合麻醉

脊麻-硬膜外联合麻醉(CSEA),于 1981 年 Brownridge 首先应用,是近十几年来兴起的一种椎管内阻滞的新技术,正在国内外麻醉中日益普及。因为 CSEA 综合了脊麻(SA)和硬膜外麻醉(EA)的优点,弥补了两种麻醉方法的各自弊端。将"可靠"的脊麻与"灵活"的硬膜外麻醉技术联合应用,达到取长补短的功效。

【效果评价】

1.脊麻的优缺点

(1)优点:①操作简单,容易掌握;②腰骶神经根阻滞充分,成功率高,在 99% 以上;③起效快;④局麻药用量少,减少了局麻药对心血管及神经系统毒性的潜在危险;⑤效果可靠,阻滞完善,肌肉松弛满意;⑥经济,是目前临床麻醉技术中最具经济效益者。

(2)缺点:①麻醉时间有限,不能随意延长;②平面不易控制,出现高平面或低平面阻滞;③术后头痛发生率高;④不能行术后镇痛等。

2.硬膜外麻醉的优缺点

(1)优点:①节段性麻醉,使麻醉范围限制在手术区域;②无头痛;③血压下降较轻,引起的心血管副作用小;④可控性强,麻醉时间长,麻醉有可延时性,满足长时间手术的需要;⑤术后镇痛,可留管行疼痛治疗。

(2)缺点:①起效慢,诱导时间长;②操作技术要求高,技术掌握较有难度,且有骶神经阻滞不全;③药物用量大,达到麻醉的剂量为脊麻的4~10倍;④有一定的阻滞不全发生率;常需用辅助药;局麻药再吸收可能出现寒战及中毒性全身反应;⑤可发生致命的严重并发症-全脊麻。

3.CSEA优点　CSEA是将脊麻与硬膜外麻醉有机结合的一种新麻醉技术。综合了SA与EA两种麻醉方法的优点,与单纯脊麻与硬膜外麻醉比较,CSEA特点如下。

(1)起效快,作用迅速可靠,缩短了麻醉诱导时间。

(2)阻滞完善,肌肉松弛完全,效果确切。

(3)用药量少,减少了局麻药用量过大引起的不良反应。

(4)可控性强,麻醉时间不受限制。

(5)并发症少,术后头痛发生率降低,心血管副作用的发生率也降低。

(6)阻滞平面的可控性强,易于控制。

(7)对机体生理干扰轻,镇痛完善,呼吸、循环平稳,牵拉应激反应少。

(8)术后镇痛方便、效果良好。

4.CSEA存在问题和争议　CSEA作为一种新技术,具有许多优点,但也存在着以下问题和争议。

(1)设备上要求较高:对穿刺针的选择有一定要求。脊麻针长度比硬膜外针长12mm。

(2)操作复杂:操作较单纯脊麻或硬膜外麻醉复杂,有一定难度。

(3)脊麻针尖受损或脱落金属粒子:脊麻针通过硬膜外针时,有可能使脊麻针尖受到损伤、折断或有金属粒子脱落,但未见临床和实验报告。

(4)导管误入蛛网膜下腔:导管经脊麻针穿破孔处误入蛛网膜下腔。已有类似报道。

(5)局麻药漏入蛛网膜下腔:硬膜外腔的局麻药有可能通过脊麻针穿孔漏入蛛网膜下腔。

(6)无脑脊液回流:硬膜外穿刺针不在硬膜外腔,腰穿针自硬膜外侧腔通过;或是腰麻针被神经根或结缔组织阻塞等。也有硬膜外腔置管困难出现。

【适应证】

CSEA 在临床上有较好的应用前景,是安全、可靠的麻醉方法之一。保证了安全,提高了麻醉质量。据文献报道,目前应用在以下手术。

1.肾移植 在泌尿外科同种异体肾移植术中应用。

2.产科 剖宫产中应用最多,也是首先在产科开始应用的新型椎管内阻滞法技术。

3.妇科 子宫切除术等腹盆腔手术。

4.骨科 髋及下肢骨科手术。

5.其他 结肠、直肠手术、前列腺手术、疝修补术、外周血管手术、截肢等及以下长时间手术。

6.术后镇痛 适用于术后镇痛病例。

【禁忌证】

同硬膜外麻醉。

【麻醉前准备】

麻醉前用药及准备同硬膜外麻醉。

【操作技术】

1.CSEA 发展 1982 年 Coates 推广 CSEA。1992 年 Lifschitz 和 Jedeikin 发明"背扎"Tuohy 针,使 CSEA 技术逐渐成熟。2004 年 Abenstein 在美国第 55 届 ASA 年会上评价优点较多。从历史上看有 4 种方法。

(1)单针单椎间隙穿刺法:为向硬膜外腔插入细针,给局麻药后将针再刺入脊椎蛛网膜下腔,再注入局麻药。

(2)双针双椎间隙穿刺法:在一椎间隙置入硬膜外导管,而在另一椎间隙(一般为相邻椎间隙),进行脊麻,近年来也有在同一椎间隙分别进行硬膜外和脊麻穿刺。

(3)针内针(双针)单椎间隙穿刺法:1982 年首先用于骨科,1984 年用于妇产科,1991 年用于产科止痛,最近又发展了双导管单椎间隙技术,目前推荐用 Whitacre 针,经硬膜外针内用脊麻针穿刺至蛛网膜下腔,腰麻后拔出脊麻针,向头向置入硬膜外导管 3～4cm。为目前临床上常用方法。

(4)针旁针(针并针)单椎间隙穿刺法:使用一特殊装置,在硬膜外针侧方焊接或在硬膜外针管上附一腰麻针导引管,可避免硬膜外导管误经脊麻针穿破的硬膜外孔误入蛛网膜下腔,也可避免腰麻针通过硬膜外针时金属小粒脱落或针尖损伤。

2.CSEA 设备的改进 为了避免 GSEA 上述的缺点发生,对其进行了改进。

（1）降低穿刺针的直径：采用25号以下细针，尤其是铅笔头型者，已显著降低头痛发生率。

（2）针背眼：在硬膜外针斜面处增加一个背眼，脊麻针从此眼穿刺，提高成功率，减少脊麻针经过硬膜外针斜面时的受损。

（3）针尖形状：将切割形改为笔状针、锥尖针等对硬膜组织损伤小，头痛发生率低。

3.CSEA操作技术　其技术操作与硬膜外的常规操作相似，在硬膜外针进入硬膜外腔后，先以脊麻针经硬膜外针穿破硬膜进入蛛网膜下腔，见脑脊液流出后，注入脊麻药，注完药后退出腰穿针，置入硬膜外导管备用。硬膜外注药的时机、用药量要根据脊麻平面、手术时间等具体情况而定。

（1）穿刺点：以手术部位要求选择，中下腹部手术，于 $L_{1\sim2}$ 或 $L_{2\sim3}$ 间隙，用17G穿刺针常规硬膜外穿刺成功后，用脊麻针从硬膜外针中穿入到蛛网膜下腔，脑脊液流出，注入脊麻药后拔出脊麻针，再将硬膜外导管头向置入3～4cm，当脊麻作用开始消退、血压开始升高，患者有轻度疼痛，或患者有牵拉反应、肌肉紧张时，经硬膜外导管注入2%利多卡因3ml试验量，5min后追加2%利多卡因8～12ml诱导量。

（2）CSEA用药：与脊麻和硬膜外麻醉的用药无太大差别。用药先用脊麻，而硬膜外用于确保效果和术后镇痛。①脊麻药，0.5%丁卡因重比重液2.2～2.5ml（7.0～12.5mg），注药速度50～70s；或0.5%布比卡因重比重液2ml（0.75%布比卡因重比重液1～2ml，即7.5～15mg）；或2%利多卡因2～6ml（40～120mg），尽量避免应用；或0.5%～1%罗哌卡因。②硬膜外药，2%利多卡因20ml＋1%丁卡因5ml；或0.75%布比卡因5～10ml。根据手术需要硬膜外用药，大部分手术不用，需用时，给药时间距蛛网膜下腔注药时间，为60～80min。

（3）辅助药：①芬太尼0.025～0.1mg加入局麻药内，也可用舒芬太尼，因其对呼吸有抑制作用，应用时注意监护；②哌替啶：25mg～50mg静注；③咪达唑仑2～5mg，静注，必要时给药。

（4）效果：CSEA起效时间比连续硬膜外麻醉缩短6.1min，用药量明显少于连续硬膜外组，效果获100%成功。

【麻醉管理】

1.加强监测　麻醉期间合理应用局麻药，密切监测生命体征，术中监测心率、血压、ECG和 SpO_2 。

2.观察麻醉平面　阻滞范围较腰麻或硬膜外广泛，因经硬膜外导管注入局麻药。借助注入硬膜外试验量,观察阻滞平面,判断硬膜外导管的位置。如给 2% 利多卡因 2~5ml,阻滞平面升高 2 个节段,证明导管在硬膜外腔,若>2 个节段或更高,警惕误入蛛网膜下腔的可能。硬膜外注药应先注入试验量。

3.并发症　CSEA 并发症同脊麻及硬膜外,也有特有的并发症。若有血压下降时,通过输血、补液及静注麻黄碱纠正。反复操作,易引起脑膜炎,要加强设备的消毒和无菌操作观念。头痛的发生率很低,出现时予以处理。

4.补充血容量　入手术室后,开放静脉,缓慢输注乳酸钠平衡盐液,扩容。已注入腰麻药后,变换体位时,应考虑到对阻滞平面和血压的影响。产妇剖宫产时,采取左侧位,头下垫 3 个枕头,肩下垫 1 个 3L 袋的方法,抬高上胸段脊髓,重比重液不易向头侧扩散。

第五节　碱性局麻药及局麻药的非麻醉临床应用

局麻药碱化后可提高其麻醉效能,其碱化后的血药浓度也有改变;生理浓度或大于生理浓度的含钾局麻药的麻醉效果明显提高;局麻药有许多非麻醉作用,使局麻药的临床应用领域进一步扩大。

一、碱性利多卡因

【优点】

局麻药碱性化后与盐酸利多卡因相比有以下优点。

1.增加麻醉效能　局麻药碱性化后,脂溶性具有穿透性的非离子碱基形式增加。①麻醉起效快,即起效时间缩短;②阻滞完善时间缩短;③肌肉松弛较好,血药浓度、峰值浓度及达峰时间,都提高或缩短,是碱性利多卡因的药效学特点。

2.新生儿脐静脉血药浓度增高　碱性利多卡因硬膜外阻滞行剖宫产时,新生儿剖出后,脐静脉血药浓度增高。

3.麻醉维持时间延长　碱性利多卡因行肌间沟臂丛神经阻滞,不仅使麻醉诱导期缩短,麻醉作用增强,而且维持时间延长。

4.毒性　与盐酸利多卡因无差异。

【缺点】

在增强麻醉效能的同时,局麻药穿透血管壁的能力及全身性吸收率增加,可能增加局麻药的毒性。利多卡因血药浓度的安全范围较窄,一般为 $2 \sim 4mg/L$,$>5mg/L$ 时可出现毒性反应,$>6mg/L$ 时发生惊厥症状。若达到利多卡因单次最大剂量 400mg,则可能出现中毒症状。

【方法】

1.配制　2％利多卡因 16ml＋5％碳酸氢钠 4ml。目前临床使用的为市售的 1.7％碳酸利多卡因注射液。

2.pH 值　7.30,未加肾上腺素。非碱化 pH 为 4.97。

3.注药方法　于 $20 \sim 30s$ 注入硬膜外腔 5ml,观察 1min 无脊麻症状,30s 注完诱导量 $10 \sim 15ml$。

二、碱化布比卡因

【优点】

0.25％碱化布比卡因硬膜外麻醉具有以下优点。

1.诱导时间比单用利多卡因缩短。

2.阻滞范围广,包括肋间神经、膈神经也被阻滞等。

3.麻醉诱导量相对较少。

4.麻醉效果满意,血药浓度增高。

【缺点】

对呼吸功能有影响,阻滞后潮气量、呼吸频率和每分钟通气量值均有下降,尤以潮气量较显著。主要是高位硬膜外麻醉时阻滞了肋间神经和膈神经,影响肋间肌和膈肌的运动。

【方法】

1.配制　0.75％布比卡因 10ml＋0.9％生理盐水 19.6ml＋5％碳酸氢钠 0.4ml。

2.pH 值　7.12。

3.注药方法　硬膜外穿刺成功后向头端置管 3cm,将配制药液先注入 5ml,观察 5min 无脊腰症状时,将诱导药在 30s 内注完。

三、碳酸利多卡因

【优点】

提高局麻药的 pH 值,对局麻药的麻醉效能产生增强的影响。碳酸利多卡因新产品在临床普遍应用。其优点如下。

1. 起效快　其药液 pH 较高，使非离子成分比增高，促进利多卡因扩散，加快起效作用，使诱导时间缩短。

2. 阻滞完善，时间缩短　改善了阻滞作用的完善时间。

3. 麻醉效能增强　其非离子形式增加，活性增强，对神经膜的穿透性增强，碳酸利多卡因穿透能力比盐酸利多卡因强。

4. 中毒反应发生率低　欲增加麻醉效能，单用盐酸利多卡因时，就要增加利多卡因血药浓度，这样就易引起中毒反应，因为利多卡因血药浓度安全范围较窄，$>5mg/L$ 出现中毒反应，$>6mg/L$ 发生惊厥。碳酸利多卡因的血药浓度却在安全范围之内。

5. 呼吸循环血气参数影响小　麻醉期间未见呼吸抑制，SpO_2、PaO_2、$PaCO_2$、pH 无明显变化，血流动力学改变相对较轻。

【缺点】

麻醉持续时间无明显延长。因其扩散力强，不用于腰麻，慎用于浸润麻醉。

【方法】

碳酸利多卡因同盐酸利多卡因一样，被广泛用于硬膜外阻滞、骶管阻滞和神经干(丛)阻滞。

1. 配制　1.72％碳酸利多卡因 12ml＋0.9％生理盐水 8ml 配成 1％碳酸利多卡因 20ml(含或不含 1：200000 万肾上腺素)，注药前新鲜配制。

2. pH 值　1％碳酸利多卡因为 6.92。1.72％碳酸利多卡因为 7.03(7.2～7.7)。

3. 注药方法　硬膜外穿刺成功后向头端置管 3～4cm 处，分次将配制药液注入硬膜外导管，进行观察。神经阻滞每次 15ml，极量 20ml。

四、微量钾局麻药

【优点】

含钾局麻药麻醉效果增强。

1. 缩短麻醉潜伏期　不同浓度的含钾局麻药可明显缩短麻醉潜伏期。诱导时间缩短。

2. 延长神经阻滞时间　不同浓度的含钾局麻药延长神经阻滞时间。

3. 钾离子提高局麻药对各类神经纤维的阻滞效果　对提高局麻药的临床效果

和减少用药量、降低不良反应发生率都有重要意义。生理浓度（5mmol/L）的 K^+ 可显著提高利多卡因的麻醉作用,降低利多卡因及布比卡因的最低有效浓度。

【缺点】

随着 K^+ 浓度的增加,其毒性反应也明显增加,主要对神经系统和心脏功能等方面的影响。

【方法】

常用以下方法配制和使用。

1.配制　一是于局麻药内加入近似或大于生理浓度的氯化钾 5mg 或 150mg,约 5.8mmol/L 或 176mmol/L。

2.注药方法　头向置管 3.5cm,将配制的局麻药按实验量、诱导量注入。

利多卡因可阻断 K^+ 通道和降低膜对 K^+ 的通透性,干扰膜的脂质和蛋白质的结构和功能,改变膜的静息电位水平和动作电位幅值,影响神经冲动的产生和传导,为利多卡因产生神经阻滞的主要机制之一。K^+ 是通过加强利多卡因的上述作用,而增强其麻醉效果的。

五、局麻药非麻醉临床应用

局麻药作为单一的麻醉剂在临床麻醉中被广泛应用,也有许多非麻醉临床应用。

1.抗菌活性　Jonnesco 于 1909 年,首次报道局麻药的抗菌特性。局麻药的抗菌作用机制不清楚。

(1)丁卡因:0.5％丁卡因对假单胞菌属有毒性作用。可明显抑制表皮葡萄球菌和铜绿假单胞菌的生长。

(2)利多卡因:对致病菌和孤立的真菌均有不同程度的抑制作用,抑制率随浓度的增加而增加,以 2％的浓度抑制率最高。对铜绿假单胞菌无作用。

(3)普鲁卡因:同利多卡因。

(4)布比卡因:0.25％布比卡因抑制体表葡萄球菌和棒状杆菌的生长。0.5％布比卡因抑制 9 种微生物的生长。0.25％浓度可抑制金葡菌、大肠埃希菌、表皮葡萄球菌生长。0.125％浓度可抑制金葡菌和表皮葡萄球菌的生长,0.1％及 0.05％无抑菌作用。0.5％浓度不抑制铜绿假单胞菌的生长。布比卡因和利多卡因行硬膜外麻醉或镇痛时,可防止微生物在硬膜外腔及导管内生长,安全可行。

2.降颅压与脑保护

(1)抗头痛:利多卡因有抗头痛作用。0.5～2.0mg/kg,静脉注射,治疗头痛效好。

(2)降颅压:1.5mg/kg 静注,或 1～2mg/min 输注,均能达到降颅压作用。降压速度快,重复用药同样有效。机制不清。主要通过增加脑血管阻力,降低脑血流量和颅内血流量而使颅内压下降。在颅脑手术中有良好的降压效果。

(3)脑保护作用:利多卡因可减少缺血后的神经元损害,具有脑保护作用。其机制可能是:①收缩脑动脉,拮抗局灶性缺血引起的血管扩张和脑容积增加;②对脑梗死部位旁微循环血管有特殊的扩张作用;③选择性地阻断神经膜上的钠通道,抑制缺血性脑细胞 K^+ 外流及游离脂肪酸释放,抑制缺血性脑再灌注后脑型肌酸激酶释放,从而使脑缺血时的神经膜保持稳定。若配合低温,则脑保护的效果更佳。

3.抗癫痫作用   利多卡因 1～3mg/kg,用葡萄糖稀释后,以 25～50mg/min 的速度静注,20～30s 出现效果,持续 20～30min,再以 2～6mg/(kg·h)速度持续输注,治疗癫痫持续状态,可获得满意疗效。与咪达唑仑、巴比妥类合用效果更佳。对脑膜炎所致的痉挛状态也选利多卡因治疗。

4.抗心律失常   布比卡因 1.0mg/kg 与利多卡因 4.0mg/kg 的抗心律失常作用效应一致。布比卡因 0.5mg/kg 已有明显的抗心律失常效应,安全范围大。

5.对肿瘤组织的热增敏效应   普鲁卡因能增强正常组织和肿瘤组织的热增敏效应。布比卡因与利多卡因亦均有明显的热增敏效应,可使与高温治疗的细胞死亡率增加 35％和 28％。高温合并放疗、化疗有很大的治癌潜力,是晚期或无法手术治疗的肿瘤的新方法,被誉为第 5 种(继手术、放疗、化疗和免疫治疗之后)治癌法。局麻药热增敏效应机制尚不清楚。

6.增敏抗癌药物   局麻药普鲁卡因、利多卡因与阿霉素或平阳霉素合用,可显著增强两药的细胞毒作用,且随局麻药的剂量增加而增效作用增强。局麻药增强抗癌药物的疗效机制尚不清楚。

第六章　低温麻醉和控制性降压

第一节　低温麻醉

　　1950 年后将低温应用于麻醉。我国 1956 年用于临床麻醉。1973 年 Barratt-Boyes 首次将深低温停循环(DHCA)技术用于先天性心脏病的手术修复。用药物抑制体温调节中枢,用物理方法将体温降到预定温度,达到降低麻醉患者机体代谢率,减少氧耗量,提高机体对缺氧和阻断血流供应的耐受能力目的,称低温麻醉。用于心血管和颅脑手术,预防其导致重要器官的缺氧性损害,是目前最常用的一种麻醉方法。也适用于治疗心肺复苏后脑缺氧性损伤。低温可分 4 类:34～32℃为轻度低温、31～28℃为浅低温、27～20℃为深低温、20～10℃为超深低温。

一、生理影响

　　1.对代谢的影响　　在低温下,耗氧量明显下降,脑和其他器官循环被阻断的时间可延长。酶的作用受到干扰,需氧代谢降低,氧合血红蛋白的离解曲线左移,释放至组织的氧减少。身体各器官的氧耗量也有不同程度的下降。当温度降至 26～27℃时,总的氧摄取量为常温的 40%,心脏 50%,每 100g 脑组织对氧的摄取量由常温时的 2.5～4.7ml/min,降温到 27℃时为 0.8～1ml/min。实验证明,当体温降至 28℃左右,阻断脑循环 10～12min,或阻断全身循环 6min 是安全的。阻断的时间界限与年龄、体质、阻断循环前有无低血压,缺氧、脑压高低,心脏功能状况、有无贫血、脱水、开放循环后血压能否维持等有一定的关系。如深低温度降至 20℃以下,阻断循环 45min,动物生存率可在 90%以上。低温使代谢普遍降低,每降低 10℃,代谢率降低一半。由于葡萄糖的代谢降低,可发生血糖增高,而在低温下注射胰岛素时,其作用较常温为强,使血糖下降幅度较大,可能与肝糖原分解酶和胰岛素分解酶的活性减弱所致。低温对蛋白的合成速度也降低,代谢率与体温的关系见表 6-1。

表 6-1　代谢率与体温的关系

体温(℃)	代谢率(%)
36.8	100
31.8	75～80
30.3	60～70
26.8	50
20.0	25
16.8	20
15.0	15
6.8	6

2.对血液内电解质的影响　对血清钠没有影响,血氯化物变化不明显或轻度增加,血清磷酸盐可有轻度下降,血钙无变化,血清钾增高。这可能与低温时酸碱度下降有关,或与低温时细胞损伤有关。

3.对酸碱平衡的影响　低温易有代谢性酸中毒趋向,尤其循环停滞时,组织缺氧,产生大量酸性代谢产物,更易发生代谢性酸中毒。CO_2 在血浆内的溶解度增加,故血中含有较多的碳酸而其张力将会下降。

4.对血液的影响　当体温下降后,血液黏稠度增高,血容量减少,血液浓缩,细胞外液量无明显变化。白细胞和嗜酸性粒细胞减少。出血时间和凝血酶原时间延长,血小板和纤维蛋白原减少,血块收缩不良,复温后,可重新恢复正常。低温对凝血功能的影响,尚不足引起致死性出血倾向的程度。但若是术前有肝硬化等凝血机制紊乱疾病的患者,则可达到难以控制的出血而危及生命。

5.对中枢神经的影响　低温时,脑代谢、神经系统的兴奋性与传导性均降低。中枢神经系统各部位的活动降低或停止的顺序是:中枢大脑皮质、脊髓。低温使脑血流减少,脑体积缩小。体温至 20℃ 以下,脑电活动逐渐消失。

6.对循环系统的影响　降温初期心率加速,随体温的下降,若无寒战时,心率可逐渐减慢,是低温对窦房结及希氏束传导的抑制所致。故用阿托品或其他抗副交感药物效果均显著。心脏收缩期和舒张期均随体温下降而逐渐延长,以舒张期延长为显著。心脏的整个不应期和心室传导时间亦显著延长,但在复温后,均可恢复。若复温后心率仍过缓,则可能预后不佳。体温低于 30℃ 时,心电图有 P-R 间期延长,P 波变宽,QRS 波时间延长,Q-T 间期延长,T 波平坦,甚至倒置的改变。心输出量早期有轻度增加,而后逐渐下降;血压轻度降低,有心功能不全或血容量不足的患者,则下降更为显著。当体温降至 24～26℃ 时,出现严重心律失常,如窦性心律停止、严重心动过缓、房室传导阻滞,频繁的室性期前收缩,甚至室颤,达20℃ 时,心搏可完全停止。室颤与低温的作用有关,当体温在 28℃ 以上时,则极为少见。同时与心肌本身状况有关,如风湿性心脏病或心肌肥厚劳损时,易发生室颤;与心肌缺氧、血液酸碱度的改变、手术直接对心肌的机械性刺激、血液电解质变化、血内肾上腺素含量等,均对室颤的发生产生一定的影响。

7.对呼吸系统的影响　低温使呼吸变慢、变浅,当 28℃ 以下时,呼吸可逐渐停止。其原因是低温对中枢的抑制作用,低温时代谢降低,CO_2 产生减少,CO_2 血内溶解增加,血内 CO_2 张力减低是呼吸抑制的原因之一。有研究认为,26℃ 时,体内 CO_2 的作用不再是刺激呼吸,而是抑制呼吸。但此时缺氧仍能引起呼吸增快。低温使支气管扩张,解剖无效腔增加。

8.对肝肾的影响　低温使肝脏分泌胆汁的功能减低,并使解毒时间延长。抑制肝功能,复温后肝功无变化。低温增加肝脏对缺氧的耐受力,是肝叶切除术阻断循环需要低温的依据。低温使血压下降,肾血管阻力增加,肾血流量减低,肾小球过滤率减少,尿量常减少。肾小管的浓缩能力和重吸收作用降低。降温过程中,尿钠和氯增加,钾排泄减少。恢复体温后恢复正常。

9.对内分泌的影响　低温使内分泌都受抑制。恢复体温后,功能恢复,还可能出现亢进的肾上腺功能现象。

10.寒冷反应　冷刺激可使局部血管扩张,若行体表降温,一些末梢循环较差的部位,长时间接触低温,有发生冻伤的危险。浅麻醉下,视丘下部和皮肤对冷的感受器间出现温差增加时,产生寒战反应。其结果使代谢、心率及呼吸频率增加。当体温 30℃ 左右时,低温对中枢抑制加强,不易发生寒战反应。

(二)适应证

1.心血管大手术　如心内直视手术的肺动脉瓣狭窄、主动脉瓣狭窄、主动脉瘤手术、房间隔缺损、室间隔缺损和法洛四联症等。

2.颅脑外科出血较多的手术　如脑动脉瘤、颅血管畸形或其他血管丰富的肿瘤。

3.耳鼻喉出血较多的手术　如鼻咽腔巨大血管瘤等。

4.极度衰竭的患者施行侵袭大的手术　增加机体对失血、创伤的耐受力，减少对重要器官缺血性贫血引起的损害。

5.特殊患者　高热或特殊情况的患者而必须行大手术治疗者。

6.减轻脑缺氧　预防和减轻脑缺氧，如复苏后。一般无特殊禁忌证。

7.其他　肝叶切除术阻断肝循环时。

（三）麻醉前准备

1.重要脏器功能检查及人造冰等物品准备　确定施行低温麻醉后，术前做肝、肾功能及心电图检查，并应于手术前一日准备好人造冰等物品。接触皮肤处，要隔以毛巾，以防皮下冻伤性缺血坏死。

2.低温麻醉前用药　镇静药量要大。应于预定手术时间，提前 1h 开始麻醉。

3.麻醉前检查　开始麻醉前，对降温及其他设备、仪器进行检查。

（四）麻醉方法

1.先行全麻　一般在全麻及肌松药应用条件下降温，以防寒战反应发生。必要时可酌用冬眠合剂。加深全麻，以平衡麻醉维持。开始降温，随着降温的加深，麻醉可逐渐减浅。降温期间严格监测血压、脉搏、呼吸、体温及心电图的变化。

2.降温幅度及方法　可分为浅低温（33℃左右）、中度低温（28～30℃）和深低温（20℃以下）。常用降温法如下。

（1）体表降温法：此法操作简便，适用范围广，常用于浅低温及中度低温的降温。在深全麻和肌松药配合下，于大血管周围，即枕后、颈两旁、双腋窝、腹股沟及腘窝放置冰袋。若加以降温毯效果更好。当血液循环通过体表浅层被冷却的组织变冷后，带至全身，使全身温度逐渐下降。对颅脑手术和外伤患者，以头部降温为重点，可将冰袋放在颈两旁、枕部、头顶、额及两颞部。体温下降的速度较缓慢，但只要下降 1℃ 以后，降温速度逐渐加快。体温降到预期温度前 1～2℃，可适当撤去部分或大部分冰袋，依靠续降作用达到预期温度。持续一段时间后，自然复温，初复缓慢，当达 32～33℃ 后，则复温较快。当手术主要步骤完成后，不需维持低温时，开始复温。复温方法有热水袋、电热毯、变温器等法，促使体温回升，当复至 33～35℃ 时，即可停止复温。冰水浴法是一个常用降温法，在手术台上铺一橡皮布或塑料薄膜，将患者平置其上，将橡皮布四周兜起，患者浸泡于冰水中或包埋在冰屑中，接触面积大，降温迅速。夏季浸泡 30min，肛温 33～34℃ 时出水；冬季浸泡 15～20min，肛温至 34℃ 左右才出水。出水后体温可继续下降，少者 2～3℃，多者 5～

6℃,出水后可用冰袋辅助续降至所需温度。其他同冰袋法。其他体表降温法如用降温垫、降温毯或半导体降复温毯等,虽然使用方便,但价格昂贵,易于失灵。

(2)体腔降温法:体腔血管丰富,表面积大,是良好的热交换场所。又分为胸腔、腹腔和胃内降温法等。

胸腔降温法:开胸患者将冰屑盐水灌入胸内,通过心肺的血液来降温。其缺点:不断地灌冰屑水及吸引,较麻烦又影响手术操作;消耗大量的冰屑盐水;冰屑盐水对心脏直接形成刺激,容易发生心律失常。故一般单独少用。可与体表降温合用。

腹腔降温法:机制同胸腔降温法。单独应用冰屑盐水量太大,一般应用较少。

胃内降温法:自胃管将冰盐水灌入胃内,保留时间短,抽出后反复灌注,进行降温。此法不简便,效果差,少采用。

(3)血流降温法:利用体外循环将血液经变温器降温后输入机体,使体温下降的方法。此法多用于体外循环时的降温。可以先在一般常温下手术,当手术需要时再配合此法降温。此法降温速度快、复温快、可控性强,但方法复杂,需降温机及在体外循环下进行,不宜广泛应用。一般低温麻醉,不用血流降温法。

(五)降温指征

1.最低温度　心血管手术一般最低体温不应低于 28℃。降温至 28℃,一般手术可耐受阻断循环 8(6～10)min,否则不安全;若深低温,体温降至 15℃左右,可以阻断循环 45min。

2.大血管手术温度　如主动脉瘤、主动脉狭窄和肺动脉狭窄等手术,一般降到 30℃左右。在肾动脉以下阻断主动脉者,则不一定要低温。

3.心内直视手术温度　二尖瓣狭窄等后天性心脏病及房间隔缺损等先天性心脏病,以血流降温法为佳,降至中度低温即可。

4.大出血及创伤大的休克患者低温　术中因急性大出血或手术创伤大而出现休克的患者,采用低温可增强对失血、创伤的耐受力,减少缺血、缺氧对重要器官的损害。采用浅低温 30℃,增加其安全性。

5.颅脑手术温度　如阻断颈内动脉行脑动脉瘤手术时,降至浅低温(30℃左右)即可。

6.肝叶切除的温度　降至浅低温(28～30℃),肝门血管阻断 1h。

7.脑复苏的头部降温　在脑水肿高峰到达前,尽早开始,效果较好。脑温降至 28～30℃、中心温 32℃左右为宜。

（六）降温标准

通常以鼻咽温（NPT）为标准。降温中如出现鸡皮样变化、肌肉强硬、寒战、面色苍白等明显的御寒反应时，应加深麻醉，加大肌松药的用量，或酌用少量冬眠1号药物或氟哌利多等。

（七）麻醉管理

1.充分供氧　低温过程中，要注意充分给氧，血流降温法多与体外循环机并行。阻断循环前一般应控制呼吸，加强换气，避免缺氧和CO_2蓄积。

2.详细记录循环阻断时间　主动脉阻断后，应停止人工呼吸，用秒表记录阻断时间，并将循环阻断时间详细记录。以上、下腔静脉完全阻断时起至其中之一（一般是上腔）开放时，为循环绝对阻滞时间。至上、下腔静脉完全开放时为相对循环阻断时间。如发生室颤时，注明室颤发生时间、除颤方法、次数等，及其室颤消失时间和血压能听到的时间。

3.贮气囊加压　当心内修复手术将完成时，以压力挤压贮气囊，送氧入肺，可使肺内血液返回左心，或其他的方法协助排出心内空气。

4.控制呼吸　开放循环后立即施行控制呼吸。

5.及时处理异常情况　阻断循环后应密切注意监测心电图等，观察心脏有无蠕动及血压情况。并与手术医师、手术室巡回护士密切合作，进行必要处理，如心肌缺氧、低血压和心律紊乱的处理等。

6.及时复温　心内直视手术主要步骤操作完成后，即进行复温，复温速度每3～4min 1℃。复温至35℃左右，手术结束，血压、脉搏及呼吸良好者，方可送回苏醒室。导管可不急于拔除，带回苏醒室进行术后呼吸治疗。

7.防治并发症　在术后应特别注意低温麻醉和呼吸循环方面的多见并发症，与科室医师进行必要的检查和处理。

（1）心律失常，是低温对心脏传导系统和收缩力的抑制而引起，术后应持续心电监测；

（2）呼吸抑制，术后应辅助呼吸，按时血气分析，避免缺氧和CO_2蓄积；

（3）寒战；

（4）体温反跳；

（5）冻伤等。

8.停循环延长者要做好脑保护　停循环时间尽可能＜30～45min，一旦＞

45min者,或估计循环阻断时间过长者,或心肌功能恢复较困难者,而易招致脑缺氧的患者,应继续行冰帽降温,以减轻对脑细胞的缺氧损害。

第二节　控制性降压

对某些易出血或出血较多的特殊手术,为了减少手术野出血,给手术操作创造良好条件,减少输血量,节约血液,麻醉和术中应用各种方法和药物扩张血管,有意识地降低患者血压,并视具体情况控制降压程度和持续时间,这一技术称为控制性降压。

一、控制性降压对人体生理功能影响

控制性降压主要是通过改变周围血管阻力以及回心血量而降低血压,其中小动脉收缩或舒张的变化,主要影响外周阻力,而静脉血管扩张,则影响回心血量。控制性降压绝非随意性降压,而是要求控制性降压产生的低血压状态必须保证机体重要组织、器官的血流灌注维持在正常范围内,以满足代谢的最低需要,避免产生缺血、缺氧性损害。

(一)大脑

1.对脑血流和脑血管的影响　正常脑血管具有自身调节功能,只要 PaO_2、CO_2 分压、H^+ 浓度等在正常范围内,平均动脉压波动在 6.67~24kPa(50~180mmHg),脑血流无明显改变。但当平均动脉压低于7.98kPa(60mmHg)时,脑血管自身调节功能消失,脑血流量随血压降低而减少。

2.颅内压力影响　目前常用降压药如硝普钠、硝酸甘油应用时都产生升高颅内压作用,而且随着药物剂量增加和平均动脉压的降低,其颅内压增高作用愈来愈明显,又由于硝普钠能减弱脑血流的自动调节作用,且持续作用时间又较长,停止应用后仍有使颅内压升高的可能。过度通气可减弱硝普钠对颅内压的影响。

3.对脑电活动影响　在控制性降压开始几分钟内,随血压下降,脑动、静脉血氧差增加,脑组织此时虽然能依靠提高摄氧量来代偿,但脑电图记录仍显示有缺血性改变,提示脑血流灌注不足。随着血压稳定,脑电图随之恢复正常。这就说明脑血流调节需一定时间,所以降压应注意其速率。若血压以每分钟 1.3kPa(10mmHg)的速率下降,脑电图不表现明显的抑制。

（二）心脏

控制性降压对心脏的影响主要是表现为冠状动脉血供的改变,控制性降压期间,回心血量减少,心排出量随之减少可明显减少冠脉血流,对心肌造成不利影响,但这种影响可通过冠状动脉自身调节作用改善,心肌可根据代谢需要相应改变冠脉血管阻力和周围血管扩张,减少心肌前后负荷,减少心肌氧耗来克服和消除。

（三）肝脏

肝脏为血流量非自主调节性器官。控制性降压时,门静脉血氧饱和度下降并接近肝静脉水平,肝只能靠增加从肝动脉供氧。因此控制性降压时肝动脉压下降,血流减少,肝脏面临缺氧的危险。临床观察只要血压控制好,平均动脉压不低于7.98kPa(60mmHg)。

（四）肾脏

肾是血流量自身调节器官。一般动脉压在 $10.64\sim23.94$ kPa($80\sim180$ mmHg)范围内,肾血流量维持恒定不变;当收缩压下降至 9.31 kPa(70 mmHg)时肾小球滤过率将不能维持,泌尿功能暂停,但短时不会引起缺血缺氧性损害,当血压维持稳定后泌尿功能恢复,肾对低血压有一定代偿能力,肾病患者使用该技术须慎重,否则会造成严重肾功能不全。

（五）肺

降压过程中因肺血管扩张,肺动脉压降低引起肺内血流重新分布。可出现肺泡通气与血流灌注之间的比例失调。临床应用时术前(降压前)增加血容量,可减少通气/血流比值失调,维持心排出量恒定,减少无效腔。在控制性降压时增加患者的潮气量和吸入高浓度氧,以保持血氧饱和度和 pH 值在正常范围。

二、控制性降压的适应证和禁忌证

（一）适应证

1.心血管手术:降压目的是降低血管张力,便于手术操作,防止因血管张力过高而发生血管撕裂(破裂)的危险。

2.神经外科手术:降压可减少手术区出血,便于病灶显露清楚和有利于手术操作。

3.血液供应丰富的组织和器官手术,手术止血有困难区域。

4.精细的中耳手术或显微外科手术,降压可提供清晰手术野。

5.大量输血血源不足,患者不愿意或需限制输血量如体内存在 P 抗体。

6.作为综合措施之一,以减少术中出血后输血或不输血。

7.麻醉手术期间血压过度升高,为防止血压升高所致左心功能不全、肺水肿、脑血管破裂出血等危险情况出现。

8.切除嗜铬细胞瘤手术前应用,有利于扩充血容量和防止高血压危象。

9.急性闭角性青光眼,控制性降压可降低眼内压。方便手术。

(二)禁忌证

1.器质性疾病　严重心脏病、严重高血压、动脉硬化、脑血管病变、严重肝肾功能损害及中枢神经系统退行性病变的患者。

2.全身情况　差显著贫血、休克、低血容量或严重呼吸功能不全患者。

3.技术方面　实施者不了解本技术对机体影响和对此技术实施不熟练。

三、控制性降压方法及并发症

(一)常用控制性降压药

1.吸入麻醉药　异氟醚可扩张外周血管,降低心脏后负荷,应用 1.9MAC 时可使外周血管阻力降低 50%,对心肌收缩力抑制作用较小,心排出量可保持不变。吸入浓度在 1.4~2.3(维持为 2%~3%)MAC。异氟醚对脑有保护作用,主要与降低脑组织的氧耗有关,能更好维持脑组织氧供需平衡。

2.神经阻滞药　临床上常用六甲溴铵和 0.1%樟磺咪芬静脉滴注,1~4min 使血压降至 13.3kPa(100mmHg)时,适当减慢滴速,5~10min 可达所需降压水平,维持 1ml/min(1mg/min)。因其降压期间血压波动较大,保持控制血压在一定范围(恒定性)效果较差,所以目前临床上少用。

3.血管扩张药

(1)硝普钠:该药是通过干扰疏基活性或影响细胞内钙活性,直接作用于小动脉平滑肌使其松弛扩张。收缩压和舒张压几乎平行下降,脉压差变小。

特点:作用迅速而短暂,并易调节,对心肌收缩力、心排出量无不良影响,也不增加心肌氧耗量,降压后可反射性使心率增快,心输出量增加,有时会出现心律失常。硝普钠可直接扩张脑血管使颅内压升高,但这种负面影响,可应用硫贲妥钠、地西泮、芬太尼防治。对硝普钠所引起代偿性心动过速和增加血浆肾素活性所引起的高血压和肺动脉高压,可应用普萘洛尔和卡托普利等减轻反应。

不良反应:短时应用无不良影响,但大剂量或长时间使用,可使其代谢产物硫氰酸盐在体内蓄积,发生氰化物中毒。临床征象是:快速耐药现象,代谢性酸中毒,静脉血氧分压升高,心动过速,一旦发生应立即停药,改用其他降压药,注意长时间应用要密切监测血气。

用法:用 0.01% 硝普钠(50mg 硝普钠加入 5% 葡萄糖溶液 500ml)静脉滴注(应用微量泵输注药物作用恒定准确),开始 1～8μg(kg·min),2～3min 血压缓慢下降,酌情调节滴速,4～6min 便可达预定水平,停药后 2～8min 血压恢复至正常水平。硝普钠快速用药最大量不宜超过 1.5mg/kg。突然停用药可出现血压反跳现象,长期应用产生快速耐药性。药瓶应用黑色或铝箔纸包裹,因药物见光分解而产生高价铁氰化物有毒物质。注意:配制好的药物应不超过 12h 用完,逾期不用。

(2)硝酸甘油:硝酸甘油直接作用血管平滑肌,主要作用于容量血管,扩张静脉系统。降压时主要降低收缩压,对舒张压影响较小,有利于冠脉血流灌注,而且又无反跳现象。用法:0.01% 硝酸甘油(10mg 加入 5% 葡萄糖溶液 100ml)静脉滴注或微量泵输注,开始速率 1μg/(kg·min),观察降压效果,调节用药速度,一般 3～6μg/(kg·min)可使血压下降至所需水平。停药后血压回升较硝普钠为慢,平均需 9min(4～22min)。短时间降压,如肺动脉导管未闭,可 1 次静脉注射 64～90μg/kg,1～2min 出现降压作用,持续 9～10min。需要时可重复注射。

(3)三磷酸腺苷(ATP)和腺苷:是一种体内重要的内源性血管扩张剂,它参与各种局部血管血流的调节,如心、脑等。ATP 在体内分解很快,分解成腺苷作用于外周阻力血管使其扩张降压,其降压特点是起效快,降压平稳,且不增加血浆肾素活性和儿茶酚胺含量及无停药后反跳现象等优点。缺点和注意事项:增高颅内压、损害脑血流自身调节,大剂量时可发生心脏传导阻滞等。用法和用量:外周静脉给药降解较快,比中心静脉给药时需增量 40%。①常用 0.5%～1% 溶液滴注,用量达(310±149)μg/(kg·min),平均动脉压降低 30.58%。②静脉注射 1～2mg/kg,作用时效 2～6min。主要适用于颅内动脉瘤夹闭术、动脉导管结扎等短时降压。

4.其他降压药

(1)钙通道阻滞药:作用机制是特异性抑制细胞外钙离子内流,而抑制血管平滑肌收缩,扩张末梢血管,并使去甲肾上腺素和血管紧张素 Ⅱ 反应减弱,从而引起血压降低。常用药物有硝苯吡啶、尼卡地平、尼莫地平。用法:100～250μg/(kg·h),静脉滴注或微量泵输注,或 0.5μg/(kg·min)泵注。颅脑、脊柱手术尼莫地平 600～800μg/(kg·h),泵微量输注,停药后 1.5～30min 血压回升,并不产生反跳性高血压,血压过低时应用去甲肾上腺素升压常无效应。

(2)β受体阻滞剂:作用机制是通过阻断β受体而减慢心率,降低心排出量,以达到降血压目的。常用药物有艾司洛尔、美托洛尔、拉贝洛尔。用量和用法:艾司洛尔 $1\sim2mg/kg$,静脉注射;或微量泵输入,先快速泵入 $10\sim20mg$,然后按 $40\sim50\mu g/(kg \cdot min)$ 持续泵入维持,据血压和患者情况调节其用量。

(3)前列腺素 E_1:本品为强降压药,并非所有患者有效,不减少脑部血流,可用于颅内手术控制性降压。优点是能使肾血流增加并增加尿量,不产生心律不齐。

(4)酚妥拉明:静脉注射 $2min$ 内阻断 α_1 受体,产生 MAP 降低,停药后 $15min$ 之内血压回复至控制前水平,停药后亦可有高血压反跳现象;颅内压无明显变化,但给药后 $10min$ 脑内灌注压降低。不用于降颅内压者,常用于嗜铬细胞瘤手术降压。

(5)乌拉地尔(压宁定):通过阻断外周 α 受体和中枢 5-HT 受体而降压,抑制交感活性。其中枢作用具有自限性降压效应,使用较大剂量亦不产生过度低血压。乌拉地尔应用于嗜铬细胞瘤术中控制降压比硝普钠更能控制血压水平,心率稳定,不发生反跳性高血压。首次用药量为 $10\sim15mg$,持续 $20\sim25min$,需要时可重复应用。

(二)控制性低血压的技术方法

1.生理性技术　利用体位改变,机械通气的血流动力学效应,心率和体循环血容量变化等生理性方法,配合使用降压药物可把血压降低至要求的水平。

2.药理学技术　许多麻醉药和血管活性药已经成功地用于控制性低血压。

3.脊麻和硬膜外麻醉　两种麻醉可导致小动脉与静脉扩张和低血压,可使静脉回流和心输出量减少。强调硬膜外麻醉技术用做控制性低血压,最宜用于下腹和盆腔手术中减低失血量。

第七章　专科手术麻醉

第一节　胸部手术麻醉

一、胸科手术的麻醉特点

(一)麻醉选择的原则

为了减轻开胸后的纵隔摆动及反常呼吸,以及避免低氧血症及维持气道通畅,同时消除因手术操作刺激胸腔内感受器所致的应激反应,应首选全麻,即气管内插管后应用肌松药控制呼吸。近年多采用硬膜外神经阻滞复合全麻,可以减少术中全麻药的使用,术后进行 PCEA 镇痛。

至今尚不能提供特定的麻醉药物或麻醉方法,临床上主要根据以上原则以及麻醉者的知识、经验、技能、科室麻醉机的配备等来选择具体的麻醉方法。

(二)麻醉药物

1.氟化类吸入麻醉药(安氟醚、异氟烷、七氟醚、地氟醚),具有较高的油/气分配系数,麻醉作用强,最低肺泡气有效浓度(MAC)低,可以并用高浓度氧。同时血/气分配系数较低,麻醉诱导及苏醒较快,容易控制,尤其适于开胸手术。

2.心脏功能极差的患者或心血管手术应用大剂量芬太尼或芬太尼类静脉麻醉不抑制心肌,最为有利,但延长了术后机械通气的使用,若术前情况尚可,也采用小剂量芬太尼($5\sim8\mu g/kg$)辅助异丙酚($3\sim4\mu g/kg$)或咪达唑仑($0.08\sim0.1mg/kg$)并用吸入麻醉及非去极化肌松剂行机械通气,维持正常通气功能。

3.氯胺酮有减轻支气管痉挛的作用,不抑制缺血性肺血管收缩反应,但其致幻作用难以避免,因此较少用于成人。

(三)麻醉期间呼吸、循环的管理

1.维持呼吸道的通畅,防止麻醉期间低氧或二氧化碳蓄积。因为手术为侧卧

位,气管导管容易移位,患侧肺、支气管内的分泌物、血液倒流,容易造成气道的堵塞,术中应严密监测呼吸动度、气道阻力,有分泌物时及时分次吸出,可连续监测脉搏血氧饱和度(SpO_2)、呼气末二氧化碳分压($PETCO_2$)。

2.麻醉应掌握一定的深度与足够的肌松,若麻醉期间因麻醉过浅诱发支气管痉挛或肌松不足产生呼吸机不同步等可出现 Auto-PEEP,呼气不足气道内压增加而影响肺通气与回心血量发生低血压,因此若麻醉中发现支气管痉挛伴低血压时,加深麻醉常可有效。

3.维持良好的通气状况。预先设置好呼吸参数,注意术中定期膨肺,关胸前一定要证实萎陷的肺已完全膨胀;闭胸后胸腔引流连接密闭水封瓶,要反复膨肺至瓶中无气泡溢出,水柱随呼吸上下波动。

4.任何胸内手术都有大出血的可能,术中应结合手术操作密切注意血压、脉搏、心电监护,防止因出血或手术操作刺激纵隔、肺门引起血压下降、心律失常。

二、开胸和侧卧位对呼吸循环的影响

胸科手术多需开胸及侧卧体位,严重妨碍呼吸通气,进而影响循环功能,也是麻醉过程中首先需要加以解决的问题。

(一)开胸的病理生理改变

开胸后由于胸内压力由原来负压变为正压,从而导致对呼吸及由神经反射对循环的影响。常见有以下几种情况。

1.开胸侧肺萎陷　一侧开胸后,任其自然呼吸,由于空气进入开胸侧胸腔,胸腔内负压消失,肺的弹性回缩使肺部分萎陷,肺萎陷又使肺通气面积急剧减少,可达正常的50%左右。

2.反常呼吸与摆动气　由于开胸侧肺内压始终与大气压相等,所以当吸气时,对侧肺膨胀使肺内压低于大气压,开胸侧肺进一步缩小使肺内部分气体随外界空气同时吸入对侧肺内。当呼气时对侧肺缩小使肺内压高于大气压,呼出肺内气体,但部分又进入开胸侧肺内,使开胸侧肺与正常呼吸时进行相反的回缩和膨胀动作,称为“反常呼吸”。结果有一部分气体往返于两肺之间称为“摆动气”。增加摆动气即增加无效气量,造成严重缺氧及二氧化碳蓄积。反常呼吸程度与摆动气量及气道阻力成正比。所以控制呼吸时维持气道通畅极为重要。

3.纵隔摆动　如胸腔开口比气管直径大6～8倍时,两侧胸腔的压差即可使纵隔来回摆动,如吸气时健侧负压大,纵隔移向健侧;呼气时又推向开胸侧,纵隔来回摆动称为"纵隔摆动",剧烈的纵隔摆动使上、下腔静脉来回扭曲受阻梗阻更使静脉回流减少,心脏每搏量减少。同时摆动对纵隔部位神经的刺激也易引起反射性血流动力学改变,甚至心搏骤停。

4.肺内分流增加　由于开胸侧肺萎陷,流经不通气的萎陷肺血流不能进行气体交换,导致静脉血掺杂,另外肺血流因麻醉状态下低氧性肺血管(HPV)收缩机制减弱或受抑制而未能相应减少,结果通气少血流多,通气/血流比率小于 0.8,静脉血掺杂增多,血氧饱和度下降,二氧化碳潴留。

(二)麻醉后侧卧位对呼吸生理的影响

清醒仰卧时腹腔内容物可把膈肌推向胸腔内约 4cm,从而降低肺功能残气量(FRC)约 0.8L。全麻诱导后更进一步下降约 0.4L,但两肺气量分布一致。仰卧时血流分布到左肺和右肺(较大)的流量分别占 45% 和 55%。在清醒侧卧位时,靠床侧膈肌推向胸腔侧膈肌所以靠床侧肺的 FRC 比非靠床侧肺减少显著。

三、术前评估及准备

(一)临床评估

1.临床体征评估　详细了解病史及体格检查可大致判断呼吸功能。如吸烟多久,有无呼吸困难、端坐呼吸、有无口唇发绀或杵状指,有无运动(上楼等)后气短及大量咳痰等体征,有助于判断肺功能及是否需要治疗措施。X 线片包括断层 CT 检查更可显示肺及胸内病变,还可判断气管狭窄程度及部位,有助于麻醉准备。如肺部听诊有哮鸣音,应先给予支气管解痉治疗。

2.肺功能测定(PFTs)及动脉血气评估　肺切除术患者肺功能异常者多常规在术前进行肺功能测定,实际动脉血气测定更有重要意义。

(1)PFTs 测定:最常用的肺功能测定为测量肺活量(VC)。如果 VC<80% 正常值,应考虑有限制性肺疾病,如肺萎陷、肺炎或肺纤维化。如怀疑有阻塞性肺疾病时应测定用力呼气量(FVC),又称时间肺活量,即最大用力吸气后在 1、2、3 秒钟测呼出气量,其中尤以第一秒用力呼气量(FEV_1)更有意义。正常人 FVC 与 VC 相等,当患者患有阻塞性肺疾病,如哮喘或支气管炎,用力呼气时,胸腔呈正压,气道易受动力性压迫而萎陷,易被分泌物堵塞,所以 FVC<VC,FEV_1 显著下降。而限制性肺疾病不常并有气道梗阻,也可导致 FVC 降低;虽 FEV_1 可能下降,但

FEV_1/FVC 仍为正常（即>70%）。

（2）最大通气量：肺的动力功能可测量最大通气量（MVV），即患者尽快在 15 秒内呼吸的容量乘以 4 表示每分钟最大的通气量，可显著显示气道阻力的变化。如此高通气率患者很难进行 1 分钟以上，甚至重症患者不能进行 MVV 测量，可用 $FEV1/FVC×35≌MVV$ 作参考，也有良好的相关性。除了气道梗阻影响 MVV 外，肺和胸壁的弹性、呼吸肌的力量及合作程度均受影响。健康男人 MVV 平均值为 150～175L/min，最低限为 80L/min 或>80%。

（3）动脉血气分析：术前静止状态下的动脉血气分析对开胸手术患者很有参考价值，既可显示气体交换障碍的严重程度，也可提示麻醉时应用单肺通气是否会出现缺氧危险。但有些患者在静止状态下动脉血气张力正常或接近正常，当有轻度运动时即出现血氧饱和度下降。

3.耐受全肺切除的标准　术前预计患者能否耐受全肺切除不但胸外科医生非常重视，麻醉医生也必须正确判断，否则，全肺切除术后有可能因气体交换不足、肺动脉高压及致命性呼吸困难难以脱离呼吸机支持。因此拟做全肺切除术的患者，术前肺功能测试至少应符合下列标准：①FEV_1>2L，FEV_1/FVC>50%；②MVV >80L/min 或 50%预计值；③残气量/总肺量<50%预计值及预计术后 FEV_1> 0.8L。如上述标准不符合，还应作分侧肺功能试验。如 FEV_1 过低，还应作创伤性检查，如肺动脉球囊阻塞测压等；④平均肺动脉压<35mmHg；⑤运动后 PaO_2> 45mmHg，说明切除后余肺能适应心排出量。

由于 FEV_1 及分侧肺功能试验的正确性令人失望。近年建议测定运动时最大氧摄取量（VO_2max）能较正确判断患者肺切除后是否发生并发症。如患者的 VO_2max>20ml/(kg·min)则术后多不发生问题，如运动时 VO_2max<15ml/(kg·min)术后多出现严重并发症。有些患者 FEV_1 值不适于手术，但运动时 VO_2max 较高，仍可耐受手术，说明运动试验更能反映气体交换、通气、组织氧合及心排出量状况。

（二）术前准备及改进肺功能的措施

术前评估患者肺功能的基本目的，不但为了作好麻醉设计，更要降低围手术期的肺并发症及病死率。特别有肺慢性疾病的患者术前必须进行充分准备。通常在术前 48～72 小时即应开始治疗准备，同样治疗要持续到术后。

1.停止吸烟　停止吸烟可以减少气道分泌物及敏感性，改进黏膜纤毛运动，但需要 2～4 周见效，6～8 周效应最佳。术前 24～48 小时停止吸烟反增加气道分泌

物及敏感性,但可以减少碳氧血红蛋白含量,有利组织的氧利用。吸烟者术后肺部
并发症率约为非吸烟者 6 倍。

2.控制支气管痉挛　气道刺激常是胸外科反复出现气流受阻的原因。所以在
围手术期建立通畅的气道极为重要。β_2-拟交感性气雾剂是主要治疗反复发作的
支气管痉挛。如患者用 β_2-拟交感性气雾剂有心动过速,可采用四价抗胆碱能药异
丙托溴铵较为有利。如加用茶碱,应考虑与 β-肾上腺能药及麻醉药并用时,特别在
单次静脉注射时的交互作用及毒性反应。

3.抗感染、排痰、止痰处理　术前准备中排痰是很重要的措施。因为痰液可增
加感染及气道的刺激。术前用抗生素对预防院内感染及治疗支气管炎很有帮助。
如有急性呼吸道感染,则择期手术还应推迟 7～10 天。稀释痰液最佳方法为适当
的湿化,包括全身输液及用热蒸汽雾化吸入。由于咳嗽无力,常需机械方法协助排
痰至气道口端,便于咯出,如叩背及位置排痰等。

4.锻炼呼吸功能　开胸术前说服患者主动锻炼呼吸功能,增强咳嗽、咳痰动作
极为重要。麻醉前访视中,教会患者如何锻炼呼吸功能,解释止痛、咳痰方法,增强
患者信心,甚至比单纯用药及术后间断正压通气还有效。一次性吹气瓶(称有阻力
的吹气装置)每天练习数次可显著增强呼吸肌力及耐力。

四、肺隔离技术

肺隔离技术是指插入特殊的气管导管以能够将左、右主支气管完全分隔的方
法。肺隔离技术的发明使胸外科手术取得很大进步,既保障了湿肺患者的围手术
期安全,又拓展了胸外科手术的适应证。肺隔离后,对一侧肺进行通气,而对另一
侧肺进行气体密封,实现选择性单肺通气,阻止血液、痰液或脓液等污染物由患侧
进入健侧造成交叉感染。同时有利于更好的暴露胸腔内术野,便于手术的操作。
因此,肺隔离技术是现代胸内手术麻醉管理的核心。

(一)肺隔离的方法

肺隔离的方法常用的有三种:双腔支气管插管(DLT)、支气管阻塞器(BB)、支
气管内插管(ET)。双腔支气管插管是绝大多数胸内手术选用的肺隔离技术;支气
管阻塞器是将带套囊的支气管阻塞导管经气管导管置入一侧支气管,然后套囊充
气封闭支气管,达到肺隔离的目的,主要用于困难插管、小儿及下呼吸道解剖异常
而需要单肺通气的患者;单腔支气管内插管是最早应用的肺隔离技术,将支气管导

管通过一定的手法直接送入通气侧支气管内达到肺隔离的目的。随着前两种技术的发展,已不再常用。下面介绍双腔支气管插管技术。

双腔支气管导管的基本结构是两个侧-侧相连的导管,每一侧导管对相应的一侧肺通气。双腔管分左侧和右侧双腔管两种;左侧双腔管的左侧管插入左主支气管,右侧管置于气管内;右侧双腔管反之。所有双腔管远端均有支气管套囊(蓝色),近端为气管套囊(白色)。支气管套囊隔离两侧肺,气管套囊将肺与外界隔离。现在最常用的 DLT 种类为 Robertshaw。该管具有管腔大,插管容易,清除气管内分泌物较容易等优点。身材较矮小的患者可选择 F35 和 F37 的双腔管,对于身材较高的患者可选择 F37 和 F39 的双腔管,相同身高的男性比女性呼吸道的直径略大。

插管方法与气管内单腔气管插管的方法基本相同,导管套囊过声门后,左侧双腔支气管导管逆时针旋转 90°,右侧双腔支气管导管顺时针旋转 90°,推进导管至预计深度插管即初步完成。身高为 170cm 的患者平均的插管深度为 29cm,身高每增减 10cm,双腔管插入的深度也增减 1cm。确定双腔支气管导管位置的方法包括听诊法与支气管镜检查。听诊法分三步,第一步确定双腔支气管导管未误入食管;第二步确定支气管导管的位置,听诊两侧肺都有通气;第三步确定隔离效果,单肺通气时通气侧肺呼吸音和胸廓运动正常且没有气体从导管内漏出,而非通气侧没有呼吸音。如果通气效果好、单肺通气时气道峰压低于 20cm H_2O,呼出气 CO_2 波形无气道梗阻表现,基本可以确定导管位置良好。定位最可靠的方法是应用纤维或电子支气管镜明视下定位,可见到支气管的蓝色套囊恰好封堵在目标支气管口上。

(二)单肺通气的麻醉管理

单肺通气对肺血流分布的影响是正确管理单肺通气的理论基础。单肺通气的麻醉管理主要注意两个问题:一是未经通气的去氧饱和血液分流引起动脉血氧分压下降,另一个是非通气侧肺萎陷及通气侧肺正压通气所致的肺损伤。因此,在麻醉处理上要尽可能减少非通气侧肺血流以减少肺内分流,降低低氧血症的发生率;另外,在单肺通气时要采用保护性肺通气策略,减轻对双侧肺的损伤。

当出现低氧血症时,首先应排除双腔支气管导管或支气管阻塞导管位置不当、分泌物或血液堵塞、导管扭曲等,可在纤维支气管镜明视下调整位置,及时吸引,保持气道通畅。对于单肺通气时不可避免的通气/血流(V/Q)失调,应结合患者术前肺功能、麻醉深度、呼吸和循环的整体情况,采用个体化的机械通气模式,包括通气侧 PEEP、非通气侧 CPAP,尽可能减轻 V/Q 失衡。

保护性肺通气策略是在实施机械通气时,既考虑患者氧合功能的改善和二氧化碳的排出,又要注意防止机械通气负面作用的通气策略。可采用小潮气量、低气道压通气,加用 PEEP 防止肺萎陷,肺泡复张策略等保护肺免遭机械通气的损伤。在单肺通气时,机械通气模式的设定应个体化,参数设定既要维持足够的通气量,使 PaO_2 和 $PaCO_2$ 接近于生理状态,又要避免大潮气量、高气道压对肺造成损伤。尽可能缩短非生理的单肺通气时间,避免长时间非通气侧肺萎陷,必要时每隔 1 小时膨肺 1 次。

五、常见胸内手术的麻醉

(一)食管手术的麻醉

食管外科最常见的为食管癌,另外有食管平滑肌瘤、食管裂孔疝、食管良性狭窄、胸内食管破裂及穿孔、食管呼吸道瘘等,现就食管手术中有关麻醉的问题进行讨论。

1.麻醉前评估及准备

(1)食管癌:因癌肿梗阻,食管近侧端多扩张并残留食物,后者容易感染及生长细菌,外加患者喉反射减弱,反流液可以导致误吸性肺炎及肺不张。即使长时间禁食,梗阻食管也不能完全排空,麻醉诱导时易发生误吸感染肺炎的危险。麻醉前用粗管吸引食管内残食可能减少误吸危险。食管癌患者,术前长期进食不当,多并有营养不良、低蛋白血症,甚至水电解质平衡失调,均应在术前尽量纠正。麻醉前除了解患者是否并发高血压、心脏病、慢性支气管炎外,还应了解患者是否进行化疗、放疗以及如何处理这些治疗可能发生的并发症。

(2)食管裂孔疝:麻醉前应复习胸部 X 线片,有否显示误吸性肺炎或降低肺容积。如有吸入性肺炎应先行抗生素、抗支气管痉挛药及理疗治疗。为了防止反流、误吸,也可给予 H_2 阻滞药抑制胃酸分泌及升高 pH,如雷尼替丁静脉注射 50mg 每 6～8h,多在手术前晚及手术日早晨应用。也可选用液体抗酸药枸橼酸钠口服与 H_2-阻滞药交替应用。注意避免用固体抗酸药,以免误吸造成更大危害。甲氧氯普胺(胃复安)每 3～5 分钟静脉注射 10～20mg 可增加食管下段括约肌张力,有利于防止反流。麻醉前用药如需要给抗胆碱药有可能降低食管下段括药肌张力。

2.麻醉处理

(1)麻醉诱导:由于食管患者容易发生反流、误吸,所以应常规术前插胃管,气管插管时均应压迫环状软骨。如有食管呼吸道瘘,则在气管插管前尽量维持自主呼吸,避免用正压通气,以免气体经瘘管造成腹胀导致呼吸功能不全、低血压及心搏骤停。

(2)气管内导管选择:经左胸腹切口进行下段食管切除术不需要用双腔管萎陷左肺,应用单腔气管导管及拉钩压迫左肺即可暴露满意的手术野。如经胸切口应用双腔管有利于同侧肺萎陷,便于手术。

(3)麻醉中注意事项:术中常因低血容量、失血、上腔静脉受压或手术操作牵拉心脏等刺激引起血流动力变化,特别是上、中段食管癌切除术分离食管时,若麻醉过浅可出现因牵拉迷走神经而出现血压下降、心率减慢,应及时通知术者,并及时加深麻醉。

如应用单肺通气,较肺叶切除更容易发生低氧血症。因为肺叶切除患者病肺血流已受限,单肺通气时通气/灌注之比的影响也较食管手术患者相对正常的肺要少,且结扎病肺肺动脉及肺叶切除更减少分流。所以麻醉中必须密切观察脉搏血氧饱和度,避免低氧血症。

食管手术一般时间较长,术中应注意血容量,及时合理输液、输血。

(二)肺部手术的麻醉

肺部手术包括部分肺切除(肺叶、肺段或楔形切除)和全肺切除,常应用于肺部肿瘤、药物难以治愈的感染性疾病(肺结核、肺脓肿)、支气管扩张、肺大疱等疾病的治疗。麻醉的关键是熟练掌握肺隔离技术,正确处理各种通气和换气功能异常,减少肺损伤,强调肺保护。

1.麻醉前评估与准备 术前对患者有关器官功能的评估,尤其了解患者的活动能力及耐受情况有重要意义。肺功能检查有助于了解患者是否能耐受开胸或全肺切除术。COPD患者麻醉期及术后低氧血症或呼吸衰竭发生率增高。

积极治疗肺部感染对消除术后肺部并发症有显著作用。控制气管与支气管痉挛,但要注意药物用量,减少药物副作用。长期吸烟者术后排痰能力减低,术后肺部并发症增加,术前应停吸烟8周以上。

2.麻醉处理 肺部手术目前基本在支气管内全麻下完成。全麻方式可选择全凭静脉麻醉、静吸复合麻醉,或是联合硬膜外麻醉。双腔支气管导管仍是最常用的肺隔离技术。对不涉及左主支气管的手术,可常规选择左侧双腔支气管导管。Univent管和支气管阻塞导管也可用于肺叶手术,但不适合湿肺患者。某些特殊情况下,单腔管可以在纤维支气管镜的辅助下插入手术对侧的支气管,实施单肺通气。

采用个体化的通气模式,依据患者情况,选择容量控制通气,潮气量 8～10ml/kg,调整呼吸频率使 $PaCO_2$ 维持在 40mmHg 左右。如果气道压力过高,则需减少潮气量,增加呼吸频率。术中必要时通气侧肺用呼气末正压通气,非通气侧肺用持续气道正压,可减少单肺通气时肺内分流,从而减少低氧血症的发生。在改变患者体位,处理支气管后及膨肺前,应常规进行气道吸引,要注意无菌操作,吸引健侧肺与患侧肺时更换吸引管。

术中要维护循环功能的稳定,适当补液,避免麻醉中因低血容量导致低血压而仅以血管收缩药来维持血压。同时也要避免输液过多,输液量应以满足机体最低有效灌注的容量为目标实施体液平衡管理。肺切除术术中及术后房颤的发生率较高,在不伴有快速心室率和不影响血流动力学稳定的情况下,可不做处理,但必须检查血钾等电解质水平;对伴有快速心室率、循环受干扰明显者,则可用 β 受体阻断药或胺碘酮来控制心室率。术中适当的麻醉深度很重要,肺门周围神经丰富,麻醉过浅时,刺激气管易引起强烈的膈肌抽动,探查操作时心血管反应较大。在麻醉恢复期也要注意避免躁动与呛咳,有效的镇痛、镇静措施必不可少。

(三)气管手术的麻醉

气管与支气管手术的麻醉中,控制呼吸道、维持良好的气体交换和术野暴露是关键。

1.术前评估与准备 应对患者的全身情况、呼吸困难程度及与体位的关系作详细评估。明确气管狭窄的部位、性质、范围、程度和可能突发的气道梗阻是术前评估的重点。支气管镜检查是诊断气道病变的金标准,可明确气管狭窄的长度和直径以及肿物与气管壁的特点。

麻醉医师应当了解手术方案和手术过程,根据患者和手术情况制订完善的麻醉方案,重点在于手术各阶段的通气方案和应急准备。完善术前器械的准备,包括各种型号的气管导管、通气延长管和接口,应备有两套呼吸环路。对于急性严重气道梗阻患者,还应准备紧急体外循环所需设备。所有的患者最好避免使用镇静药物,抗胆碱能药术中按需给予。麻醉诱导前手术医师在场,做好紧急建立外科气道的准备。

2.麻醉管理 麻醉诱导期,做好气道会发生紧急情况的准备。诱导用药和插管方式必须结合患者具体病情、病变情况和麻醉医师的实际经验。如果患者在仰卧位可保持呼吸通畅,而且气道病变固定,估计气管插管无困难时,可采用使用肌肉松弛剂的静脉诱导方案。反之,应避免使用肌肉松弛剂。如果狭窄较轻或瘤体较小,可在纤支镜引导下插入细直径气管导管通过病变处。肿瘤或狭窄位于气管上部靠近声门,气管导管无法通过,行气管切开,在狭窄部位下建立通气;肿瘤或狭窄位于气管中部或下部,气管导管无法通过,可将导管留置狭窄或肿瘤部位以上。

麻醉维持宜选用全凭静脉麻醉,可避免麻醉气体污染。为减少手术操作刺激气管造成的不随意体动,宜采用中效非去极化肌肉松弛药。

手术中气道管理的重点是在气道开放时确保气道通畅和患者的正常氧合。最常用的方法主要是交替使用经口气管内导管和外科医师台上插管,麻醉医师和外科医师的默契配合很重要。

麻醉恢复期提倡在手术后尽早拔除气管导管。苏醒应平稳,避免患者因躁动、呛咳而致吻合口裂开;尽量保持患者颈部前屈,减少吻合口张力,待肌肉松弛药的作用完全逆转,患者有足够的通气量后才能拔除气管导管。邻近手术结束前可给予镇痛药以减轻患者疼痛,同时启用术后 PCA 镇痛。麻醉前期右美托咪定的应用,能有效防止躁动、增加麻醉恢复期的舒适感。

气管手术后患者应在 ICU 监护治疗,常规行胸部 X 线检查以排除气胸。术后保留气管导管的患者应注意气管导管的套囊不应放置于吻合口水平。

(四)纵隔手术的麻醉

纵隔是两侧纵隔胸膜之间所有器官的总称。纵隔肿瘤是由其所在部位(上、前、中、后纵隔)及其大小来区分的。胸骨后甲状腺肿通常可经颈部切除。位于前纵隔的肿瘤可通过正中胸骨切开术摘除,而中纵隔和后纵隔的肿瘤可经侧面开胸术切除。纵隔肿瘤有时压迫气管,可能要求特殊的麻醉处理,以保护气道的安全。手术医师与麻醉医师之间的沟通有时很重要。

1.胸腺瘤　多发生在前上纵隔,个别可在中、后纵隔。大约有 $30\%\sim40\%$ 的患者合并重症肌无力。因此,对于胸腺瘤患者术前必须明确诊断是否存在重症肌无力。如果有肌无力症状,术前应药物控制,常用溴吡斯的明口服治疗。目前主张术前用最小有效剂量以维持足够的通气功能和吞咽、咳嗽能力,并在术前减量至 $1/3\sim1/2$。拔管前要充分评估,待呼吸功能及保护性气道反应恢复后拔管。拔管后要严密监护,对于术前口服溴吡斯的明的患者,术后 2 小时应恢复术前用药。

2.胸骨后甲状腺肿瘤　常见者为甲状腺叶下极腺瘤移入胸骨后,肿瘤与气管关系甚为密切。由于主动脉弓及其大分支的走向关系,不论是甲状腺左叶或右叶下极的腺瘤,移入胸内时常顺主动脉的斜坡偏向纵隔右侧。巨大胸骨后甲状腺可压迫气管,导致呼吸道阻塞,麻醉管理的重点是气道处理,手术后必须确认无气管软化才能拔出气管导管。

3.前纵隔巨大肿瘤　术前注意症状和体征,如果患者仰卧位即出现呼吸困难和咳嗽,提示呼吸道的并发症发生率增加。晕厥或心外流出道梗阻症状则反映心血管并发症的危险性增加。CT片可显示肿块的位置、范围、气道受压情况;心脏超声检查则用于评估心脏、体血管和肺血管的受压情况。全麻诱导必须在心电图、脉搏血氧饱和度、呼气末二氧化碳和有创动脉血压监测下进行,保留自主呼吸直至呼吸道得到控制。麻醉诱导前手术医师应洗手准备随时手术。麻醉诱导插管后,由于肌松剂、重力及体位的影响,部分患者可出现巨大肿瘤压迫肺叶致肺不张、低氧血症、气道压增高等,需要调节体位达到最佳状态,必要时须手术医师配合,进胸托起肿瘤以解除压迫。对术前评估后认为不能保证诱导后呼吸、循环功能者,可在体外循环下进行手术。麻醉恢复期须排除气管软化后才能拔管。

4.上腔静脉综合征　上腔静脉综合征是由上腔静脉的机械阻塞所引起。典型的临床特征包括:头颈和上肢的静脉充血、水肿,伴皮肤及口唇发绀,平卧时加重,上半身直立后可缓解,常伴头晕、头胀、睑结膜充血。肿瘤压迫周围器官可引起咳嗽、呼吸困难。脑静脉回流障碍引起脑水肿致意识、精神、行为改变。

麻醉处理的关键是呼吸和循环的管理。呼吸系统主要是气道问题,水肿可以出现在口腔、口咽和喉咽部。呼吸道还可能存在外部的压迫,正常运动受限,或存在喉返神经损害。患者常以头高位送入手术室,术中常规行桡动脉穿刺置管监测血压,根据情况从股静脉置入导管作为输液通路,并做好输血的准备。由于病情复杂,术后可能发生急性呼吸衰竭而需要气管插管和机械通气,因此,必须常规严密监护。

六、术后并发症

(一)呼吸系统并发症

要避免缺氧与减少术后呼吸系统并发症。严格拔管指征,清理气道,保证气道通畅,在吸痰、拔管过程中始终供氧。

(二)循环系统并发症

在PACU最常见的循环系统并发症是高血压,尤其是术前有高血压且控制不佳的患者,排除疼痛因素外,可用硝酸盐类或钙通道阻断药等控制血压,以免引起心脑血管意外。其次,胸科手术常见的并发症是心律失常,尤其是房颤,应首先调整其内环境,包括水电、酸碱、血气及温度等,然后可在镇静下行电复律,以消除房颤的危害。

（三）苏醒延迟与躁动

苏醒延迟可见于老年肝功能不良的患者。躁动重在预防,良好的术前准备,完善的麻醉计划,恰当的麻醉用药,术中良好的循环、呼吸功能维护,对于预防躁动乃至术后谵妄均有意义。

（四）低体温

低体温多见。可采用周身覆盖吹热风式加温的方式以避免寒战带来的不利;如发生寒战,应用哌替啶或曲马多,多能缓解。

（五）恶心、呕吐

预防性应用地塞米松及中枢性抗呕吐药有一定作用。

（六）尿失禁与尿潴留

尿失禁应注意更换尿垫,尿潴留多见于男性患者,导尿要注意预防并发症。

第二节　腹部手术麻醉

【特点与要求】

1.麻醉前准备　麻醉前积极而适当地处理和纠正生理紊乱,改善全身营养不良,提高患者对麻醉的耐受性。

（1）纠正生理紊乱:腹部外科手术,多系腹腔内脏器质性的慢性疾病。多为久病后,并发全身营养不良、贫血、低蛋白血症及水电解质紊乱等病理生理改变。为保证手术麻醉的安全,减少术后并发症,术前应予以纠正。包括输入全血、血浆、水解蛋白和液体,改善患者的营养及全身情况。

（2）全面估计病情:腹部外科手术以急腹症多见。病情危重,必须施行的急症手术,麻醉前往往无充裕时间准备和检查。急腹症手术麻醉的危险性、意外和并发症的发生率均高于择期手术。麻醉医师应在术前有限时间内对病情作出全面估计,争取时间有重点地进行检查和治疗,选择适当的麻醉前用药和麻醉方法,以保证麻醉手术患者的生命安全和手术的顺利进行。

2.安全无痛　麻醉要镇痛完全,对生理扰乱小,对代谢、血液化学、循环和呼吸影响最小。

3.肌肉松弛　在确保患者生命安全的条件下,麻醉必须要有足够的肌肉松弛。但肌松药不能滥用,要有计划地慎重应用。

4.降低患者应激反应　要及时处理腹腔神经丛的反射——迷走神经反射。腹内手术中内脏牵拉反应显著,严重时发生迷走神经反射,不仅影响手术操作,且易导致血流动力学的改变和严重的心律失常,甚至心搏骤停。要重视术中内脏牵拉反射和神经反射的问题,积极预防和认真处理,严密观察患者的反应,如血压下降,脉搏宽大和心动过缓等。可辅助局部内脏神经封闭或应用镇痛、镇静药,以阻断神经反射和向心的手术刺激,维护神经平稳。

5.预防呕吐和反流引起的误吸　误吸是腹部手术麻醉常见的死亡原因。术前应留置胃管行胃肠减压;对胃内容物潴留患者,采取清醒插管、全麻诱导平顺等有效的预防措施,可以避免呕吐误吸和反流误吸。若发生呕吐时,应积极处理。

6.术前做好输血准备　腹腔脏器血供丰富,粘连性手术或癌肿根治性手术,术中出血较多,失血量大。采用中心静脉穿刺,术中应保证输液通畅,均匀输血,防止输液针头或导管脱出。消化道肿瘤、溃疡、食管胃底静脉曲张和胆囊手术等,可继发大出血,术中也有误伤大血管发生大出血的可能。如果一旦发生大出血,补充血容量不及时,或是长时间的低血压状态,易引起严重后果,甚至危及性命。麻醉前就补充血容量和细胞外液量,并做好大量输血的准备。

7.预防手术的高腹压反应　手术常使严重腹胀、大量腹水、巨大腹内肿瘤等高腹压骤然下降,而发生血流动力学及呼吸的骤然变化。应做好预防治疗,避免发生休克、缺氧和二氧化碳蓄积。

8.维持术中气道通畅　对于慢性缺氧和术中头低位的患者,应施行辅助或控制呼吸,改善肺泡通气量。防止缺氧和二氧化碳蓄积。

9.预防术后气道并发症　避免麻醉前用药过重,麻醉过深;避免区域阻滞麻醉平面过宽、过广;避免肌松药用量过大等,否则导致术后长时间的呼吸抑制。忌辅助镇痛、镇静药量过大、用药种类过多,以防引起术后苏醒延长等。患者因术后刀口疼痛、麻醉因素等原因,咳嗽反射弱,分泌物阻塞,易造成感染的机会。在术中不能发现的反流误吸,也可导致术后吸入性肺炎或肺不张等严重后果。术后要采取麻醉术后镇痛措施,经常协助患者翻身、咳嗽和练习深呼吸运动。

10.重视胆道外科麻醉　胆道疾病是腹部外科最多的手术之一。往往伴有反反复复的感染、梗阻性黄疸和肝功能损害。麻醉中要注意肝功的维护、纠正凝血机制的紊乱、肾功能的保护及术中胆-心反射,或迷走-迷走神经反射的防治。

【麻醉前用药】

颠茄类药物绝不可缺,镇痛药和镇静药常需应用。

【麻醉选择】

1.连续硬膜外麻醉　是目前腹部手术最常用的麻醉方法之一。

(1)优点:①痛觉阻滞完善;②腹部肌松满意;③对生理扰乱小、呈节段性阻滞,麻醉范围局限在手术野范围,对呼吸、循环、肝、肾功能影响小;④因能阻滞部分交感神经,可使肠管收缩、塌陷,手术野显露较好;⑤麻醉作用不受手术时间的限制,分次按时间追加药,使手术长时间内持续不间断进行;⑥术后并发症少,恢复快,不需特殊护理。导管还可用于术后止痛等。

(2)缺点:肌松比全麻要差,内脏牵拉反应存在,并需要术中辅助用药解决为其缺点。然而仍为较理想的麻醉方法。

2.全麻　全身麻醉在腹部手术的应用日益增多。凡不适宜选用硬膜外麻醉,或手术有特殊要求者,或患者过于紧张而不合作者,或主动要求全麻者,可选全麻。如全胃切除,高位选择性迷走神经切断术、胸腹联合切口手术(肝右半切除及巨脾切除)及休克患者手术等,适宜选用全身麻醉。选快速诱导或清醒插管。以丙泊酚静脉复合麻醉、NAL复合麻醉、或静吸复合麻醉等维持。辅助肌松药,效果满意。具有易控制、麻药用量少、安全范围大、术后苏醒快等优点。但是,全麻对生理扰乱大,术后恢复期需特护,价钱昂贵及术后并发症的发生仍为其不足。

3.腰麻硬膜外联合麻醉　适用于下腹部及肛门、会阴手术。麻醉效果好,肌松满意,肠管塌陷,手术野显露清楚。麻醉维持时间不受限,术后患者头痛及尿潴留等并发症少,有待观察。

4.全麻加硬膜外麻醉　上腹部及危重患者手术使用全麻加硬膜外麻醉,可抑制手术引起的应激反应,安全平稳,麻醉效果更可靠。先行硬膜外穿刺注药、置管后再行气管内插管全麻。

【常见手术麻醉】

1.阑尾切除术　阑尾切除术麻醉为腹部外科最常见的小手术,但无小麻醉。

(1)麻醉选择:成人手术选硬膜外麻醉、腰麻硬膜外联合麻醉。硬膜外麻醉经胸$_{12}$~腰$_1$椎间隙穿刺。腰硬膜外联合麻醉选腰$_{1\sim2}$或腰$_{2\sim3}$椎间隙穿刺。

(2)小儿患者:小儿手术选基础麻醉加局麻,或基础麻醉加硬膜外麻醉,或恩氟烷等吸入(开放或半开放)麻醉,或氯胺酮静脉复合全麻。

(3)病情复杂患者:肥胖、估计病情复杂、手术困难时,如阑尾异位、阑尾粘连严重、阑尾穿孔形成腹膜炎或阑尾周围脓肿等,宜选硬膜外麻醉或全麻。

2.疝修补术 优选硬膜外麻醉、腰硬膜外联合,也很少出现术后并发症。小儿疝修补术以基础麻醉加局麻为常用。个别患者选用静脉复合全麻。硬膜外选胸$_{12}$~腰$_1$穿刺。

3.胃及十二指肠手术

(1)连续硬膜外麻醉:安全、有效、简便,为首选麻醉方法之一。硬膜外麻醉可经胸$_{8\sim9}$或胸$_{9\sim10}$椎间隙穿刺,向头侧置管,阻滞平面以胸$_4$~腰$_1$为宜。麻醉中应严格控制阻滞平面,并观察呼吸的变化。为消除内脏牵拉反应,进腹腔前,静注哌替啶及氟哌利多合剂 0.25~0.5ml,或氟芬合剂 0.25~0.5ml,辅助。

(2)全麻:全胃或未定形的剖腹探查术选用。快速诱导或急症饱胃者清醒插管后,辅助肌松药。手术可在浅全麻下进行。注意呼吸、循环及尿量的变化,维护水电解质、酸碱平衡。

4.胆囊及胆道手术 为腹部外科手术麻醉中最常遇到的,因患者为迷走神经紧张型,应足够重视。

(1)麻醉选择:常选用连续硬膜外麻醉或气管内全麻。

(2)麻醉前准备:使患者各器官功能处于最佳状态。

①详细了解心、肺、肝、肾功能。对并发的高血压、冠心病、肺部感染、肝功能损害及糖尿病等应先进行内科治疗。

②心脏情况术前要详细了解和重点检查。心绞痛与胆绞痛易混淆,两者往往同时存在,因合并心绞痛时,病死率高。

③多伴有反复感染,麻醉前要给予抗感染、利胆和保肝治疗,合并严重肝功能不全时,其手术死亡率相应增高。

④阻塞性黄疸可导致胆盐、胆固醇代谢异常,维生素 K 吸收障碍,致使维生素 K 参与合成的凝血因子减少,发生出凝血异常,凝血酶原时间延长。麻醉前常规用维生素 K_1 治疗,使凝血酶原时间恢复正常。若凝血酶原不能恢复正常,提示肝功能严重损害,手术应延期。加强术前保肝治疗,尽量使肝功能改善后,再行手术。

⑤血清胆红素升高者或黄疸指数高达 100U 以上者,多为阻塞性黄疸,术后肝肾综合征的发生率较高,术前宜先加强保肝治疗,行经皮胆囊引流,使黄疸指数降至 50U 以下,或待黄疸消退后再手术。术中、术后应加强肝肾功能维护,预防肝肾综合征发生。

⑥防治迷走神经反射。胆囊及胆道反复发炎的刺激,特别是阻塞性黄疸患者,

受胆色素、胆酸的刺激,自主神经功能失平衡,迷走神经紧张性增高,心动过缓。加之手术操作的刺激,表现为牵拉痛、反射性冠状动脉痉挛,心肌缺血,心律失常和低血压,易发生胆-心反射和迷走-迷走神经反射而致心搏骤停。麻醉前常规肌注阿托品以预防。

⑦纠正生理及水电解质紊乱。此类患者常有水、电解质、酸碱平衡紊乱、营养不良、贫血、低蛋白血症等继发性改变,麻醉前均应全面纠正,然后手术麻醉。

(3)硬膜外麻醉穿刺间隙。经胸$_{8\sim9}$或胸$_{9\sim10}$椎间隙穿刺,向头侧置管,阻滞平面控制在胸$_{4\sim12}$。为预防迷走神经反射,麻醉时应采取预防措施。①入腹腔前,静注哌替啶 50mg 加氟哌利多 2.5mg,或氟芬合剂 2ml 静注,以减轻牵拉反应和应激性;②入腹腔前应加深麻醉;③入腹腔后,对肝、十二指肠韧带或腹腔神经丛等部位用局麻药封闭;④必要时,术中应用阿托品对抗心动过缓;⑤吸氧;⑥当血压剧降时,暂停手术,待病情好转,血压回升后继续施行手术。

(4)保肝:麻醉中应避免低血压,注意保肝治疗。当手术开始后即适当加快输液,术中及时补充血容量,血压不回升或呈"拉锯战"而波动过大时,应用升压药稳定血压,使收缩压维持在 90mmHg 以上。胆道探查术者应逾量输血。

(5)用抗纤溶药物:术中如果有异常出血,应立即检查纤维蛋白原、血小板,并给予抗纤溶药物或纤维蛋白原等处理。

(6)禁用损肝药物:术中对肝功损害者,应多输糖、维生素,少用治疗药物。特别是对肝肾有损害者,对通过肝肾排泄的药物要禁用、少用。禁忌用吗啡及吸入麻醉药,如氟烷等。

(7)麻药量个体差异大:年老、体弱和肝功能差等患者,麻药量要小,用成人量的 1/2～1/3。要防止缺氧,充分吸氧。肥胖者逐年增多,麻醉选择与处理的难度也更复杂。

(8)监测:麻醉中连续监测血压、脉搏、呼吸和心电图、尿量、尿比重等。

(9)送 ICU 监测治疗:危重患者及感染性休克患者,送麻醉恢复室及 ICU 监测治疗:持续监测血压、脉搏、呼吸和心电图等,直到病情稳定;监测尿量及尿比重;保肝保肾治疗,预防肝肾综合征;持续鼻腔导管吸氧,并行血气分析检验,根据检查结果给予调整治疗;记录出入量,及时输液,保证水电解质及酸碱平衡;预防肺部并发症等。

5.脾切除术　脾切除术麻醉在腹部外科麻醉占有一定比例,尤其在腹部创伤急症手术麻醉中占 50%。

（1）连续硬膜外麻醉：对于无明显出血倾向及出凝血时间、凝血酶原时间已恢复正常者，选连续硬膜外麻醉最佳。经胸$_{8～9}$或胸$_{9～10}$椎间隙穿刺，向头侧置管。麻醉操作要轻柔，避免硬膜外间隙出血，但要防止血压波动，防止脾功能亢进者术中肝昏迷的发生。凡有明显出血者，应弃用硬膜外麻醉。

（2）全麻：巨脾切除、周围广泛粘连者、脾脏位置深、肝功能严重损害、病史长、体质差或病情危重的患者，有明显出血者选用全麻。有的必须采用腹胸联合切口才能完成手术，必须用全麻。可根据肝损害的情况，选用静脉复合或静吸复合麻醉，并用肌松药，控制呼吸，注意预防术后肝昏迷。气管内插管操作要轻柔，防止口咽腔黏膜损伤导致血肿或出血。

（3）针麻和局麻：均不能达到良好肌松的目的，术野暴露困难，仅用于极个别重度休克和衰竭患者。

（4）麻醉要求：必须有良好的肌松，全麻时并用肌松药，肌松当无问题。硬膜外用药选用2％利多卡因，剂量要适当增大，或用0.75％～1％耐乐品；并辅助镇痛、镇静药物，使手术野暴露满意。

（5）麻醉处理的难度：主要是决定于脾周围粘连的严重程度，游离和搬动脾脏、结扎脾蒂等操作动作刺激性较大。应适当加深麻醉，做好防治内脏牵拉反应的准备。

（6）肝功能损害者：麻醉前用药要轻，免用对肝脏有损害的药物，尽量避免用吸入麻醉药物。

（7）避免低血压：麻醉中预防失血性休克是麻醉医师的一项主要职责。脾切除术中易出血的原因：①脾功能亢进、血小板减少，正常凝血功能遭到破坏，患者已有贫血；或术前已反复合并上消化道出血，对失血的耐受力差。②脾脏周围广泛粘连，和肝脏粘连，并建立起丰富的侧支循环，手术分离脾脏周围时渗血增多，强行分离易撕脱肝脏表面或撕破大静脉，发生意外大出血。③巨大脾脏切除术后，脾内含血400～1000ml。术中应及时补充失血，保证输液、输血通畅，必要时静脉切开或深静脉穿刺，保证紧急时的快速大量输血。即使切除脾脏前已输600～1000ml全血，但仍不能保证不发生出血性休克。已有慢性失血的患者，如发生急性大出血，所出现的休克常常是极为严重和顽固的，血压长时间测不到，十分危险，必须紧急抢救处理。包括停止麻醉和手术、加压输血或成分输血、使用升压药、纠正酸中毒及使用巴曲酶（立止血）等止血药等抗休克措施。

（8）全麻插管时对口腔、气管内黏膜要妥善保护，以防损伤出血和血肿形成。

一旦出血不止时,可成分输血,辅助静脉注射止血药和激素。术前长期服用激素的患者,术中继续给予激素维持量,以防止肾上腺皮质功能急性代偿不全。

(9)如为外伤性脾破裂,手术很紧迫,应立即大量输血,迅速补充血容量,争取尽早做脾切除术。麻醉的选择同休克患者。必要时行动脉输血。手术一旦进入腹腔,即尽快用止血钳夹住脾蒂,使出血减少,血压可回升到正常值。当血压不回升时,注意有无漏诊其他器官并存损伤,避免发生意外。

(10)脾切除时,可做脾血回收,自身回输,以减少输入过多的库存血,并节约血源。脾脏切除前应做好收集脾血回输的准备工作。

(11)改善全身状况:脾肿大、脾功能亢进、贫血、肝功能损害,黄疸和腹水等病理生理的改变,使患者对麻醉手术的耐受能力显著降低。术前应充分纠正贫血、放腹水、保肝、输血或血浆,改善特别差的全身状况。待贫血基本纠正,肝功能改善,出凝血时间和凝血酶原时间基本恢复正常后再行手术。

(12)粒细胞缺乏症者:患此症者常有反复感染史,术前应积极治疗。

(13)术前输血准备:术前要做好输血准备工作。

(14)麻醉后注意事项:在严密监测血压、脉搏、呼吸和血红蛋白的同时,凡硬膜外麻醉后,应观察预防硬膜外血肿的发生。预防内出血及广泛大量渗血、继续补充血容量。已用激素者,应继续给予激素维持量。

6.门脉高压症手术 门脉高压及肝硬化可直接或间接损害肝脏功能,手术麻醉的选择与处理应引起重视。

(1)特点:门脉高压症是指门静脉的压力因各种病因而高于 $25cmH_2O$ (2.45kPa)时,表现出一系列症状的病理变化。其特点为:①肝硬化或肝损害;②高动力型血流动力学改变,容量负荷与心脏负荷增加,动、静脉血氧分压差降低,肺内动、静脉短路和门、肺静脉间分流;③出凝血功能改变,有出血倾向和凝血障碍;④低蛋白血症;⑤脾功能亢进;⑥电解质紊乱,钠和水潴留,低钾血症;⑦氮质血症、少尿、稀释性低钠、代谢性酸中毒和肝肾综合征等。

(2)麻醉前准备:门脉高压症患者手术前应认真做好准备。

①判断门脉高压症麻醉危险性的指标。黄疸指数>40U;血清胆红素>20.5 $\mu mol/L$;血浆总蛋白量<25g/L;A/G<0.8;GPT、GOT>100U/L;溴磺酞钠(BSP)潴留试验>15%;吲哚氰氯(ICG)消失率<0.08。糖耐量曲线如>60 值者,提示肝细胞储备力明显下降,麻醉手术死亡率极高。要做好麻醉前危险性评估。

②麻醉前治疗。因门脉高压症多有不同程度的肝损害,麻醉前应重点做好改

善肝功能、出血倾向及全身状态的准备。

③高糖高热量、高维生素、高蛋白及低脂肪饮食,总热量应为 125.6～146.5kJ/kg。必要时可静输葡萄糖胰岛素溶液。静注 0.18g/(kg·d)蛋白氨基酸,脂肪＜50g/d;每日肌注或口服维生素 B_6 50～100mg;维生素 B_{12} 50～100μg;复合维生素 B 6～12 片口服,或 4mg 肌注;维生素 C 3g,肌注。

④维生素 K_1 肌注,或输新鲜血或血浆,以纠正出、凝血时间和凝血酶原时间,提高肝细胞合成的凝血第 V 因子功能。

⑤伴有大量腹水者,说明肝损害严重。腹水直接影响呼吸、循环和肾功能,应采取补充白蛋白,利尿,补钾,限水和麻醉前多次、少量放腹水等措施。禁止一次大量放腹水。

⑥水电解质、酸碱平衡紊乱者,麻醉前应逐步得到纠正。

(3)麻醉选择与处理:根据肝功能损害的程度,选用最小有效剂量的麻药,使血压＞85mmHg。具体处理如下。

①麻醉前用药:阿托品 0.5mg,或东莨菪碱 0.3mg;镇静药,咪达唑仑 5～10mg,其他镇静镇痛药减量或免用。

②硬膜外阻滞:经胸$_{8～9}$或胸$_{9～10}$椎间隙穿刺。辅助用药以氟芬合剂为好。

③全麻:诱导用氯胺酮加咪达唑仑加琥珀胆碱静注后快速插管。或氟芬合剂加琥珀胆碱静注,快速插管。麻醉维持用氯胺酮、咪达唑仑、泮库溴铵静脉复合麻醉;或氟芬合剂、泮库溴铵静脉复合麻醉;或在上两种方法中吸入氧化亚氮和氧 1:1;或复合少量吸入恩氟烷或异氟烷等。

④禁忌使用:巴比妥类药、吗啡类药、箭毒、局麻药等。

⑤维持有效的血容量:术中连续监测血压、脉搏、呼吸、中心静脉压、尿量等,维持出入量平衡,等量输液,避免血容量过多或不足。预防低血压和右心功能不全、维护肾功能。要限钠输入,避免肺水肿和加重肝功能、肾功能损害。监测血气和电解质,测定血浆和尿渗透浓度,以指导纠正水、电解质紊乱和酸碱失衡。

⑥补充白蛋白:使白蛋白＞25g/L,以维持血浆渗透压和预防间质水肿。

⑦维持血氧输送能力:使血细胞比容保持在 30% 左右;对贫血者可输浓缩红细胞。

⑧补充凝血因子:麻醉前有出血倾向的患者,输用新鲜血或血小板。缺乏维生素 K 合成的凝血因子者,应输新鲜血浆。术中一旦发生异常出血,应立即检查各项凝血功能,对病因行针对性处理。

⑨输血：以全血为佳。适量给予血浆代用品。注意补充细胞外液，纠正代谢性酸中毒。充分给氧和及时补钙。

⑩麻醉止痛完善，避免应激反应。

7.类癌综合征麻醉 类癌肿瘤源于肠嗜铬细胞的增生。肿瘤好发于阑尾、直肠、小肠和支气管。约有 5% 的类癌肿瘤发展为恶性类癌综合征。此类手术麻醉虽然少见，但应根据其因色胺酸代谢紊乱，分泌 5-HT、缓激肽、组胺等造成患者在麻醉中易使神经节阻滞药作用增强，致血压下降、支气管痉挛、高血糖，5-HT 使中枢产生抑制，使麻醉苏醒延迟等病理特点以及手术部位和手术对麻醉的要求做好麻醉选择。手术目的是解除肠梗阻、切除原发肿瘤和（或）部分肝转移灶、结扎肝动脉或置换三尖瓣和（或）肺动脉瓣。

（1）麻醉前准备：对怀疑类癌综合征的患者，应重点检查，全面评估。对症治疗。

①麻醉前用 5-HT 拮抗药左美丙嗪、缓激肽拮抗药抑肽酶及皮质类固醇等进行试探性治疗，找出敏感有效药物，以供麻醉处理时参考。

②改善全身状况及营养不良，纠正水电解质失衡。术前禁用含大量色胺酸的饮料和食物（如茶、酒、脂肪及某些蔬菜）。

③麻醉前用药要重，以保持患者镇静，防止交感-肾上腺系统兴奋。

（2）麻醉选择及管理

①全麻：神经安定药，咪达唑仑和泮库溴铵静脉诱导，气管内插管。以氟芬、咪达唑仑和泮库溴铵维持麻醉。充分供氧，维持气道通畅，预防支气管痉挛，可立即施行辅助呼吸。

②局麻、神经阻滞、脊麻和硬膜外等区域麻醉会引起类癌综合征患者症状发作，不宜选用。

③吗啡、氟烷、硫喷妥钠、右旋糖酐、多黏菌素 E，可促使 5-HT 增加，禁用。

④琥珀胆碱可增高膜内压，筒箭毒碱可诱发患者血压波动和支气管痉挛，应慎用。

⑤麻醉力求平稳，诱导期避免应激反应和儿茶酚胺释放等因素，要适当的控制麻醉深度，尽量避免导致血压下降和呼吸抑制的各种因素。

⑥严密监测，一旦发生严重低血压或发作性心动过速与高血压的心血管衰竭时，是缓激肽危象的表现。应禁用儿茶酚胺类药，因其可增加缓激肽的合成，可使低血压更加严重；必要时选用甲氧胺、间羟胺或加压素等升压药升压；要选用 5-

HT、缓激肽和组胺的拮抗药及激素;补足有效血循环容量,纠正水电解质及酸碱失衡,对并存心肌、心瓣膜损害的类癌患者,应防止右心负荷增加的因素,正确掌握输血、输液的速度和总量,监测尿量,预防心力衰竭。手术操作挤压肿瘤、变动体位、缺氧和二氧化碳蓄积、低血压等因素都会促使类癌的活性物质 5-HT、缓激肽的分泌增加,诱发综合征发作,应注意预防和处理。故抗介质活性药物直用到手术切除肿瘤。手术探查肿瘤时,静注善得定 $10\sim20\mu g$,$4\sim5min$ 达血浆峰值,后维持输注,$450\mu g/d$。

8.肝叶切除术

(1)硬膜外麻醉:用于左肝叶切除。经胸 8～9 或胸 9～10 椎间隙穿刺,向头侧置管,严格控制阻滞平面,以防止低血压和缺氧对肝功能的损害。

(2)全麻:右肝叶切除时选用,麻醉药及处理都应注意对肝的保护。

(3)麻醉前准备:重视纠正贫血和低蛋白血症。加强保肝治疗,提高对麻醉、手术和失血的耐受性及抗感染能力。充分做好输血和抗休克的准备。

(4)选择对肝影响小的药物:麻醉中禁止用对肝脏有害的药物,尽量减低镇痛药及全麻药对肝脏的影响。

(5)加强肝脏保护:选用局部低温保护法,以减少出血和对肝脏的保护,具体方法是在肝周围放置小盐水冰袋或用冰盐水冲洗。

(6)肝包囊虫病手术:要尽量避免包囊虫壁破裂,包囊虫液刺激腹膜后,可引起过敏性休克。其他详见肝病患者手术麻醉部分。

9.胰腺手术 麻醉处理较为特殊,麻醉选择应考虑以下几点。

(1)硬膜外麻醉:循环呼吸功能稳定者,可选用连续硬膜外麻醉。穿刺间隙选胸$_{8\sim9}$和胸$_{9\sim10}$,向头侧置管。

(2)全麻:选用对心血管系统和肝肾功能无损害的麻醉药。

(3)急性坏死性胰腺炎的麻醉:起病急骤、最主要的症状是腹痛,循环呼吸功能还好者,一般选硬膜外麻醉,有休克者选全麻;选用的全麻药不影响呼吸、心血管和肝肾功能;麻醉中注意补充血容量,纠正水电紊乱;输注多巴胺,尽快纠正低血压;在抗休克同时,尽快实施麻醉和手术,清除坏死组织;术中补钙;避免缺氧、缺血,注意心肌抑制和循环衰竭发生,必要时静注毛花苷 C(西地兰)$0.2\sim0.4mg$;注意呼吸的变化,预防诱发间质性水肿,使呼吸功能减退,甚至发生急性呼吸窘迫综合征(ARDS)。同时警惕肾衰竭,对少尿、无尿等经快速输液无效时,用利尿药利尿。

（4）胰腺癌切除术的麻醉处理：胰腺癌是极度恶性肿瘤之一。手术切除是胰腺癌的唯一疗法。麻醉选择仍以连续硬膜外常用。个别情况太差，恶病质和特殊要求时选全麻。术式是行广泛癌肿切除。胰腺头部癌的手术范围更广，包括切除胰腺头部、胃幽门前部、十二指肠的全部、胆总管下段和附近淋巴结，再将胆总管、胰管和胃分别与空肠吻合。是腹部外科最大的手术之一，手术时间长，手术创伤刺激大，麻醉前准备要充分。根据病史、体检和各种检查结果，进行麻醉前评估；改善全身状况和营养不良，纠正水电解质失衡；纠正贫血、低血糖，适量补糖；必要时输新鲜血或血浆；有出血倾向者，给予维生素 K 等止血药；麻醉前选用颠茄类药物、镇痛药及咪达唑仑；麻醉中注意保肝，保证镇痛完善，避免应激反应。切除肿瘤前输液以补糖为主；一旦切除肿瘤及时终止输糖液，改换输乳酸钠林格液和生理盐水。根据血糖水平，适量补胰岛素、氯化钾等，防止高血糖代谢性酸中毒，而加重脑损害。

10.直肠癌手术　一般行直肠癌根治手术，经腹会阴联合切口，手术取截石位，选用连续硬膜外麻醉。采用一点穿刺法时，经胸$_{12}$～腰$_1$椎间隙穿刺，向头侧置管。腹部先进行手术操作，将乙状结肠、直肠游离完后，再行会阴部手术操作。阻滞平面充分、简便、阻滞效果满意。术中适当加用辅助用药以消除内脏牵拉反应。在麻醉效果满足手术要求的情况下，注意尽量减少局麻药用量，避免过宽、过广阻滞平面对循环的扰乱。也宜用两点穿刺双管法连续硬膜外麻醉。一点取胸$_{11～12}$或胸$_{12}$～腰$_1$椎间隙穿刺，向头侧置管；另一点取腰$_{3～4}$椎间隙穿刺，向尾侧置管，更能保证满意,的麻醉效果。但要注意药物逾量及阻滞平面过宽对呼吸、循环的影响。先经低位管给药以阻滞骶神经，再经高位管给药，使阻滞达胸$_8$～骶$_4$，加适量辅助药以控制内脏牵拉反应，麻醉可满足手术的要求。采用腰硬膜外联合麻醉，效果好，小剂量腰麻药可迅速获得完全的、持续时间较长的腰骶神经阻滞，硬膜外给药满足较长持续手术的要求。先于胸$_{11～12}$连续硬膜外穿刺置管，再于腰$_{3～4}$行腰穿，注入布比卡因 7.5～10mg；平卧后根据麻醉平面要求，向硬膜外腔注入 2％利多卡因 3～5ml，作为腰麻的补充。也可选腰$_{2～3}$椎间隙腰硬联合（CSEA）穿刺，注入 0.5％布比卡因 2ml 后，置入硬膜外导管，术中必要时注入 2％利多卡因，是直肠癌根治术有效的麻醉方法。患者情况差时，选用气管内插管，静脉复合全麻或静脉吸入全麻，可充分供氧，维持气道通畅，便于意外情况发生后的抢救。麻醉管理如下。

（1）预防休克：手术部位在盆腔内，位置深，手术时间长，出血多，手术创伤对神经刺激性大，易发生出血性及反射性休克。

(2)维持呼吸循环稳定：手术范围广，分腹部和会阴两手术组同时操作，组织损伤严重。麻醉中应注意体位改变对呼吸循环的影响。常规面罩给氧，并应注意维护呼吸通气量。加强监测，维护呼吸循环功能的平稳。

(3)预防低血压：术前纠正贫血和血容量不足。必要时术前要适当输血，恢复正常血容量，以增强患者对失血的耐受力。取截石位体位时避免因搬动患者体位引起体循环紊乱。术中及时充分补足失血。如果在进行腹内手术操作中未能使血容量得到充分补充，当行会阴部手术操作时，出血将会更多，会引起十分严重的低血压。术中出血要随时根据出血量，给予补偿。因有发生意外大出血的可能，要做好大量快速输血的准备。当直肠与骶骨粘连被强行分离时，易误伤骶前静脉丛。损伤一旦发生，止血相当困难。当止血效果仍不佳时，可将压迫纱布垫留置在直肠后间隙，暂时作为压迫止血的用物。缝合盆腔腹膜，关腹后可达到止血目的。将纱垫经会阴伤口引出一角，也可起到引流作用，当停止出血后，48～72h 逐渐拉出。待患者生命体征稳定后送回病房或 ICU 监测治疗。麻醉科医师向医师及值班护士交代清楚病情后方可离去。

11.结肠及肠道手术　肠道手术可首选连续硬膜外麻醉。右半结肠切除术可选胸$_{10～11}$或胸$_{11～12}$椎间隙穿刺，向头侧置管，平面控制在胸$_6$～腰$_2$为宜。左半结肠手术可选胸$_{12}$～腰$_1$椎间隙穿刺，向头侧置管，阻滞平面需达胸$_6$～骶$_4$。空肠或回肠手术选胸$_{11～12}$椎间隙穿刺，向头侧置管。进腹手术探查前可静注哌替啶 50mg 和氟哌利多 2.5～5mg，以减轻内脏牵拉反应。休克患者或身体情况差者，或手术范围过于广泛者选用全麻。选用肌松药，控制呼吸。麻醉维持在浅麻醉下，维持血压平稳，保持气道通畅。用琥珀胆碱时，应注意与链霉素、新霉素、卡那霉素或多黏菌素等抗生素的协同作用，引起的呼吸延迟恢复等不良反应。麻醉前肠道准备除服用抗生素外，常需多次清洁灌肠。故应注意血容量和血钾的变化，以防低血压和心律失常等意外发生。术中加强监测，尤应监测心电图。

第三节　神经外科手术麻醉

一、麻醉对脑生理功能的影响

机体的高级神经活动都是由大脑主宰完成的，大脑的生理功能非常复杂，代谢极为活跃,其生理功能的正常发挥与脑血供与氧供有严格的依赖关系。麻醉通过影响大脑的生理功能而使机体的高级神经活动全部或部分受到抑制,避免或减轻各种刺激对机体的伤害,保证患者的安全和手术顺利进行。

(一)麻醉药与脑血流及脑代谢的关系

脑代谢率对脑血流可产生重要影响,而决定脑血流的直接因素是脑灌注压,脑灌注压是指平均动脉压与小静脉刚进入硬脑膜窦时的压力差。许多麻醉用药可影响动脉压和脑代谢,进而影响脑血流。

1.静脉麻醉药

(1)硫喷妥钠:对脑血流的自身调节和对二氧化碳的反应正常。镇静剂量对脑血流和代谢无影响,意识消失时脑代谢率可降低36%,达到手术麻醉深度时降低36%~50%。硫喷妥钠使脑血流减少,主要是由于该药所致的脑血管收缩、脑代谢受抑制,故大脑血流的减少不会引起脑损伤,对脑代谢的抑制主要是抑制神经元的电生理活动(而非维持细胞整合所需要的能量)。

(2)依托咪酯:对脑代谢的抑制同硫喷妥钠相似,所不同的是依托咪酯注射初期脑代谢率急剧下降。脑血流的最大降低发生于脑代谢最大降低之前,可能与依托咪酯直接引起脑血管收缩有关。

(3)丙泊酚:与硫喷妥钠相似,对脑血流和脑代谢的抑制程度与剂量相关,但可保留二氧化碳的反应性。通过抑制脑代谢使脑血流相应降低,还可降低平均动脉压和脑灌注压。

(4)羟丁酸钠:长时间、大剂量应用可出现酸中毒,可使脑血管收缩,脑血流和脑代谢降低,可造成暂时性、相对性脑缺血。用作麻醉诱导时可增加脑灌注压。

(5)氯胺酮:是唯一可以增加脑血流和脑代谢的静脉麻醉药。

(6)神经安定药(氟哌利多与芬太尼合剂):对脑代谢影响轻,可减少脑血流。

2.吸入麻醉药 所有吸入麻醉药都不同程度地扩张脑血管,增加脑血流,且抑制脑血管的自身调节,干扰对二氧化碳的反应。氟类吸入麻醉药降低脑代谢,氧化亚氮增加脑代谢。脑血管的扩张效应:氟烷＞恩氟烷＞异氟烷、氧化亚氮和七氟烷。

3.麻醉性镇痛药 单独使用麻醉性镇痛药对脑血流和脑代谢没有影响,甚至可以增加脑血流。临床研究结果不一,是因为与其他药物联合应用所致。

4.肌松药 肌松药不能通过血-脑屏障,可间接影响脑血流,主要降低脑血管阻力和静脉回流阻力,对脑代谢没有影响。

（二）麻醉药对颅压的影响

麻醉药对颅压的影响主要有两方面，一是对脑血管的影响，二是通过对脑脊液的产生和吸收的影响，两者最终都引起脑容量的变化。脑外科手术在硬脑膜剪开后，脑脊液被吸走，脑脊液产生增加和吸收减少已不重要。

1.静脉全麻药对颅压的影响　氯胺酮能兴奋脑功能，增加脑血流和脑代谢，颅压也相应增高。其他静脉麻醉药不引起颅压增高，甚至可降低颅压，如硫喷妥钠、丙泊酚均可不同程度地降低颅压，苯二氮䓬类药物和依托米酯对颅压无影响，均可安全地应用于颅压升高的患者。

2.吸入全麻药对颅压的影响　所有的吸入麻醉药可不同程度地引起脑血管扩张，致使颅压也随之相应增高，在程度上氟烷＞恩氟烷＞异氟烷、氧化亚氮和七氟烷。

3.麻醉性镇痛药　单独使用麻醉性镇痛药，因其不影响脑血管的自动调节，故对颅压正常的患者没有影响，对已有颅压升高的患者，舒芬太尼可降低颅压。

4.肌松药　琥珀胆碱因其可产生肌颤，一过性影响静脉回流，而致颅压增高。非去极化肌松药有组胺释放作用，组胺可引起脑血管扩张，颅压增高。

（三）气管内插管对颅压的影响

大多数的神经外科手术需在气管内插管全身麻醉下进行，而气管内插管的技术操作可间接引起颅压改变。从喉镜置入暴露声门到气管导管放置到气管内，尽管临床上通过加大诱导药物的剂量，应用心血管活性药物，甚至气管内表面麻醉，但整个过程仍伴有不同程度的心血管应激反应，这种反应可致颅压升高。

（四）暂时带管与气管内插管拔除对颅压的影响

神经外科患者手术结束后，是保留还是拔除气管内插管要根据不同病情和手术要求，以及术后监护条件而决定，两者各有利弊，且对颅压的影响也不尽相同。目前临床上随着病房监护条件的改善，多数患者术毕，于自主呼吸恢复后带管回病房监护室，维持适当的镇静 1～2h 后拔管，在这段时间内只要患者能耐受气管内插管，一般不会引起颅压升高，如果镇静效果不够，患者发生呛咳，将会引起颅压剧升，严重时会引起颅内出血，影响手术效果。对带管的患者一定要密切监护，认真观察患者的镇静程度，防止镇静不足。无论带管时间多长，最终必将拔除，神经外科手术的患者拔管期间可引发心血管应激反应，拔除气管内插管时对气管壁及咽喉部的摩擦刺激常引起剧烈呛咳，直接造成脑静脉回流受阻而致颅压升高，呛咳可造成脑组织震荡而使手术创面出血，甚至导致手术失败。

二、神经外科手术麻醉的处理

(一)术前评估与准备

神经外科手术患者术需常规访视,了解患者全身情况及主要脏器功能,做出 ASA 评级。对 ASAⅢ、Ⅳ级患者,要严格掌握手术麻醉适应证并选择手术时机。对下列情况应采取预防和治疗措施,以提高麻醉的安全性。

1.有颅内压增高和脑疝危象,需要紧急脱水治疗,应用 20％甘露醇 1g/kg 快速静滴,速尿 20～40mg 静脉注射,对缓解颅内高压、脑水肿疗效明显。有梗阻性脑积水,应立即行侧脑室引流术。

2.有呼吸困难、通气不足所致低血氧症,需尽快建立有效通气,确保气道畅通,评估术后难以在短期内清醒者,应行气管插管。颅脑外伤已有大量误吸的患者,首要任务是行气管插管清理呼吸道,并用生理盐水稀释冲洗呼吸道,及时使用有效抗生素和肾上腺皮质激素防治呼吸道感染,充分吸氧后行手术。

3.低血压、快心率往往是颅脑外伤合并其他脏器损伤(肝、脾破裂、肾、胸、腹、盆骨损伤等所致大出血),应及时补充血容量后再行手术或同时进行颅脑手术和其他手术。注意纠正休克,及时挽救患者生命。

4.由于长期颅内压增高而导致频繁呕吐,致脱水和电解质紊乱患者,应在术前尽快纠正。降颅压时应注意出入量平衡,应入量大于出量,并从静脉补充营养,待病情稳定后行手术。

5.由垂体和颅咽管瘤合并血糖升高和尿崩症等内分泌紊乱,术前也应及时给予处理。

6.癫痫发作者术前应用抗癫痫药和镇静药制止癫痫发作,地西泮 10～30mg 静脉滴注,必要时给予冬眠合剂。如癫痫系持续发作,应用 1.25％～2.5％硫贲妥钠静脉注射缓解发作,同时注意呼吸支持和氧供。

7.由于脑外伤、高血压、脑出血、脑血管破裂所致蛛网膜下隙出血,使血小板释放活性物质致脑血管痉挛,常用药物有尼莫地平 10mg,静脉注射,每日 2 次。也可应用其他缓解脑血管痉挛的药物,能有效降低脑血管痉挛引发的并发症和死亡率。

8.术前用药对没有明显颅脑高压、呼吸抑制患者术前可常规用药,用量可据病情酌情减量;对于重症患者,有明显颅脑高压和呼吸抑制患者,镇痛和镇静药原则上应慎用,否则会导致高 CO_2 血症。

9.监测除常规血压、心电图、心率、动脉血氧饱和度,还应监测有创动脉压、血气分析、呼气末 CO_2、CVP、尿量等。

10.神经外科手术麻醉的特点:①安全无痛:麻醉要镇痛完全,对生理扰乱小,对代谢、血液化学、循环和呼吸影响最小。②肌肉松弛:在确保患者安全的条件下,麻醉要有足够的肌肉松弛。肌松药不能滥用,要有计划的慎重应用。③降低患者应激反应:要及时处理腹腔神经丛的反射——迷走神经反射。要重视术中内脏牵连反射和神经反射的问题,积极预防和认真处理,严密观察患者的反应,如血压下降,脉搏宽大和心动过缓等。可辅助局部内脏神经封闭或应用镇痛镇静药,以阻断神经反射和向心的手术刺激,维持神经平稳。④术中应保证输液通畅,均匀输血,防止输液针头脱出。如果一旦发生大出血,补充血容量不及时,或是长时间的低血压状态,可引起严重后果,甚至危及生命。

(二)麻醉方法

1.局部麻醉 在患者合作的情况下,适用于简单的颅外手术、钻孔引流术、神经放射介入治疗及立体定向功能神经外科手术等。头皮浸润用 0.5％普鲁卡因(或 0.75％利多卡因)含 1:20 万肾上腺素,手术开始时静脉滴入氟哌利多 2.5mg、芬太尼 0.05～0.1mg,增加患者对手术的耐受能力。

2.全身麻醉 气管插管全身麻醉是现代常用麻醉方法,为了达到满意的麻醉效果,即诱导快速、平稳,插管时心血管反应小,麻醉维持平稳对各项生命体征影响小,目前临床上较多使用静吸复合麻醉。

(1)麻醉诱导:①硫贲妥钠(4～8mg/kg);芬太尼(4～8μg/kg)或舒芬太尼(0.5～1.0μg/kg)静脉注射＋维库溴铵(0.1μg/kg)静脉注射。②丙泊酚(1.5～2mg/kg);咪达唑仑(0.1～0.3mg/kg)＋维库溴铵(0.1mg/kg)＋芬太尼(5μg/kg)静脉注射。③对冠心病或心血管功能较差的患者,依托咪酯(0.3～0.4mg/kg)＋芬太尼(5μg/kg)＋维库溴铵(0.1mg/kg)＋艾司洛尔[500μg/(kg·min)],在充分吸氧过度通气情况下行气管插管。

(2)麻醉维持:①常采用吸入异氟烷(或安氟烷、七氟烷等)加非去极化肌肉松弛药及麻醉性镇定药。②静脉维持泵注丙泊酚[4～6mg/(kg·h)]或咪达唑仑[0.1mg/(kg·h)],配合吸入异氟烷(安氟烷、七氟烷等),按需加入镇痛药及非去极化肌肉松弛药。③全凭静脉麻醉;使用把控技术(TCI),静脉输注丙泊酚＋瑞芬太尼及非去极化肌肉松弛药。

3.麻醉管理

(1)仰卧头高位促进脑静脉引流,有利于降低 ICP;俯卧位应注意维持循环稳定和呼吸通畅,并固定好气管导管位置。

(2)开颅前需使用较大剂量麻醉镇痛药如芬太尼,手术结束前 1～2h 禁止使用长效镇痛剂如哌替啶、吗啡等,有利于术毕患者及时苏醒和良好通气。

(3)术中间断给肌松剂,应及时追加用量,防止患者躁动。对上神经元损伤患者和软瘫患者,应用肌松剂宜小剂量,应用苯妥因钠对非去极化肌松剂有拮抗作用,应加大肌松剂使用剂量。

(4)该类患者手术期间宜机械通气,并间断行过度通气,保持 $PetCO_2$ 在4.0kPa左右。

(5)术毕患者应迅速苏醒,但又不能有屏气或呛咳现象以免使颅内压升高、脑出血等,可使用拉贝洛尔、艾司洛尔、尼莫地平控制血压升高,也可使用芬太尼0.05mg静脉注射,或 2%利多卡因 2ml 行气管内注入防止呛咳反射所致颅内压升高、脑出血等。

(6)液体管理:术前禁食、禁水,丢失量按 8～10ml/kg 静脉滴注,手术中液体维持按 4～6ml/kg 补给,患者术前应用脱水剂,已有明显高涨状态,补充液应是生理盐水或等张胶体液。多数学者认为神经外科患者应维持血浆渗透压浓度达到 305～320mmol/L 较为理想,达不到时应使用脱水利尿剂。

(7)使用大剂量脱水利尿剂患者,可产生大量利尿作用,术中应加强对钾、钠、血糖和血浆渗透浓度测定,以利于及时发现和纠正。

三、颅脑外伤患者的麻醉

(一)颅脑外伤患者的病理生理

颅脑外伤按其病理生理过程可分为原发性损伤和继发性损伤。受伤的瞬间,先为不同程度的原发性损伤,然后继发于血管和血液学的改变而引起脑血流减少,从而导致脑缺血和缺氧,脑水肿,颅压增高,进一步发生脑疝,导致死亡。因此,临床上需要对继发性损伤病理生理过程进行干预,防止其进一步发展加重损伤。

脑血流的改变。

研究证明,脑外伤患者在创伤急性期即可发生脑血流的变化,严重脑外伤患者约 30%在外伤后 4h 内发生缺血性改变。目前认为,这种外伤后缺血性改变是一种直接的反应性变化,而非全身性低血压所致,尽管后者可加重缺血性改变。

影响继发性改变的其他因素如下。

1.高血压和低血压　由于原发性损伤之后,脑的顺应性发生改变,甚至有颅内出血,颅压增高,无论高血压还是低血压都将加重脑损伤。由于自身调节功能损害,低血压造成脑灌注压减少,导致脑缺血;而高血压可造成血管源性脑水肿,进一步升高颅压,引起脑灌注压降低。在自身调节功能保持完整的情况下,低血压可引起代偿性脑血管扩张,脑血容量增加,进而使颅压增高,造成脑灌注压进一步降低,产生恶性循环,又称为恶性循环级联反应。

2.高血糖症　在脑缺血、缺氧的情况下,葡萄糖无氧酵解增加,产生过多的乳酸在脑组织中蓄积,可引起神经元损害。

3.低氧血症和高二氧化碳血症　低氧血症和高二氧化碳血症都可引起颅脑损伤患者脑血管扩张,颅压增高、脑组织水肿,从而可加重脑损伤。

4.脑损伤的机制　主要是在脑缺血的情况下激活了病理性神经毒性过程。包括兴奋性氨基酸的释放、大量氧自由基的产生、细胞内钙超载、局部 NO 产生等,最终引起脑水肿加重和神经元不可逆性损害。

5.脑水肿　外伤后脑水肿和脑肿胀使脑容量增加、颅压增高,导致继发性脑损害,重者发生脑疝,甚至死亡。脑水肿分为五种情况:血管源性、细胞毒性、水平衡性、低渗性和间质性。

(1)血管性脑水肿:脑组织损伤可破坏血-脑屏障,致使毛细血管的通透性与跨壁压增加,以及间质中血管外水潴留,从而造成血管源性脑水肿。由于组胺、缓激肽、花生四烯酸、超氧化物和羟自由基、氧自由基等引起内皮细胞膜受损,激活内皮细胞的胞饮作用和内皮结合部的破裂,使毛细血管通透性增加。其次,研究发现体温升高、高碳酸血症可使内皮细胞跨膜压增高,导致毛细血管前阻力血管松弛,使脑水肿发生率和范围增加。另外,蛋白分子电负荷的改变使血管外水潴留。由于白蛋白为阴离子蛋白,容易通过受损的血-脑屏障,然后由外皮细胞清除。相反,IgG 片段为阳离子蛋白,则黏附于阴离子结合部位,而潴留于间质中。临床上脑出血、慢性硬脑膜下血肿和脑肿瘤附近的水肿,均属于血管源性水肿。

(2)水平衡性水肿:细胞毒性水肿的主要机制是在脑血流减少的情况下,能量缺乏使细胞膜泵(Na^+-K^+-ATP 酶)功能受损,进而引起一系列的生化级联反应,使细胞外钾增加,细胞内钙增高,膜功能损害可引起细胞不可逆性损伤。由梗死造成的局灶性或全脑缺血、低氧,均可导致细胞毒性水肿的形成。

（3）流体静力性水肿：由于跨血管壁压力梯度增加，使细胞外液积聚。脑血管自身调节功能受损，可引起毛细血管跨壁压急剧增加。如急性硬脑膜外血肿清除后使颅内压突然下降，导致脑血管跨壁压突然增加，出现一侧脑半球弥漫性水肿。

（4）低渗透压性水肿：严重血浆渗透压降低和低钠血症是渗透性脑水肿的主要原因。脑胶体渗透压超过血浆渗透压，水分即被吸收入脑。当血清钠浓度低于125mmol/L 时可引起脑水肿。此外，由于性激素的不同，在同一血清钠浓度时，女性较男性更易发生脑水肿。

（5）间质性脑水肿：阻塞性脑积水、脑室过度扩大可使脑脊液-脑屏障破裂，导致脑脊液渗透到周围脑组织并向脑白质细胞外蔓延，在临床上可出现一种明显的非血管性脑水肿，即间质性脑水肿。这类水肿一旦发生，可导致脑缺血和神经元损害。

颅脑外伤初期由于静脉容量血管的扩张，脑血容量增加而出现脑肿胀，而不单是脑组织含水量的增加。其神经源性因素包括脑干刺激和脑循环中释放血管活性物质等。因此，早期的脑水肿主要由于脑血管自身调节功能下降，而脑干损害则影响动脉扩张，或静脉梗阻导致充血性或梗阻性脑水肿。如处理不当或不及时，在脑外伤的后期，随着脑水肿加重，颅内高压，脑灌注压下降，引起脑缺血，生化级联反应发生改变，发生复合性脑水肿，即血管性和细胞毒性脑水肿。

（二）麻醉处理要点

1. 术前准确评估　由于颅脑外伤病情严重，麻醉医师应首先确保患者的呼吸道通畅，供氧应充分，及时开放静脉通路，以稳定循环，为抢救赢得时间，然后在极短的时间内迅速与家属沟通，了解相关病情，并掌握生命体征和主要脏器的功能情况，了解患者既往有无其他疾病，受伤前饮食情况，有无饮酒过量，目前心肺功能状况，有无合并其他脏器损伤。脑外伤患者常因颅内压增高而发生呕吐，甚至误吸，所以这类患者均应视为饱胃患者，在插管前和插管时都应防止误吸。

2. 麻醉前合理用药　颅脑外伤患者一般不用术前镇静药，只给阿托品或东莨菪碱等抗胆碱药即可。无论何种镇静药都可引起患者呼吸抑制，特别是患者已存在呼吸减弱、呼吸节律异常或呼吸道不畅，即使少量的镇静药也可能造成呼吸抑制，使动脉血中二氧化碳分压增加，引起颅压增高。对于躁动的患者，一定要在密切监护情况下方可给予镇静。

3. 术中密切监测　术中常规监测有：心电图（ECG）、脉搏、血氧饱和度（SpO_2）、呼气末二氧化碳分压（$PETCO_2$）、体温、尿量、袖带血压。必要时还应动脉有创测压、动脉血气分析和电解质分析。怀疑血流动力学不稳、估计失血较多或术中可能大出血,应行深静脉穿刺置管。为操作和管理方便,穿刺点以选择股静脉为宜。

4.麻醉诱导 颅脑外伤患者的麻醉诱导非常关键,诱导过程当中血流动力学的急剧变化将会加重脑损伤;颅脑外伤患者常常饱胃,诱导过程中发生误吸,会使病情复杂化;颅脑外伤患者常合并其他部位脏器的损伤,如颈椎损伤、胸部损伤、肝脾破裂等;此外,颅脑外伤的老年患者可合并严重的心肺疾患。因此,如不加考虑,贸然进行常规诱导,势必酿成大祸,引发纠纷。

对于全身状况较好、无其他合并症的单纯脑外伤患者,麻醉诱导用药可以选丙泊酚、咪达唑仑、芬太尼和非去极化肌松药。丙泊酚作为目前静脉麻醉药的主打药物,也适用于脑外伤患者,可降低颅压和脑代谢率,并能清除氧自由基,对大脑有一定的保护作用。应用咪达唑仑,可减少诱导期丙泊酚的用量,对减少患者医疗费用有积极作用,同时也降低因单纯应用丙泊酚所引起的低血压发生率,若患者血容量明显不足。可单独应用咪达唑仑为宜,避免应用丙泊酚引起严重低血压而加重脑损伤。咪达唑仑和丙泊酚的用量一定要个体化,一般情况下可用咪达唑仑 $4\sim$ 8mg,丙泊酚 $30\sim50$mg。肌松药以非去极化肌松药为宜,如必须选用去极化肌松药,应注意有反流与误吸、增高颅压和导致高血钾的可能。非去极化肌松药以中、长效为主,如罗库溴铵($0.6\sim1$mg/kg)、维库溴铵(0.1mg/kg)、哌库溴铵(0.1mg/kg)。麻醉用药的顺序对诱导的平稳也有影响,先给予芬太尼(1.5μg/kg),后给咪达唑仑,再给肌松药,30s 后给丙泊酚。这种给药方法既可避免丙泊酚注射痛刺激,又能使各种麻醉诱导用药的作用高峰时间叠加一致,可减少气管内插管应激反应。气管内插管前采用 2%利多卡因行气管表面麻醉,可使插管反应降到理想程度,最大限度地维持麻醉诱导平稳。

对于全身状况较差、合并其他脏器损伤或伴有其他合并症的患者,麻醉诱导应当慎重。

(1)对病情危重、反应极差或呼吸微弱甚至停止的患者,可直接或气管表面麻醉下插管。

(2)对于发生过呕吐的患者,应在吸引清除口咽部滞留物后,再进行诱导用药,在面罩加压控制呼吸之前,应由助手压迫喉结,防止胃内容物再次溢出加重误吸,在气管内插管成功后,用生理盐水灌洗,尽可能吸引清除误吸物,以利于气体交换。

(3)对其他合并症的患者,特别是心功能较差,甚至心力衰竭患者,首先应用强心药,选择诱导药物,如采用咪达唑仑、依托咪酯等,配合适量的芬太尼和肌松药。

（4）合并其他脏器损伤的患者，尤其是内脏大出血者，应进行积极的抗休克治疗，在血压回升、心率接近正常的情况下，谨慎地进行麻醉诱导与气管内插管，以免延误手术时机。诱导用药应选择对血压影响轻、且对大脑有保护作用的药物，如咪达唑仑，即使这样，用药量也应减少，以避免血压剧烈波动。

5.麻醉维持　颅脑外伤的患者一般都存在不同程度的颅内压增高，因此，麻醉维持一般不单独采用吸入全身麻醉，目前较多采用静脉复合全身麻醉或静脉吸入复合麻醉。静脉复合全身麻醉的维持采用静脉间断注射麻醉性镇痛药和肌松药，持续泵入静脉全麻药。麻醉性镇痛药以芬太尼为主，有条件的可用舒芬太尼和阿芬太尼，哌替啶较少使用。麻醉性镇痛药的用量一般应根据患者的实际情况决定，切忌量大，静脉全麻药也是如此。肌松药应选择对颅内压影响小的阿曲库铵、维库溴铵和哌库溴铵等。静脉全身麻醉药目前最为常用的是咪达唑仑和丙泊酚。丙泊酚优势更为明显，因手术医师希望术后能尽早评估患者的神经系统功能，丙泊酚起效和苏醒都快，而且还有脑保护作用，故选用丙泊酚更为有益。

静脉吸入复合麻醉维持是在静脉复合麻醉的基础上增加了气管内挥发性麻醉药的吸入。静脉复合麻醉的维持同上不再赘述。应该注意的是吸入麻醉药的选择，吸入麻醉药有脑血管扩张作用，异氟烷扩张作用最弱，适合应用。

6.术中管理　颅脑外伤者容量管理非常重要。临床上常用脉搏、血压、尿量等指标进行监测。需要注意的是脑外伤患者常用脱水剂，用尿量判断液体平衡情况不准确。最好监测中心静脉压，尤其是合并内脏出血休克者。在液体种类上，晶体液以乳酸钠林格液、平衡盐液和生理盐水为好，应避免应用含糖液。有大出血者，紧急时可选用胶体液，如代血浆、琥珀酰明胶（血定安）、万汶等。颅脑外伤患者血-脑屏障可能存在不同程度的损害，万汶有预防毛细血管渗漏的作用，从理论上讲，输注万汶可能优于其他血浆代用品。术中应注意失血量估计的准确性，适量输血，防止血液过度稀释，术中血细胞比容最好维持在 0.30 左右。

术中保持过度通气，维持呼气末二氧化碳分压 30～35mmHg，有利于颅压的控制。术中除了密切监测患者生命体征外，还应观察手术步骤，对手术的进程有所了解。因为脑外伤患者由于颅压升高，致交感神经兴奋性增高、血中儿茶酚胺上升，易掩盖血容量不足，一旦开颅剪开脑膜，容易发生低血压，严重者可致心搏骤停。此外，麻醉医师在观察手术操作期间，应结合所监测的生命体征指标变化，及时与手术医师沟通，并根据术中生命体征变化，做出准确的判断和正确的解释及处理。

7.麻醉恢复期的管理 麻醉恢复期的管理非常重要,不能掉以轻心。麻醉医师应根据病情做出相应的处理。早期拔除气管内插管,有利于手术医师及时进行神经系统检查,对手术效果做出及时评估。但必须掌握拔管时机,若患者出现不耐管倾向,且呼之睁眼,可给予少量丙泊酚,吸净气管内和口腔内分泌物后,拔除气管内插管。应尽可能避免麻醉过浅和拔管时剧烈呛咳,以免由此而引起颅内压增高和颅内创面出血。

对术前情况较差、多脏器损伤或有其他严重合并症者,尤其是昏迷患者,宜保留气管导管或做气管切开,以利于术后呼吸道管理,有条件者护送专科 ICU 或综合 ICU。

(三)麻醉注意事项

颅脑外伤患者麻醉一个最为关键的问题是,一定不能只注意颅脑外伤的情况而忽略了对其他脏器外伤的观察,以免贻误治疗,导致不良后果。入室后开放两条静脉通路,以备快速输血、输液,抢救休克和大出血。

无论哪种麻醉方法,麻醉诱导时都应防止误吸,以免使病情复杂化。手术过程中避免使用增高颅压的药物,控制呼气末二氧化碳分压,维持患者一定程度的过度通气。术中应注意患者水、电解质的情况,特别是患者大量应用脱水剂,极易引起水、电解质紊乱,液体量可以略欠一些,切不可过量,必要时输血,避免应用含糖液体。术中注意避免血压剧烈波动而诱发脑血管痉挛,加重脑损伤,影响术后神经功能的恢复。

脑外伤患者术后切不可盲目拔除气管导管,严重的脑水肿或脑干损伤,随时可能发生呼吸暂停,甚至死亡危险。

四、颅内血管病变的麻醉

(一)颅内血管病变的病理及临床表现

颅内血管病变包括高血压动脉粥样硬化性脑出血、颅内动脉瘤、颅内血管畸形等。多数是因突发出血而就诊,平时没有症状,或头痛的症状被忽略,因此起病较急,多数需行急诊手术。

1.高血压动脉粥样硬化性脑出血 高血压动脉粥样硬化性脑出血在临床上最常见,尤其是随着社会的老龄化和饮食结构的改变,其发生率有增加的趋势。高血压和动脉粥样硬化互为因果,互相影响。高血压的患者颅内血管壁由于长期受到高压力的冲击而发生损伤,损伤的部位在修复过程期间,有的恢复良好,有的会发生脂类沉积,沉积的脂类物质可形成斑块,此处的血管壁弹性降低,脆性加大,在突然受到更大的血流冲击力的情况下,血管壁即破裂发生出血。如剧烈运动、情绪激动、饮酒等因素,可使患者突然头痛、恶心、呕吐、意识障碍,严重者很快深昏迷,四肢瘫痪,眼球固定,瞳孔针尖样,高热,病情迅速恶化,数小时内死亡。特别是饮酒后,易误认为醉酒,颅脑 CT 可帮助确诊。

2.**颅内动脉瘤**　颅内动脉瘤是由于脑血管发育异常而产生的脑血管瘤样突起。好发于颅底动脉及其临近动脉的主干上,常在动脉分支处呈囊状突出。颅内动脉瘤的病因可能是先天性动脉发育异常或缺陷、动脉粥样硬化、感染、创伤等,形成动脉瘤的一个共同因素是血流动力学的冲击因素,致使薄弱的血管壁呈现瘤样突起。临床上颅内动脉瘤在破裂前常无症状或仅有局灶症状,表现为一过性轻微头痛;破裂后症状严重,出现突发的、非常剧烈的头痛,常被误诊为流感、脑膜炎、颈椎间盘突出、偏头痛、心脏病以及诈病等。患者可有不同程度的意识障碍,部分患者就诊时可能完全缓解,患者是否有过突发性剧烈头痛的病史常常是确诊的重要线索。颅内动脉造影可确诊。Hunt 和 Hess 将颅内动脉瘤患者按照手术的危险性分成五级。

Ⅰ级无症状,或轻微头痛及轻度颈强直。

Ⅱ级中度及重度头痛,颈强直,除有神经麻痹外,无其他神经功能缺失。

Ⅲ级倦睡,意识模糊,或轻微的灶性神经功能缺失。

Ⅳ级神志不清,中度至重度偏瘫,可能有早期的去大脑强直及自主神经功能障碍。

Ⅴ级深昏迷,去大脑强直,濒死状态。

若有严重的全身疾患如高血压、糖尿病、严重动脉硬化、慢性肺部疾患及动脉造影上有严重血管痉挛者,要降一级。

3.**颅内血管畸形**　颅内血管畸形是指脑血管发育障碍引起的脑局部血管数量和结构异常,并对正常的脑血流产生影响。可分为:动静脉畸形、毛细血管扩张症、静脉畸形、海绵状血管畸形。临床上最常见的是动静脉畸形。脑动静脉畸形是一种在胎儿期形成的先天性脑血管发育异常,无明显家族史。其病理特点是非肿瘤性的血管异常,具有粗大、扩张、扭曲的输入及输出血管,病理性血管可呈蔓状缠结且动静脉分流循环速度很快,供养动脉常常扩张并延长,近端及远端动脉襻均为迂曲状。动静脉畸形的症状体征可来自于以下情况。

（1）正常神经组织受压，脑积水，脑、蛛网膜下隙、脑室出血。

（2）缺血及出血性损害导致头痛、抽搐。

（3）占位导致的神经功能缺失。

（4）静脉压升高使颅压增高。

（5）"盗血"引起神经功能缺失。

（6）临床表现各不相同，有头痛、癫痫、精神异常、失语、共济失调等。还有一个罕见的症状，即三叉神经痛。

（二）麻醉处理要点

1. 术前准备及麻醉前用药　麻醉医师应尽快了解病史，特别是抗高血压药的服用情况。此类患者为急诊患者，病情虽有轻重之分，但对意识障碍不严重的患者不能掉以轻心，这类患者很容易激动和烦躁，致使病情加重，影响治疗效果。所以无论患者意识如何，只要有躁动倾向，一定要给予适度的镇静，并密切监护。麻醉前用药根据病情可在手术室内麻醉前 5min 静脉推注抗胆碱药。若在做相应检查时已用镇静药，此时不必再用。

2. 术中监测　术中监测见颅脑外伤患者麻醉处理要点中的术中监测，此不再赘述。

3. 麻醉方法　颅内血管病变手术目前几乎都在显微镜下进行，要求手术野稳定清晰，所以应选择气管内插管全身麻醉，因挥发性麻醉药对脑血管影响大，故多选择静脉全身麻醉。麻醉诱导用药为：丙泊酚、咪达唑仑、依托咪酯、羟丁酸钠、芬太尼、舒芬尼、雷米芬太尼、维库溴铵、哌库溴铵等。不管选择哪几种药，都要力求诱导平稳，维持脑灌注压稳定。

4. 麻醉维持　麻醉维持药物的选择应以能更好地满足下列要求为前提：理想的脑灌注压、防止脑缺氧和脑水肿、使脑组织很好地松弛，为减轻脑压板对脑组织的压迫、在分离和夹闭动脉瘤时应控制血压，以降低跨壁压。由于没有任何一种药物可达上述要求，所以要联合用药，作用互补，以取得最佳效果。在应用静脉麻醉药的同时辅以小流量的异氟烷，可更好地进行控制性降压。维持用药可以静脉持续泵入丙泊酚，也可持续泵入咪达唑仑，镇痛药和肌松药可间断注射。镇痛药可用吗啡、芬太尼、舒芬太尼等，肌松药可选用长效哌库溴铵或中效维库溴铵。

5. 术中管理　颅内血管病变的患者术中管理非常重要，术中合理地调控血压、心率，维持血流动力学稳定，可减轻脑损害，有利于患者神经功能的恢复，合理地利用心血管活性药物，尤其对心血管合并症的患者更要因人而异，用药一定要个体化。一般常用的心血管活性药物有:艾司洛尔、硝酸异山梨酯、氨力农、硝酸甘油、硝普钠。容量管理也很重要,术中应根据液体需要量、失血量、尿量,以及 CVP 和肺毛细血管楔(PCWP)及时补液和输血,特别是在动脉瘤夹闭后应快速扩容,进行血液稀释,维持血细胞比容在正常低限范围内(0.30~0.35)。羟乙基淀粉用量超过500ml 时为相对禁忌,因为有可能干扰止血功能引起颅内出血。

6.麻醉恢复期管理 麻醉恢复期应根据术前患者的一般情况和手术的情况决定是否拔除气管导管。若术前患者一般情况良好,且手术顺利,可在患者自主呼吸恢复满意后拔管,完全清醒后送回病房观察。若术前一般情况较差,意识有障碍,手术难度较大,时间长,应带管将患者送监护室,借助呼吸机支持,待麻醉自然消除后拔管。

(三)麻醉注意事项

对高血压动脉粥样硬化性脑出血的患者,应了解既往史,这类患者一般都有不同程度的心肌供血不足,血压、心率的剧烈波动变化,可使心肌缺血加重,严重者发生心肌梗死,所以麻醉诱导时应避免使用心肌抑制药物。

颅内动脉瘤和血管畸形的患者麻醉诱导非常关键,特别是已经有颅内出血的患者,麻醉诱导期间可再发出血或出血加重,甚至可引发动脉瘤破裂,故麻醉诱导要把喉镜置入和气管内插管刺激降到最低。但麻醉也不宜过深,对颅内压正常的患者,血压可降低到基础血压的 30%~35%,对已有颅内压增高的患者,血压降低有加重脑缺血的危险,一定要引起重视。

颅内动脉瘤患者术中都要求控制性降压,应该注意,为维持合理的脑灌注,在切开硬脑膜前不需降压过低。术中在监护状态下于动脉瘤夹闭前开始行控制性降压。选择对脑血流、脑代谢及颅压影响小的降压方法。在控制性降压的过程中应该注意的是:硝普钠虽然可以快速控制高血压,但可使容量血管扩张而增加脑血容量,并使颅压升高;硝酸甘油同样可使容量血管扩张而增加脑血容量,比硝普钠引起的颅内压增高还要明显且严重,因而要避免应用这两种药物。钙通道阻滞药尼卡地平、尼莫地平可增加局部脑血流,对心肌抑制轻,术中可快速控制高血压,停降压后无反跳现象,并有预防术后心脑血管痉挛的作用,可作为首选。

颅内血管畸形的患者术中要严格控制血压波动,低血压加重损害病变周围的脑组织(长期低灌注血管麻痹),一旦(AVMs)切除术后发生正常灌注压恢复综合征,出血、水肿、高颅压,而高血压又可加重其损害。因此,术后血压仍须控制在适当范围,不宜立即停止降压药。

颅内血管手术由于出血和术中对血管的刺激,术后极易发生局部脑血管痉挛,血流减慢,术中应避免使用止血药,以免在血管痉挛后发生脑血栓,影响神经功能的恢复。

注意防止动脉瘤夹闭后的血管痉挛,通过高血压[平均动脉(MAP)100mmHg]、高血容量、血液稀释来增加脑血流,关键是要在轻度脑缺血进展为脑梗死之前实施,术野使用罂粟碱可扩张痉挛的血管,如果手术需要临时钳夹动脉瘤时,为改善其供血区域的侧支循环,国外常静脉注射去甲肾上腺素。

五、颅内肿瘤患者的麻醉

(一)颅内肿瘤患者的病理生理

颅内肿瘤按部位可粗略分为大脑半球肿瘤、小脑肿瘤和脑干肿瘤,后两者位于颅后窝,又统称为颅后窝肿瘤。病理报告以神经胶质瘤、脑膜瘤多见,余为转移瘤、结核瘤等。患者可能患病数年无临床症状,随着占位病变体积的增大出现颅压升高的症状,伴视力、嗅觉障碍、偏瘫、失语等。与麻醉有关的颅内肿瘤的病理生理变化主要是肿瘤占位引起的颅压增高,颅内压是指颅内容物对颅腔壁产生的压力,临床上一般通过测量脑脊液压力了解颅压的变化情况,颅内压力正常是维持脑功能正常运转所必需的。

1.颅压的调节　颅内容物主要有脑组织、脑脊液和血液三种成分,正常情况下,其中一种成分增加,其他两种成分则相应减少,机体通过自动调节维持颅压在一定限度之内(成人5～15mmHg,儿童4～7.5mmHg)的正常平衡状态。颅内肿瘤引起颅内容物的增加,早期可通过自动调节维持正常的颅压,随着颅内肿瘤体积增大,超过代偿限度颅内压即增高。有时颅内肿瘤(如颅后窝病变)体积虽然很小,但也可引起颅内压增高,这主要是因为肿瘤位置引起脑脊液回流受阻,脑积水所致。

2.脑脊液对颅压的调节作用　由脉络丛生成的脑脊液时刻在进行着新陈代谢变化,包括生成、循环和吸收。颅内压的变动可受脑脊液分泌、循环、吸收的影响,在颅内压的调节中起着重要作用。当颅压增高时,脑脊液回吸收增加,而且一部分脑脊液受挤压流入脊髓蛛网膜下隙,使颅内容物总体积减小,有利于颅压降低。

3.脑血流对颅压的调节　颅压的变化直接影响脑血流,颅压增高,脑血流减少,而脑静脉系统的血液受挤压而排出增多,脑血容量减少,因而颅压可以降低。

正常情况下脑血流的调节主要通过动脉血管口径的变化来实现的，其影响因素有二氧化碳分压、动脉血酸碱度、温度等。临床上通常采用过度通气来降低二氧化碳分压，以使脑血管收缩，脑血流减少，达到降低颅压的作用，为手术提供良好的手术野。

颅压的调节有一定的限度，在这个限度之内，颅内对容积的增加有一定的代偿力，这种代偿力表现在脑脊液被挤压至脊髓蛛网膜下隙，脑部血液减少与脑组织受压向压力低处转移，以达到机体承受的病理平衡，故这个限度的极限称之为临界点。超过临界点即失代偿，这时颅内容物微小的增加，可使颅内压急剧增加，加重脑移位与脑疝，发生中枢衰竭。

（二）麻醉处理要点

1.术前准备　颅内肿瘤手术一般都是择期手术，有足够的时间进行术前准备。麻醉医师所要做的是麻醉前认真访视患者，了解病史，包括既往史、手术史等，特别是与麻醉有关的心、肺合并症，肝、肾功能情况。

2.麻醉前用药　成人一般在麻醉前30min肌内注射苯巴比妥钠0.1g，东莨菪碱0.3mg。

3.术中监测　术中监测见颅脑外伤患者麻醉处理要点中的术中监测，此不再赘述。

4.麻醉方法　颅内肿瘤患者麻醉方法有局部麻醉、局部麻醉加神经安定镇痛术、全身麻醉。随着时代的进步，人们对麻醉的要求也越来越高，一方面，患者要求术中舒适而无恐惧，另一方面，随着显微手术的不断开展，手术医师要求良好的手术野，因此，目前所有的颅内肿瘤患者均在全身麻醉下进行手术。麻醉诱导目前可选用的药物很多，如咪达唑仑、丙泊酚、依托咪酯、羟丁酸钠等；肌松药可选择阿曲库铵、维库溴铵、哌库溴铵等；麻醉性镇痛药可选芬太尼、舒芬太尼、吗啡等。

5.术中管理　颅内肿瘤患者术前常用脱水剂，因而术前常常血容量不足，术中还要丢失一部分血液，特别是手术较大时，有效循环血容量不足将更为明显，术中液体管理非常重要，最好监测中心静脉压，以指导输液。液体种类根据患者具体情况选用晶体液和胶体液，晶体液以乳酸钠林格液为主，不用含糖液，胶体液有聚明胶肽（血代）、血定安、万汶等。对体质较好的患者，可采用大量输血补液，尿量保持30ml/h即可。以免肿瘤切除后，正常脑组织解除压迫，出现脑组织严重水肿，加重脑损害。呼吸管理见颅脑外伤患者麻醉处理中的术中管理。

6.麻醉恢复期　麻醉恢复期的管理要求与颅脑外伤患者相同。

（三）麻醉注意事项

此类患者由于术前使用脱水剂，往往伴有电解质紊乱，所以术前一定要化验电解质，以利于术中选择液体种类，保持电解质平衡。

颅内高压的处理非常重要，处理不妥死亡率很高。在麻醉诱导后应立即静脉注射 20％甘露醇 1g/kg，最好在剪开脑膜前输完，并配合过度通气，保持一定的麻醉深度，最大限度地降低颅压，以利手术的进行。

对出血多的手术，如脑膜瘤多沿大静脉窦发展，极易侵犯静脉窦，血运非常丰富，麻醉前一定要有充分的估计，多开放几条静脉通路，以备能快速输液输血。术中在分离肿瘤前进行控制性降压，注意降压的幅度，根据需要动脉压若降至60mmHg 以下时，切不可时间过长。麻醉力求平稳，无缺氧及二氧化碳蓄积。

颅后窝肿瘤手术麻醉比较复杂，手术体位常有坐位、俯卧位、侧卧位。坐位时术中易发生气体栓塞，为预防气体栓塞，术中禁用 NO_2 与过度通气及控制性降压，可采用呼气末正压通气。下肢用弹力绷带，防止淤积性血栓形成。变动体位时要慢，避免血流动力学急剧改变。常规监测 $PETCO_2$、SpO_2、心电图、EEG、中心静脉压（CVP），必要时置右房导管及超声多普勒气体监测仪或食管超声心动图可动态反映心内的气泡；一旦检出气泡立即通知术者关闭空气来源、右房抽气、左侧垂头足高位、加快输液，必要时给心肌变力性药物支持。

脑干是颅后窝内极为关键的结构，手术期间生命中枢受到刺激易出现呼吸节律和心率变化，因此，对机械通气的患者应加以注意。对保留自主呼吸的患者，应密切注意呼吸节律的变化，出现异常及时通知手术医师，以减轻对脑干的牵拉刺激。还应该注意的是脑干手术时应保证手术野安静，避免麻醉减浅出现呛咳，最为稳妥的方式是应用肌松药，进行机械通气。

六、垂体腺瘤患者的麻醉

（一）垂体腺瘤患者的病理生理及临床表现

垂体腺瘤可分为功能性和非功能性腺瘤。功能性腺瘤因过度分泌相关激素引起临床不同症状，非功能性腺瘤一般仅引起压迫症状。功能性腺瘤引起的机体病理生理变化由其分泌的激素所决定。功能性腺瘤分为：生长激素（GH）腺瘤、催乳素（PRL）瘤、GH 和 PRL 混合型细胞瘤、促肾上腺皮质激素（ACTH）瘤、促甲状腺素释放激素（TRH）细胞瘤、黄体刺激素（LSH）和促卵泡素（FSH）瘤、嗜酸干细胞瘤。

垂体腺瘤的临床表现一是高分泌综合征,二是肿瘤占位的影响。早期经常表现为分泌亢进,随着肿瘤的发展,相关症状不断加重且明显,并出现垂体组织、鞍旁组织的受压改变,甚至出现垂体功能减低。

PRL瘤是最常见的高分泌性垂体腺瘤,约占25%,常表现为性欲减退、阳痿、乳房发育、溢乳、胡须减少,重者生殖器官萎缩,精子减少、活力低、不育。

生长激素腺瘤可以导致巨人症和肢端肥大症,在青春期前,骨骺尚未融合时发病者,表现为巨人症。肢端肥大症若发生在骨骺闭合的成人,则手足肥厚宽大,下颌突出,巨舌,皮肤变厚变粗,糖代谢异常,心脏病和周围神经病变。99%以上的肢端肥大症是由于分泌GH腺瘤引起。其中20%~50%合并PRL或其他激素分泌。

皮质醇增多症(又称Cushing综合征)是由于慢性皮质醇增高引起。由垂体ACTH瘤引起称为库欣(Cushing)病,由于脂肪代谢异常出现向心性肥胖,满月脸,水牛背,四肢相对瘦小,动脉粥样硬化。蛋白质分解大于合成代谢,抑制胶原合成导致皮肤菲薄,毛细血管扩张,呈现多血质。腹部皮肤紫纹,毛细血管脆性增加,易出现紫癜。骨质疏松,易致病理性骨折。伤口不易愈合,促性腺激素分泌抑制,女性出现月经稀少,闭经,溢乳,不孕;男性出现性欲减退,阳痿,精子减少,睾丸萎缩。少数患者盐皮质激素(又称盐皮质类固醇)增加,导致电解质代谢紊乱,低血钾,低氯,高血钠。糖代谢紊乱,胰岛素抵抗和糖耐量减低。患者多伴有高血压、左心室肥大、心力衰竭、心律失常,肾衰竭、皮肤色素沉着及精神异常等。

垂体瘤在鞍内生长缓慢,当长至鞍上区时产生症状,压迫视神经、视交叉,出现不同程度的视力下降和视野改变。头痛常常是患者首诊的症状。头痛位于眶后、前额和双颞部,程度轻,间歇性发作。少数巨大肿瘤可至第三脑室,引起室间孔或中脑水管梗阻,出现颅内压增高时头痛剧烈。垂体卒中时瘤体坏死、出血、瘤内压力急剧增高,蛛网膜下隙出血者突发性剧烈头痛。

(二)麻醉处理要点

1.患者术前评价及准备　麻醉医师应对病情作全面了解,注意患者基础代谢情况,了解肿瘤有无功能,术前电解质等生化指标,以及有无其他合并症,以便对患者做出准确评价。术前做必要的试验和治疗,可减少麻醉和手术的危险。垂体卒中急症手术对视力恢复有利,一般情况下,患者需要糖皮质激素替代及脱水治疗。对肢端肥大症患者应考虑到有气管内插管困难的可能,要准备充分。

2.麻醉前用药　麻醉前用药无明显禁忌,常规应用巴比妥类药物和抗胆碱药物,一般为苯巴比妥、东莨菪碱。

3.术中监测　术中除了常规监测 ECG、SpO_2、$PETCO_2$、体温、尿量、袖带血压外,还应对患者进行 ACTH、皮质醇、血糖和尿糖的监测。

4.麻醉方法　垂体瘤手术常用入路是经鼻蝶和经颅,无论哪种入路,都要选择全身麻醉。经鼻蝶入路时,麻醉过程中应进行控制性降压,以减少出血,保持手术野清晰,缩短手术时间。麻醉诱导用药量要足,尤其是有甲状腺功能亢进的症状时,用量要增大,因这种情况下循环系统极易激惹。气管内插管前应对口、咽喉、声门及气管黏膜充分表面麻醉(表麻),一般用 1％丁卡因或者 2％利多卡因,最大限度地减轻气管内插管反应。

5.麻醉维持　对经颅手术的患者一般多选用静脉复合全身麻醉,维持用药可以静脉持续泵入丙泊酚,也可持续泵入咪达唑仑,镇痛药和肌松药可间断注射。镇痛药可用吗啡、芬太尼、舒芬太尼等,肌松药可选用长效哌库溴铵或中效维库溴铵。经鼻蝶手术的患者可在静脉麻醉的基础上辅以吸入少量的恩氟烷,以更好地控制血压。

6.术中管理　由于手术在显微镜下进行,所以一定要控制血压,同时液体量也要适当限制,必要时输血,尤其是经翼点入路手术时,血压高时颅内压将增高,且出血多,影响手术视野。经额开颅或经蝶手术时,有可能有血水流入口腔,且经蝶手术后,伤口渗液也有流入口腔的可能,所以气管内插管后需将气囊满意充气。术中监测呼气末二氧化碳分压,调整机械通气有关设定,维持患者一定程度的过度通气,以降低颅压。

7.麻醉恢复期管理　因此类患者术前一般意识良好,多主张术后早期拔除气管导管,故垂体腺瘤患者在麻醉恢复期应注意呼吸的恢复情况,特别是 GH 腺瘤的患者,由于结缔组织增生,舌体肥大,口腔内可能有渗液,经鼻蝶入路手术后鼻腔被填塞,所以患者通气量一定要接近术前水平,SpO_2 正常,肌力恢复,完全清醒且无呼吸道梗阻的表现,吞咽反射、咳嗽反射良好后方可拔除气管导管。

(三)麻醉注意事项

垂体腺瘤患者多比较年轻,一般无其他合并症,麻醉医师应该注意的是由肿瘤引起的,尤其是与内分泌有关的症状,对可能发生垂体功能衰竭的患者做出估计,以采取预防措施。对经额或翼点入路手术的患者要注意颅内压的控制,麻醉诱导应避免血压波动,手术开始时要提前加深麻醉,特别是开颅骨时,更要注意镇痛药足量。

经鼻蝶入路时,术者要进行鼻腔准备,鼻腔局部应用肾上腺素可引起血压增高、心率增快,同时鼻腔神经末梢丰富,从鼻镜的置入至手术结束,麻醉医师应注意控制血压,尽管手术时间短,但麻醉用药量一定要足以保证手术野清晰。

无论是麻醉诱导还是维持,都应避免麻醉过浅,特别是避免呛咳,在体位改变的过程中气管导管刺激,更易诱发呛咳。由于垂体腺瘤手术时间较短,所以肌松药的选择一般不选用长效药,以中、短效为宜,长效肌松药有术后发生延迟性呼吸抑制之虑,选用时一定要谨慎。

术中液体量不宜过多,应注意适量控制,必要时输血即可。对尿崩倾向的患者要注意纠正水、电解质紊乱,术中可应用去氨加压素(弥凝),一方面可止血,另一方面可降低血压,并有抗利尿的作用。

第四节　心血管外科手术麻醉

一、心脏瓣膜置换术麻醉

心脏瓣膜包括主动脉瓣、二尖瓣及三尖瓣。其病变严重时进行置换是彻底治疗的方法。心脏瓣膜置换术占心内直视手术的52.2%,心瓣膜病大多由风湿性心脏病引起。换瓣术中,其中单瓣置换为最多,占33.3%～91%,双瓣置换占9%～14.5%,再次换瓣占4%～4.4%。一是此类患者病例多、病程长,病情严重,心功能严重减退,心脏明显扩大,伴有严重心衰、心律失常,急症多,多属抢救性手术,麻醉有很大风险性。二是病变粘连者多,心脏大,使手术难度增加,循环阻断时间较长,心肌受损大,严重并发症发生率高,心肌保护和大脑保护很重要,麻醉技术要求高,管理难度大。应了解每个瓣膜病变所造成的血流动力学改变的性质与程度,才能合理用药,做好麻醉管理,维持血流动力学的相对稳定。

【病理生理特点】

1.主动脉瓣狭窄(AS)　病因已由风湿性瓣膜病变为主改变为衰老、钙化度狭窄。当狭窄至0.8cm²时,才会出现临床症状和体征,引起病理改变。

(1)左心室排血明显受阻,心排血量受限,当心动过缓时减少。

(2)左心室壁顺应性降低,循环容量已绝对不足,正常的心房收缩约提供20%的心室充盈量,而主动脉瓣狭窄患者则高达40%。

(3)左心室舒张末压升高引起肺充血,肺毛细血管楔压常较左心室舒张末压力为低。

(4)心功能不全,病变早期心肌收缩性、心排血量和射血分数均保持良好,后期则受损抑制,常见于心内膜下缺血引起的心功能不全。

(5)心肌缺血危险,心室壁肥厚使基础氧耗量增加,心室收缩排血时心室壁张力增加,心肌氧耗显著增多。心室收缩时射血时间延长,降低了舒张期冠状动脉灌注时间,及心室顺应性降低,舒张末压增高引起冠脉有效灌注压降低,部分患者因伴有冠心病而心绞痛。心动过速使氧供/需失衡,应大力预防和处理心肌缺血。

2.二尖瓣狭窄 二尖瓣狭窄(MS)多为风湿性,50％患者术前有充血性心功能不全、阵发或持久性房颤等。正常二尖瓣面积 $4\sim6cm^2$,$<2cm^2$ 为轻度,$<1cm^2$ 为中度狭窄,$0.3\sim0.4cm^2$ 为重度狭窄。

(1)左心房向左心室排血受阻:左心室慢性容量负荷不足,左心室腔相对变小,左心房则是容量和压力过度负荷。中后期射血分数降低。

(2)越瓣流率增加:跨二尖瓣压差与瓣口面积和经二尖瓣血流率有关。当心动过速时,舒张充盈时间缩短较收缩期缩短更明显,为了保持心排血量恒定,就需增加越瓣流率,压差与流率平方成正比,当出现快速房颤时就容易发生肺水肿。

(3)呼吸困难:病程长时,左心房压和肺静脉压升高,使肺水渗漏增加,后期在两肺基底部组织肺水肿增加,肺顺应性降低,增加呼吸做功出现呼吸困难。

(4)三尖瓣反流:病情进展时,发生肺动脉高压,肺血管阻力增加,使右心室后负荷增加,而引起右心室功能不全和出现功能性三尖瓣反流。

3.主动脉瓣关闭不全 先天性常伴其他畸形,后天性多为风湿性,主动脉瓣关闭不全常伴有主动脉根部扩张。病理改变如下。

(1)左心室肥厚:左心室容量过度负荷,左心室舒张末室壁张力增加,左心室扩大,室壁肥厚。

(2)心室舒张末压增加:心室舒张期顺应性增加,舒张期主动脉血液大量反流,虽然舒张末容量显著增加,但心室舒张末压增加有限。舒张压低,降低冠状动脉血流量。

(3)影响心肌氧供:左心室肥厚、扩大、基础氧耗高于正常;主动脉舒张压降低,有效冠状动脉灌注压下降,影响心肌氧供。冠状动脉内膜下缺血。

(4)左心室收缩力减低:后期影响心肌收缩性,心脏效能与每搏容量降低,收缩末容量增加,左心室收缩力减低而致左心衰,左心室做功增加。

(5)急性主动脉瓣关闭不全:其左心室大小及顺应性正常。但因突然舒张期负荷过多,造成舒张期压力骤升而降低反流量。左心室每搏容量,前向性心排血量和动脉压降低,通过交感代偿活动以增加外周血管阻力与心率来维持血压,但只能增加后负荷,将进一步降低前向性每搏容量。

4.二尖瓣关闭不全　二尖瓣关闭不全(MI),以风湿性最常见。也可由细菌性心内膜炎、乳头肌梗死及二尖瓣脱垂等引起。其病理变化如下。

(1)心肌氧耗增加有限:左心室慢性容量负荷过多,等容收缩期室壁张力却降低;左心室收缩早期排血入低负荷的左心房,然后才排入主动脉,虽然心肌做功增加,但心肌氧耗增加有限。

(2)反流容量:取决于心室与心房之间的压差,以及二尖瓣反流孔的大小。

(3)心肌收缩性显著损害:一旦患者出现症状,提示心肌已有损害;患者有肺充血症状时说明反流容量极大,＞60％,心肌收缩性已受到显著损害。

(4)急性二尖瓣反流:其左心房大小及顺应性正常,一旦发生二尖瓣关闭不全,形成反流,将引起左心房及肺毛细管压骤升。二尖瓣急性反流多发生在急性心肌梗死后,心功能不全、充血性心衰和肺水肿均发生,即使做紧急二尖瓣置换术而幸存,5年存活率＜30％。

【麻醉处理】

1.主动脉瓣狭窄麻醉管理

(1)保持窦性节律:应尽量保持窦性节律,避免心动过速,增加后负荷及对心肌明显抑制。①快速节律失常,即使血压在适宜范围,仍需积极治疗。普萘洛尔1～5mg,或艾司洛尔25～50mg,或维拉帕米2.5～5mg,以5％葡萄糖液稀释后,缓慢静注,必要时可增量。若药物治疗无效,且心电图提示ST段改变时,采用体外电复律。②室上性心动过速,苯肾上腺素0.1～0.5mg静注。避免心动过缓,因每搏量已下降,靠较快的心率维持冠状动脉灌注。

(2)防治低血压:注意保持血管内容量,避免容量不足,低血压影响冠状动脉灌注和心肌缺氧,每搏量降低可使血压进一步降低。处理:①补充血容量,纠正血容量不足。②用α-激动剂,苯肾上腺素0.1～0.5mg,静注,可升高血压,还可治疗室上性心动过速。除非血压严重下降,避免应用正性肌力药。

(3)高血压处理:①加深麻醉,及时调整麻醉深度。②用扩血管药,一般连续输注硝酸甘油,可降低肺动脉压,而对外周动脉压影响较小。比硝普钠或肼苯达嗪效果好。③正性肌力药,瓣膜置换术后停体外循环时常用多巴胺,若剂量过大也可致血压过高。

2.二尖瓣狭窄麻醉管理　二尖瓣膜置换时麻醉应注意以下几点。

(1)避免心动过速:患者术前存在的心房纤颤以洋地黄类控制心率,用至术前,不要随便停药。患者入手术室后,一旦出现快速房颤,或心室率过快,是患者焦虑、紧张所引起,处理:①静脉追加毛花苷 C,0.2～0.4mg/次。②注意血钾水平。③立即静注镇痛药,更恰当的方法是静注吗啡,0.1mg/kg,解除患者焦虑紧张,降低基础代谢及肺动脉压。④面罩加压给氧。⑤必要时用硝酸甘油 0.3～0.6mg,含舌下,5min 即可奏效,使肺部过多的血流疏导至外周静脉,防止早期肺水肿发生。⑥控制心动过速,患者情况尚可、血压、脉压接近正常范围时,为控制心动过速,可静注普萘洛尔 1～5mg;或艾司洛尔 25～50mg;或维拉帕米 1.25～2.5mg;或柳胺苄心定 5mg 等。

(2)纠正血容量:保持适当的血管内容量。CVP 控制在 10～15cmH_2O,有尿排。

(3)避免加重已有肺高压:为减轻右心室负荷,围麻醉期应积极防治、避免加重肺高压。①及早用扩血管药物。②低血压治疗,瓣膜置换术后低血压治疗会有一定困难,除纠正容量外,静脉输注多巴胺,或多巴酚丁胺,或多培沙明,或肾上腺素1mg,加入 5%葡萄糖溶液 100ml 中 0.05～0.5μg/(kg·min)等,剂量恰当,可增加心排血量和血压,而心率不致过于加速。缩血管药应予避免,因其加重肺动脉高压而促使右心室衰竭。③用血管扩张药与正性肌力药,一旦发现右心室功能不全,应立即用之。

3.主动脉瓣关闭不全麻醉管理

(1)避免增加左心室后负荷:外周血管阻力保持在较低水平,可增加前向性血流,降低反流分数,适当增加心率,可降低反流量和左心室腔大小。

(2)用血管扩张药:如硝普钠、酚妥拉明连续输注,防治围麻醉期血压过高及外周血管阻力增加。血压增高可加重血液反流。

(3)容量支持:部分患者需做容量支持。

(4)静脉输注异丙肾上腺素:当心动过缓时,可引起左心室腔严重扩大,用阿托品常无效,需输注异丙肾上腺素,若心包已被切开时,则可直接采用心脏起搏,提高心室率。

(5)急症主动脉瓣关闭不全:多属抢救性手术,术前已使用血管扩张药治疗,手术日不停药,并过渡到静脉用药。

4.二尖瓣关闭不全麻醉管理　其血流动力学改变同主动脉瓣关闭不全类似。麻醉应注意事项如下。

(1)保持轻度的心动过速:因较快心率可使二尖瓣反流口相对缩小。

(2)维持较低外周阻力:降低前向性射血阻抗,可有效地降低反流量;保持周围静脉适当的扩张,使回心血量有所下降,可降低舒张期容量负荷过重和心室腔大小;血管扩张药对这类患者特别有益。保证足够血容量。

（3）改善换瓣后心室负荷:换瓣后左心室将面对"新的"收缩压峰压、心室排血阻力增加,改善术后心室负荷,可将正性肌力药支持与血管扩张药同时应用。

【麻醉前准备】

1.麻醉前评估　　心脏瓣膜置换术麻醉风险大,麻醉诱导及术中会出现室颤、心搏骤停。麻醉前全面了解病情,充分估计麻醉手术的危险性,做必要的麻醉前准备治疗和选择适宜的手术时机。

（1）心肌缺血或梗死:主诉有无频发性心绞痛,心电图及动态心电及彩超辅助诊断,诊断明确。因为体外循环及再灌注损伤加重病情。

（2）心功能状况:准确判断心衰症状、类型及心功能级别,心衰Ⅱ～Ⅲ级危险性较大,心衰Ⅳ级必经内科治疗、心衰控制后 1 年方可手术。急症除外。

（3）心律失常的性质:室性心律失常Ⅱ级宜先治疗,Ⅲ～Ⅴ级禁忌麻醉,否则危险。急症可在复苏措施或复苏成功后施行。左束支及双束支阻滞患者危险性大。房颤、Ⅲ度房室传导阻滞危险性大。

（4）高血压:三期危险性较大。

（5）呼吸困难:已有慢性缺氧,再出现急性缺氧其危险性增大。

（6）心脏明显扩大:心胸比例＞0.7～0.95,心壁变薄,心肌收缩力减弱,麻醉处理困难,危险性大。

（7）心动过缓:仍然可为麻醉管理造成困难,危险性增大。

2.精神准备　　由于病程长,病变重,患者存在着焦虑、恐惧强烈,麻醉医师术前应与患者交谈,减少恐惧心理和由此引起的心血管反应,使患者不至于过分紧张,有充分的精神准备。

3.麻醉前用药

（1）哌替啶 1mg/kg（或咪达唑仑 0.15mg/kg）,术前 30min 肌注。氟哌利多0.1mg/kg。

（2）东莨菪碱 0.1～0.3mg,术前 30min 肌注。麻醉前用药不可少。

4.其他　　备新鲜血及起搏器等。

【麻醉方法及管理】

1.麻醉要求　　心脏瓣膜置换术的麻醉要求有 3 点。

（1）对心血管功能的影响最小:力求各药物对心血管功能减损降至最低限度。

（2）降低应激反应:对气管插管和外科操作无强烈、过度的应激反应,改善心脏的负荷,保持血流动力学的相对稳定。

（3）控制性强：可按药效和病情随时加以调整。

2.麻醉诱导　须头高15°左右，必要时取半卧位或坐位，面罩吸氧及辅助呼吸，待患者入睡后将床摇平，行气管内插管。

（1）缓慢静注咪达唑仑，0.06～0.08mg/kg。

（2）静注，芬太尼6～8μg/kg＋泮库溴铵0.1～0.2mg/kg，或阿曲库铵0.5～0.6mg/kg，控制呼吸，气管内插管。

（3）诱导前监测：连接 ECG、桡动脉穿刺测压 CVP 等，建立两条静脉通路，在 ECG、SpO_2 监测下诱导，诱导后监测 MAP，15min 后监测动脉血气。

3.麻醉维持　目前以芬太尼类为主的静脉或静吸复合全麻，吗啡因其本身缺点而不用。

（1）芬太尼：连续输注 20～30μg（最大 40～50μg）/kg＋氟哌利多 10mg＋泮库溴铵 0.015～0.02mg/kg，或阿曲库铵 0.1～0.2mg/kg，分次追加，维持一定深度。

（2）咪达唑仑＋芬太尼＋丙泊酚：注意血压及心率变化。

（3）氯胺酮：用于心率过缓患者，静注 1mg/kg。

（4）多巴胺：5～12μg/（kg·min），连续输注等。

（5）吸入全麻药：吸入低浓度的氟烷、异氟烷或恩氟烷，或七氟烷，加深麻醉，维持血流动力学稳定。

（6）安置心外膜起搏导线：所有病例均应预防性安置心外膜起搏导线。

4.麻醉管理

（1）维持循环稳定：患者心功能差、心脏显著扩大、心肌壁薄、收缩力减弱、对麻醉药物耐受性差，管理的关键是维持稳定的循环功能，诱导时循环稳定，避免麻醉药对心功能的进一步抑制。如血压升高、心率有异常时及时处理。防止心动过缓。

（2）严防缺氧：心功能严重减退者，对缺氧耐受性差，入室后吸氧，诱导期充分供氧，用表麻等方法减轻气管插管的应激反应。控制呼吸方法要正确，效果可靠。维持冠状动脉灌注压，防止心肌缺氧。

（3）严密监测：常规监测 ECG、MAP、CVP、SpO_2、体温、尿量及血气电解质。ECG 监测心率、节律和心肌缺血表现，即 ST 段、T 波的改变。有条件时监测经食管超声心动图（TEE），监测心肌缺血比 ECG 更为敏感和准确。手术涉及心脏时，及时提醒手术者，以减少对心脏的压迫和刺激，尽早建立体外循环（CPB），可避免低血压、心律失常或心搏骤停的发生。

5.麻醉后管理　当瓣膜置换完毕，体外循环结束时，血细胞比容为 25％ 左右，管理工作如下。

(1)余血回输:先回输体外循环机器内自体血,后依据计算的失血量,输注库血以补充血容量。

(2)心动过缓:排除低温的影响后,用小量肾上腺素或异丙肾上腺素静脉输注纠正。

(3)血压偏低:输注多巴胺 $3\sim10\mu g/(kg \cdot min)$。

(4)血压过高:血压过高并外周血管阻力增加,静脉输注酚妥拉明;室性早搏,静注利多卡因,1mg/kg。

(5)术后心功能不全:CPB 术后的低温、心肌缺血、缺氧、手术创伤和电解质紊乱等,对原有心功能减退者,更易发生低心排综合征,适当延长辅助循环时间,对患者有益。静注多巴胺,$5\sim12\mu g/(kg \cdot min)$,增强心肌收缩力,若 MAP>100mmHg 者,静输硝普钠,$0.5\sim5\mu g/(kg \cdot min)$,使 MAP 维持在 $60\sim80$mmHg,降低了心脏前后负荷,减少了心肌耗氧,保证了良好的组织灌注。

(6)安置心外膜起搏导线:每例患者都应预防性采用,以便能及时治疗心脏直视手术后心搏无力或心律失常,尤其心功能差、心脏巨大者。

二、先天性心脏病手术麻醉

先天性心脏病(CHD)手术是常见的心脏手术,占心脏手术中的首位。发病率占存活婴儿的 $0.6\%\sim0.8\%$。常见的有室间隔缺损(VSD)修补术,房间隔缺损(ASD)修补术和法洛(TGA)四联症根治术等。目前手术成功率大大提高,麻醉病死率接近零,手术病死率也降到 2%。成功的麻醉是手术顺利完成不可缺少的重要环节。

【麻醉前评估】

1.病史 是病情评估的主要依据,必须详尽、准确。包括询问症状、畸形表现、活动状况、喂养方式、内外科治疗史和现状、过敏史、麻醉史、气道情况及新生儿母亲的病史等。

2.体检

(1)一般表现:低氧血症、肺血流增多、容量负荷增大、充血性心衰、皮肤发绀、活动能力下降等。

(2)生命体征:血压、脉搏、呼吸、气道以及心肺体征等。

3.实验室检查　ECG、X线胸片、超声心动图、心导管等。

(1)先天性心脏病的 ECG 表现:见表 7-1。

(2)胸部 X 线片:术前 X 线胸片提示肺血流淤血、心脏大小、肺血管浸润气道、心脏错位和畸形、主动脉弓位置及内脏位置和肺部浸润等情况。

(3)生化检查:包括血常规、尿常规、电解质和尿素氮,以及肝功能和凝血功能等,其他特殊检查按病情需要进行。

(4)超声心动图:无创性二维超声图像和彩色多普勒技术对诊断先天性心脏病有价值,二维超声心动图能显示心内和心外解剖结构和动力学特征。M 型超声心动图测量大血管和心腔直径,心室功能(按收缩和舒张时心腔大小)及估计压力。多普勒超声心动图可判断血流方向、流速等。

(5)心导管检查:了解分流位置、方向和大小,各腔压力,肺血管阻力(PVR)、全身血管阻力(SVR)等。注入造影剂进行心血管造影。

表 7-1　先天性心脏病 ECG 表现

CHD	ECG
室间隔缺损(VSD)	V_3、V_4 导联 QRS 高电位,LVH、RVH 或两者均有
房间隔缺损(ASD)	V_1 导联 rSR,右心房增大,Ⅰ度 AVB,房性节律失常
动脉导管未闭(PDA)	与 VSD 相似,左心房增大,Ⅰ度 AVB
主动脉瓣狭窄(AS)	LVH,伴 ST 段和 T 波改变,重度狭窄 25% 患者 ECG 正常
不对称性中膈肥厚(ASH)	明显 Q 波在Ⅰ、Ⅲ、F、$V_{5\sim6}$,左胸前导联 R 波高耸,LVH
主动脉缩窄(COARS)	正常,或 LVH,V_1 偶见 rSR
肺动脉瓣狭窄(PS)	RVH,V_1,T 波向上或 qR(RV 压力>LV),V_1 为 R 或 rR(LV 压力<RV),$V_{1\sim3}$ R 波为主,T 波向上(见于重症 PS)
法洛四联症(TOF,TGA)	RVH,$V_{1\sim3}$ R 波为主,T 波向上,RVHqR 或 V_1 rSR
心内垫缺损	LAS,不完全 RBBB,偶见Ⅰ度 AVB
Ebstein 畸形	右心房增大低电位,非典型 RBBB,10% 出现 WPW。15%～20%Ⅰ度 AVB,房性过速
三尖瓣缺损(TA)	80%～90%LVH 或 LAD 右心房增大

注:表中缩写:LVH,左心室肥厚;RVH,右心室肥厚;WPW,预激综合征;LV,左心室;RV,右心室;LAD,电轴左偏;AVB,房室传导阻滞

4.CHD 高危指标　$SpO_2<75\%$;肺血流(Qp):全身血流(Qs)>2∶1;左室流出道压力阶差>50mmHg;右室流出道压力阶差>50mmHg;$PVR>6wood^U$;HCT>60%。具备任何一条均表示高危。

【麻醉前准备】

1.患儿准备

(1)麻醉前用药:包括心脏用药、预防性抗生素和镇静药。达到保持患儿充分安静、合作、麻醉诱导平稳、减少麻醉药用量的目的,要求不抑制呼吸和循环,发绀型患者剂量要重。①基础麻醉,氯胺酮 $5\sim6mg/kg$,于术前30min肌注。或口服咪达唑仑糖浆,$0.5\sim0.75mg/kg$。②东莨菪碱,$0.01mg/kg$ 术前30min肌注。③吗啡,$0.05\sim0.2mg/kg$,术前 $30\sim60min$ 肌注。④阿托品,仅用于心动过缓者,$0.02mg/kg$。或东莨菪碱,$0.01\sim0.04mg/kg$,术前30min肌注。

(2)充分吸氧:麻醉前吸入高浓度氧,提高 SpO_2 的高度。合并气道梗阻者,或呼吸功能不全者,禁用麻醉性镇痛药和镇静药。

(3)麻醉前准备:①术前用洋地黄和利尿药的患者,持续用药至术日晨,或连续用药至术中;②重症新生儿和小儿术前,连续输注多巴胺和前列腺素者,术中应维持输注;③婴幼儿术前喂清饮料,术前 $6\sim8h$ 禁食,$2\sim4h$ 禁饮水;④发绀型伴细胞增多症($Hb>60\%$),术前静脉输液,乳酸钠复方氯化钠溶液 $10ml/kg$,使血液稀释,输液量可增加 $1\sim1.5$ 倍。但充血性心力衰竭者应限制液量,仅需维持量的 $1/4\sim1/2$。

2.诱导前准备　入室患儿要保持安静、合作,当焦虑、啼哭和挣扎时,可肌注氯胺酮或咪达唑仑,基础麻醉。

(1)吸氧:法洛四联症患儿每天吸氧。

(2)监测和穿刺:行 ECG 及 SpO_2 监测。经桡动脉(或股动脉)穿刺置管,直接动脉测压,显示动脉波形、SP、DP 和 MAP 数值。测 CVP,输液、注药治疗(如 5%碳酸氢钠、极化液等)。经鼻咽腔及肛门置入测温探头监测温度。有条件时,测左心房压、右心房压或肺动脉楔压(PAWP),或经食管超声探头行心血管功能监测。

(3)保暖:非 CPB 时要注意保暖,室温 $24\sim26℃$,预防低温对心脏、肺血管的不良反应。备加温设备。低温 CPB 时,室温不宜过低。

【麻醉处理】

1.静脉诱导　可使患儿尽快安静,减少干扰患者病理生理与代偿机制之间的平衡,药物选择根据年龄和病理变化决定。

(1)发绀型患者:静注,氯胺酮 $1.5mg/kg$+芬太尼 $10\mu g/kg$+泮库溴铵 $0.1\sim0.2mg/kg$或维库溴铵 $0.08\sim0.1mg/kg$。气管内插管,控制呼吸。

(2)右向左分流患者:可缩短诱导期选氯胺酮。

（3）充血性心力衰竭患者：避免用硫喷妥钠，选芬太尼、氯胺酮、舒芬太尼等。

2.吸入全麻药诱导　其优点是麻醉浓度易于调节，苏醒迅速，减少心肌消耗，术毕可早期拔管。氟烷增加迷走神经张力，异氟烷扩张血管。

（1）面罩吸入全麻药：患者入室时已入睡，诱导开始用面罩吸入七氟烷诱导。

（2）先静注静脉全麻药后吸入全麻药：若患者未入睡，先用静脉全麻药，入睡后再吸入全麻药。

3.麻醉维持　按病情、手术方法及术毕是否带回导管而定。多选用以芬太尼族（如芬太尼、舒芬太尼、瑞芬太尼等）为主的静脉复合或静吸复合麻醉。

（1）芬太尼：分次静注或连续输注。机械通气。$10 \sim 20 \mu g/kg$，分次缓慢注射。连续输注，$30 \sim 50 \mu g/kg$，稀释后连续静脉输注或泵注。咪达唑仑 $0.1 \sim 0.2 mg/kg$。分次静注。

（2）联合吸入全麻药：易于调节麻醉深度，术毕从肺部排出，可早期清醒拔管。常用 1％恩氟烷吸入，或 1％七氟烷吸入，或 0.5％～1.0％异氟烷吸入，潮气量 $10 ml/kg$。吸入浓度可逐步减低，间断吸入。不用氧化亚氮吸入。

4.监测　全面监测是安全的保障，先天性心脏病手术 CPB 中监测困难，但却十分重要，常用方法及其临床变化的意义如下。

（1）MAP：CPB 中 MAP 高，提示管道位置不当、SVR 升高或浅麻醉。低血压时通常表示 SVR 下降、支气管侧支循环存在及其测压管道移位等。

（2）CVP：转流开始 CVP 升高，因上腔导管位置不当、血容量过多和静脉管阻塞。CVP 降为负压，是静脉血回入储血器产生虹吸作用所致，CVP 正压或零见于右心室剖开时。

（3）体温：降温和复温过程必须由测温器监测，其探头置入鼻咽部示身体中央温度，温度变化的速度也表明组织灌注情况。

（4）血气分析及电解质和激活凝血时间：这 3 项监测在先天性心脏病手术 CPB 管理中很重要。①血气分析，CPB 中转流开始、转流中和转流后应监测 PaO_2、$PaCO_2$，以提示呼吸功能和 pH 等。$PaCO_2$ 应为 $28 \sim 35 mmHg$。②电解质，血液稀释可造成电解质紊乱，尤其是钾；转流中使用高钾心肌保护液，使钾离子紊乱，应间断测定血钾变化。③激活凝血时间，在施行升主动脉插管前，常规经心内注射肝素 $2.5 \sim 3 mg/kg$，通过测激活凝血时间（ACT）达 480s 提示抗凝作用合适，转流中每 30min 测 ACT 1 次，转流毕静注鱼精蛋白拮抗肝素（常用量之比为鱼精蛋白 1.5mg

拮抗肝素 1.0mg），注入鱼精蛋白 10min 后，再测 ACT，直至正常值（90～120s）即可。

（5）尿量：观察尿量，了解心功能和肾功能情况，指导术中输液。

（6）潮气量：术中充分供氧，可随时测定潮气量，按 6～7ml/kg 计算，轻度过度换气，全麻结束＞6ml/kg。

5.心肌保护　是先天性心脏病手术麻醉成功的关键之一，为麻醉科医师和手术医师一直关注的热点课题，常用方法如下。

（1）体外转流全身低温：降温 25～30min，鼻咽温达 15～17℃，直肠温 18～20℃。酚妥拉明 0.5mg/kg，加入 5% 葡萄糖液输注，促进降温。

（2）冷心停跳液：钳闭主动脉，于升主动脉正行灌注 0～4℃心肌保护液，近 20 余年来临床采用的常规方法。首次灌注 15～20ml/kg。＜1 岁婴儿（体重＜10kg），或特殊复杂畸形矫正术，可采用深低温停循环（DHCA），手术野完全无血，无插管阻碍，不用心内吸引，有助于精细地进行心内操作；减少非冠状血流，加强心肌保护；缩短转流时间，以减少血液破坏。目前含血停跳液中，温血停跳液应用较普遍。

（3）心脏局部降温：心脏表面置冰生理盐水和冰屑、小冰袋等局部降温有助于降温。

（4）控制室温：降低室温，头、颈部置放冰袋等，有助于降温。

（5）深低温下停跳：对新生儿及婴幼儿未成熟心肌的保护方法未取得一致意见，有的主张血液降温至深低温后，心肌在深低温下停跳（DHCA），不提倡用停跳液灌注。成人采用的多次停跳液灌注方法并不适用于小儿。

6.转流技术　CPB 是先天性心脏病及心血管外科的重要条件和技术保证，有其特点。过去小儿 CPB 由于大量血液稀释、血液成分严重破坏等影响，婴儿 CPB 并发症发病率和死亡率较高。成人预充液与血容量之比为 0.25∶1，而婴儿则为 3∶1，故转流期间的循环容量是以预充液为主，在小儿的预充液内必须追加红细胞或全血。近年有以下改进。

（1）膜肺氧合：应用于小儿先天性心脏病手术有较快发展，氧合功能明显提高。总体设计上由分体式发展为氧合、变温、储血于一体的整体结构，并有肝素附着的先进工艺。

（2）离心泵：为 20 世纪 90 年代来比较普及的，以代替滚压泵。新的 CPB 机和氧合器，可减少预充液，减少血液成分破坏，提高氧合效果，克服和减少 CPB 存在问题和弊端。

(3)维持组织灌注良好:婴儿的血管床开放,无阻塞性病变,血管阻力小,转流中即使流量很高(达 150ml/kg),MAP 仍低,为 20~40mmHg,虽然 MAP 低,组织灌注氧合却良好。应严密观察,若 MAP 低而 CVP 稍升高(如上、下腔静脉管道移位或阻塞),将使组织灌注明显下降,而导致组织缺血。转流技术和手术操作影响患者的安危。

7.转流期间的麻醉管理 先天性心脏病手术心肺转流期间需做以下麻醉处理。

(1)注意观察:①维持一定的气道压,钳夹阻断主动脉后,左心室射血停止,机械通气应即中断。麻醉机继续供氧,维持气道压 2.3~3.5mmHg。②转流,转流开始注意观察头面部肤色和 CVP,及时发现上腔管道阻塞,或动脉插管方向错误,并正确处理。③灌注,通过 MAP、CVP、尿量、体温下降速度、pH 和静脉血氧饱和度(S_vO_2)等监测,维持灌注良好。

(2)维持麻醉深度:转流中维持足够的麻醉深度,保持患者安静,无自主呼吸。转流前、中,追加芬太尼、咪唑安定、肌松药,也可在 CPB 机上安装吸入全麻药蒸发罐,吸入异氟烷以维持麻醉。

(3)备转流毕用药:备正性肌力药、血管扩张药、利尿药、鱼精蛋白等;备起搏器、冰冻血浆、血小板、平衡盐液等,转流毕使用。

(4)复温:心内手术操作完毕始复温。①停止转流的条件,畸形纠正完成;鼻咽温达 36~38℃,直肠温>32.5℃;ECG 显示良好心律;pH、电解质、Hb 等均于正常范围;MAP 正常(即使应用正性肌力药时)等。②机械通气,转流停止,施行机械通气,吸入高浓度氧。③静注鱼精蛋白,CPB 机供血停止,不考虑再次转流时,可经主动脉根部推注或静注鱼精蛋白对抗肝素作用,密切观察血压,并复查 ACT。

8.转流后管理 转流后的麻醉管理更为重要。

(1)维持血流动力学稳定:当转流停止,即连续输注正性肌力药和血管扩张药,可持续数日,至 ICU 中逐渐停药,过早停药对维持血流动力学稳定不利。根据左心房压(LAP)、MAP、CVP 或肺动脉楔压(PAWP)及尿量等纠正血容量不足或过多,连续输注冰冻血浆、5%白蛋白或全血等胶体溶液,以替换体内水分,给予血小板等纠正凝血功能障碍。

(2)拔除气管导管:术后可选择性早期拔除气管导管。

手术室内拔管指征:全清醒,全身暖,肢体有力;自发呼吸恢复,血气分析正常;

转流时间短,用或不用 CPB,主动脉钳闭<30min;肺动脉压正常或反应存在;血流动力学稳定,未用药支持;凝血功能正常,无需再次手术。

术毕早期拔管:可减少术后并发症和缩短患者在 ICU 停留时间,术后机械通气不宜过久,以免产生依赖性。满足下列条件者早期拔管:①术前呼吸功能正常,术后 SpO_2 正常;②术前心功能Ⅱ～Ⅲ级,心脏畸形矫正满意;③心脏复跳后功能正常,循环功能稳定;④术毕很快恢复神志和自主呼吸。

安全护送患者至 PACU 或 ICU:对留置导管的患者,搬动前静脉追加芬太尼和非去极化肌松药,以保证患者护送途中安稳、防止躁动和寒战;准备急救用药,携带体积小的监测仪,护送途中继续人工呼吸,以确保安全。

【常见手术的麻醉】

1.房间隔缺损(ASD)麻醉

(1)维护心排血量(CO):维护心率、前负荷和心肌收缩性,以维护 CO,因为 CO 下降可影响全身器官组织灌注压。

(2)防止 PVR/SVR 下降。

(3)避免 PVR/SVR 升高:否则可导致右向左分流。ASD 多数患者心功能储备良好,诱导和维持麻醉均可获得合适的麻醉深度,血流动力学平稳,不合并肺阻塞疾病,通常术毕可早期拔管。

2.室间隔缺损(VSD)麻醉　VSD 占先天性心脏病第一位,为 30%。麻醉原则如下。

(1)维护 CO 稳定:CO 减少将影响器官组织的灌注,故要维持心率、前负荷和心肌收缩性平稳,以维护 CO 稳定。

(2)避免 PVR/SVR 不稳定:比值升高,可造成右向左分流,比值下降,则 CO 下降。

(3)缓解右向左分流:若右向左分流增加时,应加强机械通气,降低 PVR,并维持和提高 SVR,以缓解右向左分流。

(4)麻醉选择:VSD 心功能良好,选用静脉或静吸复合麻醉诱导和维持,血流动力学平稳,气管插管后可维持良好通气,PVR/SVR 稳定。

(5)新生儿和婴幼儿 VSD:其 VSD 伴充血性心衰时,选芬太尼或舒芬太尼,可维持血流动力学平稳,并可抑制因手术操作所致 PVR 升高,诱导前肌注氯胺酮5～6mg/kg,用于不合作者。

(6)拔管:VSD 修补后,肺动脉压立即下降,术毕血流动力学稳定时,符合拔管指征即可拔管。

(7)维持正常心率:有的患者因手术操作影响,可出现房室传导阻滞,需用异丙肾上腺素 $0.01\sim0.05\mu g/(kg\cdot min)$,输注,或起搏器维持正常心率。

(8)支持右心室工作:若 PVR 下降不明显时,用机械呼吸,静脉连续输注多巴酚丁胺 $5\sim10\mu g/(kg\cdot min)$,或多巴胺 $5\sim10\mu g/(kg\cdot min)$,支持右心室工作。

3.法洛四联症(TOF)　麻醉 TOF 是最常见的发绀型先心病,麻醉期间尽管吸入纯氧,因受多种因素影响有时发生严重发绀,甚至诱发右心室漏斗部痉挛而致心搏骤停。死亡率高,麻醉有特殊性。TOF 根治术麻醉要求如下。

(1)维持 CO 通过维持心率、心肌收缩性和前负荷稳定,支持 CO。

(2)避免 PVR/SVR 升高或下降:否则将增加右向左分流,加重发绀。

(3)预防抑制心肌收缩性:尤其是严重流出道狭窄者。

(4)维持良好的机械通气:可降低 PVR,控制或提高 SVR,这对流出道重度狭窄者尤为重要。

(5)积极防治低氧血症:设法提高 SpO_2,防止漏斗痉挛,保障患者安全。①麻醉前充分吸氧,麻醉前吸入 100%氧。②充分镇静,因 TOF 患儿恐惧、哭闹、闭气致肺血流减少,加重发绀,且诱发漏斗部痉挛。术前肌注氯胺酮 $5\sim8mg/kg$,或口服氯胺酮,基础麻醉,消除恐惧、哭闹与闭气。③解除漏斗部痉挛,用普萘洛尔 $0.01\sim0.1\mu g/kg$,或艾司洛尔 $2.5\sim5.0\mu g/(kg\cdot min)$,静脉输注,可解除漏斗部痉挛。④提高 SVR,用去氧肾上腺素 $10\sim20\mu g/kg$ 静注后,10mg 加于 5%葡萄糖溶液 100ml,以 $2\sim5\mu g/(kg\cdot min)$连续输注,可提高 SVR 并降低右向左分流。⑤纠正酸中毒、降低肺循环阻力,改善肺血流量可提高氧饱和度。5%碳酸氢钠 2ml/kg 静脉输注纠正酸中毒。⑥及时补充血容量与纠正低血压,低血容量及血压降低,肺循环血流减少和右向左分流增加,加重缺氧和发绀,故术中应及时补充血容量。小儿腔静脉插管引流血量会引起严重低血压,应及时补充。当严重低血压时,去氧肾上腺素 0.02mg/kg 静注可增强体循环阻力,促使静脉血回流。

(6)麻醉选择:麻醉诱导和维持若选择吸入全麻药,可使肺循环阻力(PVR)和体循环阻力(SVR)同时降低,平稳。氯胺酮 $1\sim2mg/kg$ 是唯一收缩血管的静脉麻醉药,适用于 TOF 患者诱导,使血压平稳或略升高。芬太尼 $2\sim4\mu g/kg$ 或舒芬太尼 $0.7\sim1.0\mu g/kg$ 对循环抑制小,抑制 PVR 升高。

(7)支持右心室工作:术毕用机械呼吸,支持呼吸,降低 PVR;静脉输注多巴酚丁胺 $5\sim15\mu g/(kg\cdot min)$,或多巴胺 $5\sim10\mu g/(kg\cdot min)$支持右心室工作,而不增加 PVR。同时输注硝普钠 $0.5 \sim 2\mu g/(kg \cdot min)$，或前列腺素（PGE）$15 \sim 30\mu g/(kg \cdot min)$。处理后 PAP 仍高时，用 NO（浓度为 $20 \sim 40ppm$）吸入；心肌收缩力欠佳者用米力农 $0.25 \sim 0.75\mu g/(kg \cdot min)$。

三、冠状动脉旁路移植术的麻醉

冠心病旁路移植手术（CABG）治疗是冠心病治疗措施中最有效和最后的手段，在心脏手术分类中占第 3 位。手术病死率约为 2%，麻醉病死率更低。1967 年 FavAloro 首次报道用大隐静脉进行主动脉、冠状动脉旁路移植，以改善心脏心肌血供，便在欧美推广。我国 1980 年开始此项手术，目前全国各大城市已普遍开展此项手术治疗。麻醉科医师在 CABG 中作用尤为重要，应有相应的技能。麻醉前应全面评估，制订合理的麻醉用药方案，术中严密观察，减少心肌缺氧、缺血发生，尽早发现，及时处理。

【适应证】

1.三主干之一心肌梗死　心绞痛，左前降支、左回旋支和右冠状动脉三主干之一梗死、狭窄$>90\%$。

2.与瓣膜同时手术　因瓣膜疾病、冠状动脉主干梗死两者同时手术。

3.急症手术　急性心肌梗死伴休克、冠状动脉成形术失败、溶血栓性治疗后急症手术。使患者消除心绞痛，能正常生活和工作，并预防心肌梗死和猝死。

4.无症状者　无症状但冠状动脉造影及心电图运动试验阳性者。

【麻醉前评估】

1.心功能　手术和麻醉的风险极大。心功能麻醉风险评估标准如下。

（1）心功能佳：胸部绞痛，无心衰，左心射血分数（EF）>0.55、高血压。

（2）心功能差：心衰，EF<0.4，室壁运动障碍，左室室壁瘤，LVEDP$>18mmHg$，冠状动脉左主干狭窄$>90\%$。PTCA 失败后急症手术或心肌梗死后<7天手术，年龄>75 岁，围术期危险性大。

2.并发症的有无及处理　并发症包括高血压、肥胖、肝肾疾病、糖尿病、肺疾患、心瓣膜疾患、甲亢、甲减、高胆固醇、精神病药物依赖、酒精中毒、吸烟等，危险性大。

3.全面检查　冠状动脉搭桥手术患者术前应全面地接受心血管功能检查，以评估心功能。

（1）ECG 和运动试验：提高术前患者心肌缺血的检出率。①ECG，可查出心肌缺血及心肌梗死的部位，估计严重程度；估计左、右心室肥厚和左、右心房扩大，心律失常检测等。ECG 正常不能排除冠心病。②运动耐量试验，术前进行运动耐量试验诊断胸痛、估价冠心病严重程度及评价治疗心绞痛的疗效等。

（2）核素闪烁摄像术：闪烁摄像术比 ECG 检查更准确。左前降支病变诊断准确率为 86%，右冠状动脉敏感性为 80%，回旋支准确率为 60%。

（3）X 线检查：冠状动脉造影术，可明确冠状动脉病变部位和狭窄程度，并可计算 EF 等。X 线胸片后前位和侧位片等检查，两侧肺门充血，则提示收缩功能不全。冠心病患者心胸比例＞0.5，心影增大，提示心功能。

（4）超声心动图：M 型超声心动图不能测定心室壁的缩短和厚度，对心功能估价有所限制；而二维超声心动图通过测量收缩末和舒张末的心腔直径，以测定左或右心 EF，计算 SV、CO 等估价心功能，可判断室壁活动正常、低下、反常和消失，评价心肌功能。

【麻醉前准备】

麻醉前准备极为重要，同体外循环麻醉，特别强调如下。

1.消除焦虑和顾虑　麻醉前访视，按全麻常规要求，做好心理治疗和解释，消除患者焦虑和思想顾虑，安静和有信心。

2.麻醉前用药　CABG 患者麻前用药应结合患者心肌缺血情况及术前药物治疗效果来考虑。

（1）术前治疗用药：重点在控制并发症。除抗凝药外，抗心绞痛药、β 受体阻滞药、钙阻滞药、抗高血压药和强心药（正性肌力药）等。用药一律持续到术前当日。可降低围术期心肌缺血发生率。

（2）镇痛镇静药：吗啡 0.2mg/kg＋东莨菪碱 0.3mg，术前 0.5h 肌注，用于左心功能正常者，焦虑者加服地西泮。左心室功能受损者（EF＜0.25），吗啡和东莨菪碱量减半。可不用地西泮。

（3）镇静颠茄类：咪达唑仑 10mg＋东莨菪碱 0.3～0.5mg，术前 0.5h 肌注。

（4）α 受体兴奋药：可乐定 5μg/kg，术前 1h 口服，减慢 HR。

【麻醉处理】

1.麻醉选择　同体外循环麻醉。即选用气管内插管、全凭静脉或静吸复合全麻、在 28～30℃ 血流降温、体外循环、心脏停止跳动下进行手术。做好诱导前工作，诱导的方法和药物的选择，应根据患者心功能等情况进行。

2.麻醉诱导

(1)面罩吸氧:入室后面罩或鼻导管吸氧。

(2)开放静脉:在左上肢及双下肢开放两条静脉。

(3)预防性用药:静脉连续输注 0.12‰～0.2‰NTG,根据血压调节其输速,以减少心肌缺血发生。

(4)监测:局麻下行桡动脉穿刺,监测 MAP,颈内静脉穿刺置管,监测 CVP、ECG、体温、尿等,必要时监测 LAP、PAP、PAWP 和 CI。入手术室后静注咪达唑仑 1～2mg,保持患者安静。

3.诱导用药

(1)咪达唑仑 0.15～0.2mg/kg＋芬太尼 10～20μg/kg＋泮库溴铵 0.1～0.2mg/kg,或罗库溴铵 1mg/kg,或维库溴铵 0.15mg/kg,静注,肌松后气管内置管。麻醉呼吸机通气。

(2)依托咪酯 0.3mg/kg,或丙泊酚 2～3mg/kg＋芬太尼 5～20Ug/kg＋哌库溴铵 0.15～0.2mg/kg(或阿曲库铵 0.16～0.6mg/kg,或维库溴铵 0.07～0.1mg/kg),静注,肌松后置管,控制呼吸,左心室功能差(EF<0.4)的患者应用。

(3)咪达唑仑 0.15～0.40mg/kg＋芬太尼 20～100μg/kg＋泮库溴铵 0.1～0.2mg/kg,或维库溴铵 0.07～0.1mg/kg,静注,控制呼吸,同时吸入异氟烷,或地氟烷,或恩氟烷,预防血压升高和心率增快,左心室功能尚佳(EF>0.4)患者应用。

(4)丙泊酚 50mg＋芬太尼 80～100μg/kg＋咪达唑仑 0.15～0.2mg/kg＋哌库溴铵0.15mg/kg,静注,肌松后置管,同时吸入异氟烷,行机械通气。

4.麻醉维持　以镇静药、麻醉性镇痛药、肌松药全静脉麻醉或与吸入全麻药联合用药,麻醉维持,相互取长补短,达到适宜麻醉深度和循环稳定。

(1)芬太尼 20～60μg/kg,咪达唑仑 0.1～0.2mg/kg,泮库溴铵 0.1～0.2mg/kg,或哌库溴铵 0.1～0.15mg/kg 分次静注,间断吸入 0.5%～1%恩氟烷或异氟烷。

(2)芬太尼 30～60μg/kg,连续输注,或 10μg/(kg·h)泵注,分次静注咪达唑仑 0.2～0.4mg/kg,或氟哌利多 0.1～0.2mg/kg,必要时吸入恩氟烷,或异氟烷,或地氟烷。灌注压高时,连续输注丙泊酚 30～50μg/(kg·min),或硫喷妥钠 2～3.5mg/kg,间断静注。维库溴铵 0.07～0.1mg/kg,或泮库溴铵 0.1～0.2mg/kg,静注,维持麻醉。

5.麻醉管理

(1)麻醉深度适宜:CABG 麻醉前用药剂量要偏重,达到充分镇静。CABG 麻醉最常用的是芬太尼类,可抑制气管插管反应,预防心率和血压急剧升高。舒芬太尼 $2\sim3\mu g/kg$,药效比芬太尼大 10 倍,用后血流动力学比芬太尼稳定,起效快,排泄迅速,易于诱导,苏醒快,深受欢迎,有替代芬太尼的趋势,是阿片类药物中 CABG 的首选药物。大剂量连续输注,或在切皮、锯胸骨、转机前、关胸等步骤,分次静注芬太尼 $0.7\sim2.0\mu g/kg$、哌库溴铵 $0.06\sim0.08mg/kg$,或吸入 $0.5\%\sim1\%$ 恩氟烷等麻醉药加深麻醉。危重患者 CABG 麻醉处理较困难,要缓慢注药和用药个体化。特别是左主干冠状动脉疾病及其相应的冠心病患者,病情危急,突然血压下降,致左心室心肌的血供中断而心搏骤停。诱导时要预防低血压,以静脉麻醉为主,避免用吸入全麻药。用药小量分次,按患者的心血管反应予以调整,切忌用快速诱导法。

(2)麻醉管理的重点:是维持血流动力学稳定,力保心肌总供氧量及减少总耗氧量。①麻醉诱导力求平稳,尤其是诱导期,维持循环稳定,切忌血压波动,心率增快。②保持心肌氧平衡,麻醉中应避免缺氧和 CO_2 蓄积,避免减少氧供应和增加氧消耗的因素,应降低心肌耗氧量,减轻心肌工作量,保证心肌供氧,尽量减少心肌氧需求。避免减少氧供应因素,包括冠脉血流量下降;心动过速、舒张压下降、前负荷增加、低碳酸血症和冠状动脉痉挛等。氧提取减少的因素,如贫血、大出血、血管扭曲、气道不通畅、缺氧、供氧不足和手术刺激心脏导致的严重心律失常等均可发生减少氧供应。以下情况发生时增加氧消耗,如心动过速,心率与收缩压乘积(RPP)=心率×动脉收缩压。RPP<12000 不会发生心肌缺血,否则有心肌缺血的阳性表现;心肌壁张力增加;无论增加前负荷或后负荷均可使心肌壁张力上升;三联指数(TI)=心率×动脉收缩压×PCWP。TI 值应维持在<150000。另以 RPP_1 2000、TI 150000 为标准进行计算,两者之商 PCWP 数值为 12.5,而 $PCWP_1$ 2.5mmHg 为正常范围。室壁瘤切除患者,PCWP>15mmHg;当增加心肌收缩力时。③补充血容量,应重视限制液体入量。术中根据血压、CVP、尿量等来指导输血、补液,输入乳酸林格液和 5%葡萄糖,输速为 $10\sim15ml/(kg\cdot h)$。血压偏低时,加快输注羟乙基淀粉或聚明胶肽。转流前不输血。复跳后及时输血。④应用扩张血管药,尽量维持血流动力学稳定的同时,常规应用血管扩张药作预防性用药。TNG 为围术期血管扩张药的首选药。$0.5\sim0.7\mu g/(kg\cdot min)$ 为常用量,根据 MAP 变化予以调整输注速度。SNP 用于高血压患者,或对 NTG 反应差者,及时用 $0.5\sim5\mu g/(kg\cdot min)$,使 MAP 维持在 $60\sim80mmHg$。⑤β受体阻滞药,心动过速时,除加深麻醉外,还用 β-阻滞药降低心率。于 CABG 术前普萘洛尔 $0.5\sim5mg$

静注或溶于 5％葡萄糖液 100ml 连续静脉输注,术后心律失常的发生率下降。可减少心肌梗死面积,改善心肌缺血时局部血流。或将艾司洛尔 150～300μg/(kg·min)从 CPB 连续注入,可有效控制心率,减少 CABG 围术期心肌缺血发生。⑥钙通道拮抗药,如尼福地平、尼卡地平、维拉帕米和地尔硫草等均可降低冠脉阻力,扩张冠脉,增加其血流量,降低心肌缺血的发生率。先以地尔硫草 0.05～0.15mg/kg静注,后以 1～5μg/(kg·min)的速度输注,要警惕心率和血压下降。⑦避免深低温,降温维持在 28℃左右,一般在 28～30℃体温下进行。

(3)麻醉处理:①维持气道一定压力,频率为 10～12/min,据血气分析调整潮气量。维持 $PaCO_2$ 40～45mmHg。完全灌注后停止通气,但维持气道压力于+5～+10cmH_2O,麻醉药经静脉或氧合器给药。②维持循环稳定,左心室功能尚好者,有低血压时停全麻药,加大灌注量,给甲氧明 3～5mg 静注。有高血压时,加深麻醉和用血管扩张药治疗。③左心室功能不全者,一般用芬太尼量较大,不用吸入药。④维持钾平衡,血管吻合好后,先复温、除颤,抽血查 pH 及血钾。高血钾者给碳酸氢钠、氯化钙、50％葡萄糖和胰岛素。⑤房室传导阻滞者,安放起搏器。⑥停用体外循环机前 15～20min,停用全麻药,灌注量逐渐减少,密切观察心电图改变,以 CVP 和 PCWP 指导下,补充血容量。一般 5～15min 可停止体外循环,此后维持浅麻醉。⑦心功能不好者用氯化钙、多巴胺等强心药,心排血量仍低或高血压者,可加用血管扩张药,有条件时,采用主动脉内反搏等辅助循环。

(4)预防体外循环后低心排:体外循环后低心排是最常见的并发症,防治方法:①应用正性肌力药,多巴胺 2～10μg/(kg·min)或多巴酚丁胺 2～10μg/(kg·min),严重低心排者用0.016‰肾上腺素 1～2μg/kg 或去氧肾上腺素 0.5～1.0mg静注。对复跳后血压不易维持的患者早用。②体外循环全心或左心辅助,利用左心室及右心室辅助泵装置辅助,适用于因心肌收缩无力所致的重度心肌缺血,或因心肌缺血引起的心衰。③主动脉内气囊反搏术,对冠心病伴心绞痛而心功能正常者,通常可缓解症状,对于心功能不全患者可提高冠状动脉灌注压(CPP),提高EF,解除心肌缺血,改善心泵功能。④去氧肾上腺素,300～500μg 静注,对低血压患者可升压。

(5)术后管理:经 TEE 检测转流后心肌缺血发病率为 36％,85％患者术后发生并发症。ECG 监测术后心肌缺血发病率为 40％～75％,比术前、术中发病率高。加强术后管理,提高冠心病搭桥术的成功率。术后管理措施为:①术后镇痛,丙泊酚 5～10ml/h 输注,使患者保持安静,降低应激反应,防止术后高血压。或术后

PCA镇痛。②充分供氧,术后呼吸支持8～48h,维持良好通气。③加强监测,术后持续监测呼吸循环2～3天、静脉输注血管活性药3～6d监测下维持循环平稳。④防治出血及心脏压塞,观察患者面色、血压及引流管引流物的质和量,早期发现,及时处理。⑤防治再栓塞,使用双嘧达莫、阿司匹林1年以后,改善移植静脉的通畅,防止再闭合形成。⑥预防感染和高热,术后常规应用广谱抗生素,高热对症处理。

四、常温或浅低温不停跳心脏手术麻醉

低温心脏手术,心肌耗氧量减少,作为一种心肌保护方法被广泛采用。为避免低温心肌保护法和多次间断灌注损伤的缺点,一直在寻找更理想的心肌保护方法。近年来报道的常温CPB,能显著降低心脏的氧需量,成为心肌保护较理想的新技术。1987年由加拿大多伦多大学医学研究中心创立,国内1991年引进该项技术,效果满意。也有报道浅低温CPB对机体各种功能的不良影响极为有限,有其优越性。随着常温外科的发展,新的手术方式——心脏不停跳CPB心内直视手术正在兴起。现将常温及浅低温CPB心脏手术麻醉简述如下。

【概念】

1.常温手术 一般指直肠温度在35～37℃。手术是在心脏搏动的生理状态、无机械辅助循环的情况下进行的。即不降温。

2.浅低温手术 一般指直肠温度在32～36℃,在浅低温下进行手术。

3.心脏不停跳手术 肝素化后分别行主动脉、上、下腔静脉插管,转机后仅阻断上、下腔静脉,不阻断升主动脉,维持心肌血供及心律,不用停跳液,保持心脏在空跳动状态下进行心内手术操作。无心跳停止及室颤发生。

【优点】

1.常温不停跳CPB手术优点

(1)手术时间缩短:常温使CPB不存在降温和复温时间,节省CPB时间减少,也不需要心肺复苏时间。而使ICU停留时间和住院时间缩短。

(2)心肌和脑的损害少:防止因低温和再灌注对心肌抑制及心肌耗氧引起的各种损害,包括酸中毒、恶心等,且无脑损害。

(3)术后恢复早:对高龄和心肾功能不佳者,易于CPB撤离,且负担减轻。

(4)减少出血并发症:低温使肝素活性降低缓慢,而常温时较快;减轻了低温引

起的凝血功能障碍和容易出血的并发症。

（5）操作简便且疗效确切：术中自始至终维持窦性心律和不需要阻断主动脉，不需要心肺复苏等。

2.浅低温不停跳CPB手术　优点浅低温不停跳CPB心内直视手术比深低温阻断主动脉停跳有较多优点。

（1）避免了深低温心脏停跳的损伤、CPB心内直视手术存在着心肌缺血、缺氧性损害和再灌注性损伤。

（2）手术时间短，不需要心脏复苏。

（3）操作简便，不等待复温等步骤。

（4）可始终维持心肌能量的供需平衡和内环境的稳定，对机体全身生理功能干扰少，并发症少。术中和术后ICU呼吸支持时间短。减少住院时间。

【适应证】

1.常温不停跳CBP的适应证　对冠状动脉疾病、心功能不佳及心肌梗死后急症期患者等手术最为适应。具体为瓣膜（主动脉瓣，二、三尖瓣）手术、冠脉搭桥手术、瓣膜手术和冠脉搭桥术并行及其他手术等。

2.浅低温不停跳CBP的适应证　此法主要适用于房、室间隔缺损的修补术或二尖瓣及三尖瓣置换术，不宜用于主动脉病变及主动脉瓣置换术，及术前诊断不明确及复杂畸形者。

【麻醉管理】

1.不阻断主动脉

（1）常温：一组研究结果显示，转流量80～180ml/（kg·min），灌注压95～155mmHg、腔静脉阻断时间最长75min，CPB转流时间最长120min。轻度血液稀释以满足常温下代谢需要。

（2）浅低温：另一组研究结果显示，CPB转流时间最长40min。有报道灌注流量为1.8～3.02ml/（kg·min）。

2.麻醉前准备　同CPB麻醉。

3.麻醉选择　全麻，气管内插管，CPB，药物选择同CPB麻醉，多选芬太尼为主的静脉复合麻醉。

（1）维持麻醉深度：术中麻醉应足够偏深，完全阻断不良反应；减少氧耗；及时适宜追加足量肌松药，足够的芬太尼用量有助于降低气管内插管的应激反应、心脏应激性和维持术中循环的稳定，术中操作或搬动心脏应避免低血压，完全消除呼吸动度。

(2)充分排出心脏内残气:术中及时调整手术床的位置,使心脏切口始终处于最高位置。

4.麻醉处理　此类手术对麻醉处理要求较高。

(1)预防术中脑损害:CPB 时间越长其温度越高,术后脑损害发生率越增加。心跳不停跳 CPB 心脏直视手术中 MAP>50mmHg;保持上腔静脉引流通畅,避免脑淤血,并保持良好的灌注;加强脑氧饱和度监测(rSO₂),可较准确地反映脑血流量的变化及脑氧供需平衡情况。若 rSO₂ 下降,提示预后不良及大脑受损。注意年龄、心功能及脑动脉硬化程度等影响因素。

(2)维持氧供需平衡:在常温下必须保持高流量的 CPB,应$>2.4L(kg \cdot min)$;维持 RPP<12000;及时输血输液、补充血容量,血红蛋白应$>100g/L$;尿量 $200\sim300ml/h$;灌注压$>77mmHg$;及时查血气和电解质。同时力求 BE、血糖及肌酸磷酸激酶 MB 同工酶(CPK-MB)变化轻微。

(3)合理选用血管扩张药硝酸甘油:对左主干重度狭窄和痉挛有减轻心脏做功的作用,在入室前 $0.5\sim0.8\mu g/(kg \cdot min)$泵注,一直维持至术后。

(4)维持循环稳定:选用去甲肾上腺素、多巴胺等维持血压、心率稳定。

(5)预防温血灌注可能出现的问题:对常温 CPB 可能出现的严重问题要予以预防。

常温:极少数出现以下情况。全身血管扩张,在预充液中加入微量去甲肾上腺素,使外周血管保持一定的张力;机械故障,可使 CPB 中断,手术医师立即夹住机器的动静脉管道,待机械故障排除;血液学并发症,常温下术后出血少,因为常温下凝血因素的保存较好;灌注导管变软,极少数情况下发生。

浅低温:对全身功能影响极为有限。防止转流中的室颤;预防冠状动脉和脑动脉的气栓。心内手术结束时认真排气。

(6)适当时机拔管:适当延长导管拔除时间,预防术后 $48\sim72h$ 发生呼吸危象。

五、心脏肿瘤手术麻醉

心脏原发性肿瘤位于心房壁、心室壁或心腔内。良性约占 80%,以黏液瘤最多,是外科手术治疗的主要对象。范围不大的原发性恶性肿瘤虽可经手术切除,只可缓解症状,延长生命时间,本节只介绍以心脏黏液瘤为主的心脏肿瘤手术的麻醉处理。

【病情特点】

心脏黏液瘤(CM)由胚胎发育期的心内膜黏液组织残余生长而成,多为良性。瘤体大部分位于左心房内,占 67.7%～90.9%,右心房 9.1%～29%,心室内 3%～5%。

1.瘤体特点

(1)胶胨状:CM 呈胶胨状,包膜薄而软,随心搏动被血液冲击使瘤体组织极易脱落,其碎片可造成脑、肺动脉或体动脉栓塞。

(2)带蒂:CM 大多数带蒂,可使瘤体在心腔内游动,可影响房室瓣功能,导致排血受阻等病理改变。

2.临床表现　CM 临床表现极为复杂。由瘤体所在位置、大小、形状、活动度,蒂部长短或是否分叶,碎片是否脱落,肿瘤内有无出血、变性和坏死等情况而决定。常见临床表现有 4 类。

(1)血液回流障碍表现:如心悸、气短、端坐呼吸、头昏、晕厥、心衰、心脏杂音及心音随体位改变而变化等,与 MS 患者十分相似。

(2)动脉栓塞症状:脑动脉栓塞有昏迷、失语和偏瘫;肺动脉栓塞可发生休克、呼吸困难、胸痛、咯血等;体动脉栓塞有下肢水肿、肝大、脾大和腹水等症状。

(3)全身反应:如发热、贫血、消瘦、荨麻疹、血沉加快、食欲缺乏和关节酸痛等。

(4)心律及传导异常:如心动过速,右束支传导阻滞等。

3.麻醉耐力　对麻醉的耐力降低。

【麻醉前准备】

1.了解病情　按心血管疾病检查,重点了解以下几点。

(1)患者习惯性体位:患者取何种习惯性体位,忌随意搬动患者。

(2)病史:有无咯血、昏厥史;有无充血性心力衰竭(CHF)和端坐呼吸;心脏功能;有无发热,关节痛及荨麻疹。

(3)特殊检查:X 线胸片示左心房、右心室扩大、肺淤血与肺动脉高压(PAH)情况;胸透如瘤体有钙化点,钙化影随心搏跳动。超声心动图示瘤体随心脏收缩和舒张而活动及心电图,有无心律失常及其类型;有无贫血及低蛋白血症。

2.手术时机

(1)基本原则:CM 一经确诊,抓紧时间积极准备,争取在 1～5 天内手术。

(2)改善全身状况:严格卧床休息;对于老年、体弱、心肺功能不全者,应强心、利尿,积极改善全身状况、改善心功能;控制肺部感染;纠正水电紊乱,以提高对麻醉的耐力。

(3)病情平稳后尽早手术:在全麻、低温和体外循环下摘除心腔内肿瘤。对严重复杂病情者,如端坐呼吸、夜间不能平卧、腹水或长期卧床等患者要提高警惕,查明原因,对症处理,病情平稳后再手术可提高安全性。

3.并发症治疗　严重贫血与低蛋白血症者,适当少量输血与血浆。CHF 和心律失常进行适当治疗等。

4.麻醉前用药　病情较重者麻醉前用药不宜过大,以免使呼吸循环抑制;病情严重者,如严重贫血、昏厥发作或端坐呼吸者,应免用麻醉性镇痛药。

(1)镇痛药:吗啡 0.15～2.0mg/kg 或哌替啶 1mg/kg。麻醉前 30min 肌注。

(2)镇静药:氟哌利多 0.05～0.1mg/kg 或咪达唑仑 0.2～0.4mg/kg。麻醉前 30min 肌注。

(3)颠茄类:东莨菪碱 0.005～0.01mg/kg,麻醉前 30min 肌注。

5.其他准备齐全　麻醉及急救用品准备齐全、参加手术人员就位后,患者入室,在手术台上应取患者自感舒适的习惯体位,不能强迫搬动或改变卧位。

【麻醉处理】

1.诱导　静注诱导后气管内插管。

(1)咪达唑仑＋吗啡＋肌松药:依次静注咪达唑仑 0.2mg/kg,吗啡 0.2mg/kg 或芬太尼 0.002～0.005mg/kg,琥珀胆碱 1～1.5mg/kg,

(2)英钠诺合剂＋硫喷妥钠＋肌松药:静注英钠诺合剂 5～7ml,硫喷妥钠 2～3mg/kg,琥珀胆碱 1.5mg/kg。

2.麻醉维持　以芬太尼或吗啡、泮库溴铵分次静注,或芬太尼静脉连续输注、分次静注泮库溴铵维持。

3.监测　围手术期监测 ECG、MAP、CVP、T、尿量及电解质等。

4.CPB　麻醉后 CPB 用中度血液稀释,中度低温,预充液以平衡盐液为主。血红蛋白＞60g,血细胞比容＞0.25。CPB 装置应用动脉端安放微栓滤器。

5.麻醉实施　遵循 CPB 手术麻醉的基本原则,要做到以下几点。

(1)抓紧时间:充分吸氧祛氮后,抓紧时间实施麻醉,不宜等待时间过久。

(2)诱导平稳:麻醉诱导力求平稳,选用镇痛效果强、对循环呼吸功能影响小的麻醉药,如吗啡、芬太尼族对心血管功能影响轻微,前者有降 PAP 作用,后者使心率减慢,末梢血管扩张,降低心脏后负荷,使机体代谢降低,心肌耗氧量(MOC)减少,苏醒快。咪达唑仑 0.15～0.2mg/kg＋芬太尼 4～5μg/kg＋罗库溴铵 0.8～1.0mg/kg,静注。

(3)维持避免深麻醉:此类患者常合并贫血、低蛋白血症和 CHF,故不能耐受深麻醉。吗啡、芬太尼镇痛效能强。对呼吸循环功能影响小。不用氯胺酮。

(4)诱导时缓慢注射:因为肺淤血及心脏排血受阻,静注药物发挥药效较迟,诱导时应缓慢注射。入睡后即静注肌松药,争取插管一次成功。

(5)肌松药量足:自诱导始即给予足量肌松药,防止麻醉中呛咳、屏气和肌束颤搐,预防发生肺水肿和瘤体脱落。

(6)持续挤压贮气囊:当缝合房间隔时,需持续挤压贮气囊,彻底排出心腔内气体,以防止发生动脉栓塞。在阻断主动脉前,避免搬动心脏和心内、外探查。

6.加强心肌保护和循环支持　阻断循环血温应降至 32℃,及时灌注含钾停跳液 5～15ml/kg,每隔 20～30min 重复 1 次,为首量的 1/2,确保心肌全层降温,缓慢开放主动脉钳,左心充分引流,严防心脏过大。避免增加 SVR 的各种因素,如交感神经兴奋、血管收缩药、氯胺酮和双下肢屈曲等。如无低血压,可给予小量血管扩张药 0.01％NTG 或 SNP,以降低心脏后负荷。

7.纠正低血压　转流早期,因急性血液稀释,如有低血压,应及时给予正性肌力药,静脉输注多巴胺 3～10μg/(kg·min),或静注多巴酚丁胺 2～15μg/(kg·min),或静注去氧肾上腺素 0.5～1.0mg,可予以提升血压,使 MAP 维持 77mmHg。

8.控制输液　因为低蛋白、肺淤血及 PAH,加之血流受阻,极易发生肺水肿。在 CVP 或 PAWP 指导下术中控制输血补液。

9.头低足高位　如 CVP 急剧增高、血压急剧下降时,应怀疑房室口阻塞,立即取头低足高 20°～30°,尽快建立体外循环。

10.防止心脏黏液瘤(CM)　破碎 CM 易破碎,预防方法如下。

(1)注意患者体位改变:术前搬动和运转患者时,应注意体位改变,不宜突然改变体位,并注意观察循环功能改变。

(2)手术操作动作轻柔:因瘤体为胶胨状,质软,壁薄,故手术操作时应轻柔,避免瘤体破裂。

(3)预防栓塞:瘤体切除前后应预防动脉栓塞,手术操作还应注意:①CPB 机常规应用微栓滤器,必要时动脉端加双层滤器,以防栓瘤脱落;②开放升主动脉阻断前,使头低于心脏平面,并用双手暂时压迫双侧颈总动脉,以防脑栓塞;③瘤体切除后应冲洗胸腔,防止瘤体碎片造成栓塞,同时严密观察患者。

11.监测 ACT   CM 患者血小板计数增高,抗凝血酶Ⅲ缺乏者可出现肝素耐药现象,故肝素用量应适当增加,并常规监测 ACT。

12.加强呼吸管理   患者长期肺淤血、低蛋白及体力消耗,使机体防御能力降低,多数并发慢性气管炎、肺动脉高压等,术后易发生肺内感染,易造成呼吸衰竭,故应加强呼吸管理,严格无菌技术操作,围术期应用强效抗生素防治。

13.预防过敏反应   术前经常发生皮肤荨麻疹者,术中可能发生过敏反应,应加强观察与治疗。

14.拔管   术后不需早醒,可带管回 PACU 或 ICU 或病房。一般通气支持 6～36h,正性肌力药辅助循环 2～7d,扩血管药物应用 4～12h。待循环稳定,自主呼吸满意,停机械呼吸,彻底清醒后拔管。

六、大血管手术麻醉

近年来我国大血管手术有增多趋势。大血管主要指躯干部位的主流血管,即主动脉及其主要分支的动脉瘤、狭窄等先天性和后天获得性疾病,手术时的创伤对患者损害大,失血多,麻醉处理困难。

【麻醉前评估】

主动脉及其主要分支手术操作复杂、创伤重、心肺并发症多,其麻醉处理是一个令麻醉医师棘手的问题。

1.病死率   大血管手术的病种分析为动脉硬化占 68.4%,创伤(假性动脉瘤)8.8%,马方综合征 7.0%,中膜囊性病变 5.3%,其他占 10.5%。腹主动脉瘤手术病死率,近年仍在 1.4%～3.9%;若主动脉破裂行急诊抢救手术病死率高达 35%～50%;若术前合并明显的心肺病变、肾衰竭或过度肥胖等,病死率高达 20%～66%。

2.并发症   主动脉的手术以老年为多。常伴有缺血性心脏病(冠心病,CAD)、脑血管病、肾和内分泌等疾病,可能合并高血压、糖尿病、慢性阻塞性肺疾病(COPD)等,吸烟会使上述病情加重。术前应全面了解,根据临床检查结果全面评估。国外合并 CAD 者占 44%～62%,其中 24% 有明确心绞痛史,为手术死亡的主因,占死亡患者的 55%;围术期心肌梗死(MI)使病死率高达 70%。若患者术前曾有 MI 而进行大血管手术,围术期再发 MI 的机会与 MI 后行大血管手术之间的日期明显相关。<3 个月有 MI 者,手术的危险性增加,围手术期 MI 再发生率,高达 5.8%～37%;3～7 个月为 2.3%～16%;>6 个月为 1.7%～6%。特别注意 ECG 正常的 CAD。

3.心律失常和电解质失衡 当术前存在心律失常和电解质失衡时为高危因素,术前应予纠正。

4.抗高血压药物 大动脉手术患者 40%～60% 有高血压病史、对于已应用的抗高血压药、β-阻滞药或钙通道阻滞药等不主张停药,一直用到手术日晨。抗心绞痛、抗心律失常或正性肌力药都应继续到术日晨,以增加心肌保护。

【麻醉前准备】

1.患者准备

(1)高危因素:如前所述,患者术前是否有高危因素:如冠心病、心肌梗死、高血压心脏病、隐性心肌缺血等。稳定情绪,使患者安静、卧床休息;治疗冠心病、高血压病、心绞痛,保护肾功能,预防动脉瘤破裂。

(2)辅助检查:常规检查 ECG,运动试验、24h 动态心电图及超声心动图及放射性核素血管造影等。

(3)其他:同体外循环手术麻醉。气管插管除常规备单腔管外,还应备双腔支气管导管及特制接头(胸降主动脉手术需要)。应备双套测压装置,包括穿刺针、三通、换能器等,使用上、下身分别灌注方法时,同时监测上肢及下肢 MAP;应备测温和降温设备。准备血液回收装置。

2.麻醉前用药 因为应激反应对心肌缺血有潜在影响,故大血管手术的麻醉前用药量要偏重。

(1)镇痛药:哌替啶 1mg/kg,或吗啡 0.2mg/kg,麻醉前 30min 肌注。

(2)颠茄类:东莨菪碱 0.3mg,术前 30min 肌注。

(3)镇静药:咪达唑仑 0.05～0.1mg/kg,术前 30min 肌注。

3.监测

ECGⅡ导联和 V₅ 导联及 SpO₂ 连续监测,桡动脉穿刺测 MAP,颈内或锁骨下静脉穿刺测 CVP,并监测体温、尿量、血气和电解质等。

4.建立足够静脉通路 开放 3 或 4 根静脉,供输液、输血和治疗用药等。

【麻醉处理】

1.麻醉选择 根据手术的部位、手术种类和方法的不同,麻醉宜选硬膜外麻醉、全身麻醉及全麻加硬膜外阻滞等,多种麻醉方法可选。

(1)硬膜外麻醉:在腹主动脉瘤切除及腹以下大血管手术、人造血管移植术时,既可保证肌肉松弛满意,又可合理地控制性降压,采取双管($T_{9\sim10}$、$L_{2\sim3}$)置管法,可同时或先后给药,满足手术需要,还可降低外周血管阻力,减轻阻断主动脉后对后负荷的影响,因阻断肾交感神经,减弱反射性血管收缩,增加下肢和移植血管血流量,降低应激反应,术后留置导管,以备术后止痛进行,可减少全麻操作、全麻药及肌松药引起的各项并发症,对预防和控制术后高血压有帮助。患者术后可早活动、恢复快、住院时间短等,是这类手术患者较好的麻醉方法。限制阻断腹主动脉的时间应在 $30\sim45min$ 较安全。

(2)全麻:无论是胸主动脉,还是腹主动脉及其主要分支手术,年老或全身情况较差的患者,多选用全麻,患者没有精神紧张,较舒适,易接受,对呼吸、循环管理有利。常用静注麻醉诱导,静吸复合全麻,可控性强,麻醉深度可根据术中心功能情况,随时调整吸入全麻药异氟烷或恩氟烷的浓度,有效地控制心脏负荷及血流动力学的变化,满足心血管手术麻醉的要求。单纯大剂量镇痛药静脉全麻,可控性较差,患者病情和手术变化较显著,目前均采用芬太尼为主的麻醉。一旦用药量大,术后需要较长时间给予呼吸支持。如果发生大出血,可能对生命器官造成损害,是本法的不足。

(3)硬膜外麻醉加浅全麻:对年老、全身情况较差、肥胖、动脉瘤接近肾动脉等患者,手术难度大及心肺功能差的患者等,若选用硬膜外麻醉加浅全麻,可使麻醉更加完善,全麻用药量明显减少,术毕患者苏醒快,可术后镇痛。全麻可使术中呼吸与循环的调控更方便。胸部主动脉手术要用体表降温法,体温降至 $32\sim34℃$,减少全身耗氧量,保护器官对缺氧的耐受力,减少术后并发症。大范围大血管手术可在低温麻醉和体外循环条件下进行,在无血流状态下完成复杂大血管手术,增加了手术的安全性。但低温对机体产生强大的刺激,使选用受到限制。

2.麻醉实施　主要介绍主动脉瘤手术的麻醉处理。

(1)诱导:咪达唑仑 $0.1\sim0.2mg/kg$,芬太尼 $10\sim20\mu g/kg$,泮库溴铵 $0.1\sim0.2mg/kg$,面罩加压充分供氧。血流动力学稳定,肌松后置管,控制呼吸。

(2)维持:静脉输注芬太尼 $30\sim60\mu g/kg$,间断吸入 $0.5\%\sim1.5\%$ 恩氟烷。必要时静注咪达唑仑,或泮库溴铵等。

(3)术中输液:乳酸林格液和 5% 葡萄糖液,以 $5\sim10ml/(kg\cdot h)$ 输注。在中度低温 CPB 下完成手术。

3.麻醉管理

（1）麻醉选择要合理：麻醉选择合理时，心血管稳定。如果手术范围较大，估计出血较多，不宜选择硬膜外阻滞麻醉。手术面积大、手术时间长，大量冷血或液体输入，可致体温下降。年老和体弱者易发生心律失常和血压波动，应保温。

（2）确保循环动力学稳定：MAP 维持在术前或稍低于术前水平，应＞80mmHg，维持血流动力学稳定，对心肌功能保护有好处。①SNP，血压偏高时，辅以小剂量 SNP 静脉输注，控制性降低血压，减少术中出血；开放主动脉前，首先停用降压药硝普钠，加快输血输液，备好多巴胺或去氧肾上腺素，开放后即时用抗酸药、甘露醇或呋塞米维护肾功能；②补充血容量，根据术中出血量、MAP、CVP 等及时输血或代血浆，纠正低血容量和低血压；③维持麻醉深度和平稳，麻醉既要满足外科要求，又要保持血压平稳，术野出血少。为手术创造良好条件；④连续监测，连续监测血流动力学各项指标，注意及时发现异常和正确处理。

（3）心肌保护：此类手术心肌保护很重要。

【麻醉后处理】

1.保持血流动力学稳定　纠正低血压、高血压和心律失常。

（1）低血压：若低血压合并心动过缓者，尤应积极处理。因为患者不能同时耐受两者的异常，可导致心肌缺血。快速输注晶体液或胶体液 250ml 后，CVP 与血压同步上升，提示低血压来自低血容量。也可能是硬膜外阻滞范围广泛引起。

（2）高血压：少见，排除他因后，可静注 α、β 受体阻滞药拉贝洛尔（柳胺苄心定）5～25mg。

（3）心律失常：当有房颤或室上性心律失常者，应积极治疗心动过速。心率快时，引起心房失去充盈，继发严重低血压和心肌缺血。用普萘洛尔 0.5～1.0mg，或拉贝洛尔 5～25mg，静注，使心率降至 70～90 次/min。

2.止痛　用胸部硬膜外阻滞，术后几天持续镇痛，能作深呼吸、咳嗽和床上活动，使术后肺功能、神经内分泌和代谢反应、转归均得到较好的改善。要达到胸$_{6～12}$或腰$_2$的相应平面，需0.5％丁卡因 4～6ml，使患者下肢的血容量来代替内脏的血管扩张，保持半坐位时有足够的动脉压。PCA 可让患者判断其阿片类需要量。

【常见手术的麻醉】

1.主动脉狭窄症手术麻醉　先天性主动脉狭窄症，采用低温降压技术，施行狭窄段主动脉切除吻合术。

（1）麻醉前评估：根据术前狭窄及侧支血管情况，充分估计阻断安全时限和应维持的血压水平。

（2）麻醉处理：结合主动脉狭窄症病理生理特点和术中可能出现的血流动力学变化做到：①全身降温，增加肾脏、脊髓等重要脏器在术中阻断主动脉期间对缺氧的耐受性。②控制性降压，减少术中出咖和阻断主动脉后高血压危象的发生。对降压的幅度、时机和利弊要熟悉。合理掌握低温、低压技术可预防脊髓缺血。③麻醉深度，麻醉的深浅度掌握有一定难度，易出现偏深和苏醒延迟。④血液稀释，术前急性血液稀释法是此类手术的适应证。

2.主动脉窦瘤破裂修补术麻醉　主动脉窦瘤破裂是较少见的一种先天性心脏病，多数患者为突然发生破裂，形成主动脉-心脏瘘，且伴有不同程度的主动脉关闭不全，严重影响心功能致患者死亡，危险性很大，麻醉处理有一定困难和特点。

（1）手术指征：主动脉瘤直径＞5cm 为手术指征，否则每年约有 10％患者发生动脉瘤破裂，当动脉瘤直径＞7cm 时，则每年自然破裂发生率可高达 40％。突然剧烈胸痛、心慌、气短等。甚至急性心力衰竭或严重心力衰竭，不能平卧。

（2）麻醉处理：主动脉窦瘤破裂为紧急手术，患者有严重低血压，麻醉处理很困难。①伴有心力衰竭，窦瘤破裂伴有心力衰竭，不应视为麻醉禁忌证，应及时手术。②保证循环稳定，窦瘤破裂血液反流，主动脉瓣严重关闭不全，SBP 上升，DBP 下降，P 压增宽。诱导采用静脉麻醉药控制血压。修补前对心动过缓者静注阿托品或肾上腺素，使心率＞80 次/min。CPB 后常规连续输注多巴胺 $2\sim8\mu g/(kg \cdot min)$，辅助心功能，使血压维持平稳。同时输注硝普钠 $0.5\sim2\mu g/(kg \cdot min)$，对心功能改善起到有益作用。③心肌保护，采取转流术中度低温（28～30℃），辅以局部冰屑包绕心脏，使心脏温度保持在 10～15℃。④肾功能保护，主动脉阻断前静注 10％～20％甘露醇 20g 或 0.5g/kg，使主动脉阻断期间有足够的尿量。

3.腹主动脉瘤破裂急症手术麻醉　腹主动脉瘤破裂（RAAA）是目前最为棘手的麻醉和最为凶险的急症手术之一，其病死率＞50％（40％～90％）。危重患者选择全麻；主动脉瘤未破裂时，选用硬膜外与全麻联合麻醉。麻醉管理难度大。

（1）血流动力学评估和监测：快速建立血流动力学监测，如直接监测动脉内压（IBP）、CO、PAWP 和 CVP 等，指导复苏和救治，但不延误麻醉和手术时机，不影响抢救和复苏。血压愈低手术愈紧迫。监测 ECG 和 SpO_2。

（2）体液复苏：出血失血导致低血压、休克，术前尽快体液复苏，恢复循环血量、细胞外液丢失量和内环境稳定。所有液体均应加温后输入，以预防体温过低。先晶体液后胶体液；高张性生理盐水或右旋糖酐等胶体渗液更易改善 MAP、CO 和尿量。最好用新鲜血补充或采用自体血回输。或高渗盐溶液（HSL）在早期应用具有起效快、升压快、用量少、并发症少等优点。

（3）积极做好麻醉前准备：一旦有 RAAA 时，应立即抢救和尽快做好术前各种准备，麻醉科医师在现场参与抢救。在术前极有限的时间内，快速建立各种监测，维持有效循环血容量，纠正和治疗高血压、心律失常，改善心功能等。包括：外周和中心静脉穿刺置管、配血型、血交叉配合试验、快速诊断；接到手术通知，即准备各种抢救药物和液体，准备有创、无创多功能监护仪、电热毯、血液加温器、输液泵及血细胞回收仪等，放置桡动脉留置针、连接 ECG、SpO_2 和其他有创、无创监测。麻醉前用药安全。HR 不快者，哌替啶 $1\sim2mg/kg$＋异丙嗪 $0.5\sim1mg/kg$＋东莨菪碱 0.3mg，术前 30min 肌注；HR 快者，吗啡 $8\sim10mg$ 代替哌替啶。

（4）麻醉诱导：静脉缓注芬太尼 $2\sim5\mu g/kg$ 加咪达唑仑 $0.1\sim0.15mg/kg$ 或氯胺酮 $1.5\sim2.5mg/kg$，心血管稳定，不致血压骤降和再出血。诱导后立即手术，进腹夹闭腹主动脉，及时恢复血容量。

（5）麻醉维持：保持患者无意识和血流动力学稳定，多选用 N_2O-O_2-芬太尼、异氟烷吸入等。

（6）肌松药：维库溴铵 $0.07\sim0.12mg/kg$，控制呼吸，对心血管稳定，优于其他各类肌松药。

（7）正性肌力药物和扩血管药：麻醉一开始，就输注硝酸甘油 $0.5\sim3.0\mu g/(kg\cdot min)$，可降低主动脉阻断后左心室充盈压和改善心肌缺血。阻断主动脉后，一旦肺毛细血管楔压（PCWP）＞20mmHg 时，应再开放主动脉钳，并输注硝酸甘油，之后再缓慢阻断主动脉。多巴酚丁胺 $2.5\sim5\mu g/(kg\cdot min)$ 输注，用于腹主动脉夹闭后，心肌收缩力减弱有效。

（8）碳酸氢钠：主动脉开放后下腹部和两下肢得到再灌注，使低氧的酸性血入循环，即 5% 的碳酸氢钠 $100\sim200ml$ 输注，并增加通气量，消除潮气末 PCO_2 升高产生的过多 CO_2。有报道用碳酸氢钠可加重酸中毒对心肌的损害，用碳酸氢钠纠正酸中毒是不可取的，但用新药代替尚待研究。

（9）保护肾功能：急性肾衰竭在 RAAA 的发生率＞50%，是患者术后死亡的重要原因。只要保持血流动力学平稳，急性肾衰竭发生率就极少。输注 10%～20%甘露醇 20g 或 0.5g/kg，就使阻断期间有足够尿量。对多巴胺小剂量预防肾损害的作用有质疑。

（10）腹主动脉开放：腹主动脉开放可因严重的乳酸性酸中毒、高钾血症、下肢乏氧性血管扩张、吻合口出血、无氧代谢后毒性物质和血管活性物质释放等原因，而导致不同程度的低血压和循环紊乱，尤其已有严重缺氧的患者，可发生再灌注损伤。在开放主动脉时，应先停用一切降压药，加快输血补液，纠酸扩容，在即将开放之际静注去氧肾上腺素 1～2mg，收缩全身血管，增加静脉回流，维持血流动力学稳定。注意松夹时速度和心血管反应，使低血压不致过重、时间过长。

（11）防治常见并发症：救治成功后的 RAAA 患者，因组织严重缺血、缺氧和大剂量输血、补液等因素，可引起各种并发症，常见的有心肌损害 30％～50％，呼衰30％～50％，肾衰 10％～40％，出血 10％～20％，缺血性结肠炎 5％～20％，脑卒中5％，下肢缺血 4％和截瘫 2％。如同时有两种以上的并发症，则术后死亡率更高。截瘫是在胸腹主动脉瘤手术中，主动脉被钳夹而致脊髓缺血性损伤、遗留神经系统严重后遗症的后果，是迄今无法完全避免的严重并发症，要从麻醉和手术两方面探讨对脊髓损伤的预防和保护方法，如低压、低温、旁路转流等。

（12）术后处理：术后严密监测循环、呼吸、肾、腹内压、移植血管和凝血状态。发现异常时予以纠正。机械通气支持呼吸，至患者体温正常和完全清醒，血流动力学平稳，血气结果最佳时停机和拔管。术后止痛时，禁硬膜外止痛。

4.马方（Marfan）综合征 Bentall 手术麻醉　马方综合征是一种遗传性中胚层结缔组织疾病，病变是升主动脉中层囊性变性坏死，形成主动脉夹层动脉瘤、主动脉窦动脉瘤等。在心血管系统病变中，其发生率为 30％～60％，其病变为不可逆性，预后险恶而严峻。升主动脉瘤破裂、夹层剥脱及严重主动脉瓣关闭不全是导致猝死的主因。近年用 Bentall 手术治疗，切除主动脉瘤和主动脉瓣、置换带瓣的人造血管，行左、右冠状动脉移植，取得满意疗效，因手术操作复杂、CPB 转流和心肌缺血时间长及术中失血多，给麻醉处理带来难度。除按一般心血管手术的麻醉处理外，管理重点如下。

（1）诱导期避免血压剧烈波动：麻醉诱导要平稳，保持适宜的麻醉深度，适当降低外周血管阻力，从而减少主动脉瓣反流，维持舒张压不低于正常临界限度。既要防止和避免呛咳及血压剧升而引起动脉瘤破裂，也要防止血压显著下降而致心肌急性缺血。

（2）维持氧供需平衡：术前输注葡萄糖、胰岛素、氯化钾混合液（GIK 液），吸氧；术中需良好的心肌保护，转流前适当降低后负荷，维持心肌氧供需平衡。如术中输注硝酸甘油，将 SP 控制在 90mmHg 左右。转流期间采用左心引流，心内外同时低温，迅速停跳；复苏后有一段时间内，使心脏呈稍空虚低张力搏动，减低心肌氧耗，并增加冠脉血流。

（3）维持循环功能：术中保持正常血压和灌注压，保持体内环境稳定。转流后均给予正性肌力药维持心功能，须大量输血，防治心律失常、失血性休克，积极纠正患者凝血功能，备足新鲜血及纤维蛋白原，备多条静脉通路在紧急抢救时使用。

（4）术前危险因素评估：术前危险性因素包括：①术前并发症，合并心肌缺血和心肌梗死、脑栓塞、严重高血压或心律失常，因内膜剥离致脑、肝和肾血管损伤等；②伴有夹层动脉瘤者，应明确夹层的性质（急、慢性）及其破口部位与内膜剥离的范围；③左心功能受损程度，左心室收缩内径＞50mm、射血分数（EF）＜0.5 及缩短率（FS）＜0.3，示左心功能严重受损；④主动脉瓣关闭不全程度，脉压差＞100mmHg，超声波及主动脉造影示重度反流者；⑤瘤体大小，升主动脉瘤直径＞6cm。要防治术前及麻醉诱导中主动脉瘤破裂。

七、闭式心脏手术麻醉

不需体外循环的心脏手术，即为闭式心脏手术。常见疾病有动脉导管未闭、二尖瓣狭窄粘连、缩窄性心包炎等。1956 年北京阜外医院开展二尖瓣闭式扩张术，随着人工心脏瓣膜及球囊扩张介入术的开展，闭式二尖瓣扩张术日益减少。代之为瓣膜替换术。

【麻醉前评估】

1.心脏贮备力　基本和心内直视术相同。

（1）正常心脏贮备力：能应付日常体力活动而无心悸、气短等，心脏代偿功能好，能胜任任何麻醉和手术。

（2）心脏贮备力轻度减低：不能应付一般的体力活动。心脏功能不如正常人，但麻醉处理尚无特殊困难。

（3）心脏贮备力中度减低：不能应付比一般为轻的体力活动，患者休息时可有充血性心力衰竭的表现。心脏代偿功能已显著减弱，对麻醉和手术耐受性均很差。

（4）心脏贮备力重度减弱：在休息时心脏仍不能维护有效循环。麻醉手术危险性很大，要经过积极治疗，使心脏贮备力明显改善后，方可降低麻醉手术的危险性。

2.循环代偿功能　以下为循环代偿功能提供参考。

（1）临床表现：临床病情、症状和征象。

（2）X 线片。

（3）心电图：对正常心电图作运动试验。

（4）屏气试验。

（5）Moots 系数：Moots 系数-脉压/舒张压，正常为 50/100，过大或过小，均表现为代偿功能不足。例如缩窄性心包炎，患者血压为 100/80mmHg，Moots 系数为 20/80，说明代偿功能较差。

【麻醉前准备】

主要是加强营养，改善全身状况，控制气道或局部感染。纠正水电紊乱。心脏代偿功能低下的患者，手术指征应严格掌握。

1.手术时机　心衰患者经过治疗，症状基本控制后进行。最好在心脏代偿功能恢复后 3 周，施行手术较为安全。

2.麻醉前药物治疗　麻醉前应强心利尿，给洋地黄药物准备。其适应证如下。

（1）充血性心力衰竭：病史有充血性心衰者。

（2）心功能不全：有心功不全时，肺部有啰音等。

（3）严重心律不齐：有心房纤颤或扑动。

（4）心动过速：并发房性或室性心动过速者，心率应控制在满意水平。

（5）心绞痛发作：有夜间心绞痛发病史者。治疗过程中要严密观察，及时停药或减量，以防洋地黄中毒。

3.心包炎　心包炎并有心脏压塞症状，在局麻下施行引流术，先解除心脏压塞症状，以后再考虑较彻底的手术治疗。

4.房颤　二尖瓣狭窄伴有心房纤颤或扑动者，术前需用洋地黄治疗，使心率控制在<100 次/min 时，进行麻醉手术较安全。但心功在Ⅲ～Ⅳ级，或伴有房颤，则麻醉手术中发生意外的可能性较高。

5.房室传导阻滞　不宜手术治疗。Ⅰ～Ⅱ度房室传导阻滞，术中可能转变为完全性房室传导阻滞或心搏停止，除非有绝对指征，一般不宜手术治疗。经处理待情况改善后进行麻醉手术较安全。

6.纠正贫血　严重贫血患者，术前应适当输血纠正。

7.纠正低钾　低血钾时，应予以纠正至接近正常。术前 3～7 天输注 GIK 液，每日 1 次。

8.曾用激素者　6 个月内曾用激素的患者，术前应给予激素准备，以免术中发生不明原因的低血压。

9.镇静药　患者充分镇静，避免过度兴奋，给予适量的镇静药很重要。

10.麻醉前用药

(1)镇静镇痛药:肌注苯巴比妥钠 0.1g,或吗啡 8～10mg,或哌替啶 25～50mg 等。

(2)颠茄类:东莨菪碱 0.2～0.3mg,肌注。

【麻醉处理】

1.麻醉选择　和心内直视手术麻醉相同。

2.手术径路　手术需切开(左侧)一侧胸腔,不必插双腔管或支气管内插管,同单肺麻醉的原则,这是闭式心脏手术麻醉的特点之一。

3.麻醉管理　维护血流动力学的稳定是管理的重点。

【常见手术的麻醉】

1.动脉导管未闭(PDA)手术麻醉　PDA 是最常见的 CHD 之一,粗大短型者,或合并有肺动脉高压者在体外循环下施行手术,但是大部分轻症患者施行闭式手术。是在心脏附近的大血管手术,有相当大的危险性。

(1)麻醉前评估:根据导管的粗细、年龄、是否合并 PAH 和心功能来评估。①动脉导管直径为 5～15mm,若动脉导管管径>15mm,为巨大未闭动脉导管。若短而粗,管壁又有退行性变,手术困难,易引起大出血。②若年龄大而动脉导管短粗壁薄者,手术困难,肺动脉钙化、粘连多、导管壁变得硬而脆,易引起大出血,麻醉的危险性增高。③若已并发 PAH,右心压力负荷增大,右心室肥大,或伴有其他畸形,麻醉危险性很大。④注意左心功能,是否受损,损伤者麻醉风险大。

(2)麻醉处理与操作:静脉开放后,在 ECG 监测下,快速诱导,气管内插管,控制呼吸;以静脉药(芬太尼、肌松药)、吸入麻醉药(恩氟烷等)维持。或用高位硬膜外阻滞＋全麻。根据病情和手术方式确定麻醉操作与处理。

①常温控制性降压全麻:单纯 PDA,没有或仅有轻度 PAH 者,在常温下全麻开胸,予以结扎或缝合即可。在游离及结扎动脉导管前,即开始作降压麻醉,使收缩压降至 60mmHg,持续时间约 20min。以降低导管张力,导管柔软下利于结扎术进行。降压药可用 ATP、硝酸甘油或硝普钠,也可吸入氟烷等。

②浅低温和控制性降压麻醉:年龄较大者或短粗型导管,且合并中度以上 PAH 者,或合并主动脉降部畸形者,应行低温和控制性降压麻醉。鼻咽温降至 33～32℃。

③低温 CPB 麻醉:导管粗、分流量大、心脏大、出现双向分流或右向左分流早期;年龄大、严重 PAH 并发假性主动脉瘤、合并其他心内畸形者若需要短时钳夹

主动脉以断流时,则应以低温麻醉 CPB 为安全。

（3）麻醉管理：PDA 患者的吸入麻醉,麻醉效果出现较快,而静脉麻醉,起效较慢,不要误以为药量不足而盲目追加。术中输血、补液应严加控制,欠量输,过量易发生肺水肿。结扎或切断导管后血压高时,持续输注 0.01％硝普钠 3～5μg/(kg·min)加以控制。

2.二尖瓣狭窄闭式粘连分离扩张手术麻醉   风湿性心脏病所致的二尖瓣粘连、二尖瓣口狭窄,需行二尖瓣闭式扩张术或球囊扩张术治疗。麻醉有一定危险。

（1）麻醉前评估：手术应在最佳时期进行,术前全面检查患者,以病情,如二尖瓣狭窄程度,有无房颤及 LAP 的高低等进行麻醉风险评估。

①二尖瓣狭窄程度：从超声心动或动脉导管检查以测算瓣膜口面积（MVA）,或从症状估计二尖瓣口大小。正常人二尖瓣口面积为 4～6cm^2,当瓣口面积减少时,通过血流量也减少,使 LAP 升高而使其排出量维持不变。瓣膜口面积＜2.6cm^2 为轻度狭窄,患者的一般活动可不出现症状。遇到妊娠、发热等应激情况时,就会心慌气促,心排量无法增加。若≤1cm^2 为中度狭窄,瓣膜口狭窄严重,LAP＞26mmHg,患者静息的心排量也显不足；当 MVA＝0.3～0.4cm^2 时为重度狭窄,患者仅能生存。估计 MVA 对病情及麻醉的危险程度的判断有临床意义。

②房颤：有心房纤颤时,术中能否出现栓子栓塞是应考虑的。

③心率：心率增速,诱发肺水肿。

④肺充血：胸 X 线检查,以了解肺充血程度,ECG 示有较明显右心室肥大,并从临床发现有无右心衰竭症状,对患者 PAH 的判断尤其重要。长期 PAH 症,能诱发右心衰竭,迫切需要手术治疗,是麻醉的危险因素之一。但术前必须先经内科治疗,将心衰控制后,才能手术。

⑤控制心率：心率过快的患者,以洋地黄控制,术前不宜停用。

⑥补钾：长期用洋地黄及利尿药的患者。

⑦术前 1h 肌注咪达唑仑 5～10mg、东莨菪碱 0.3mg。慎用吗啡等药,禁用阿托品。

（2）麻醉选择：在常湿快速气管内插管、静脉复合或静吸复合全麻下施行二尖瓣闭式扩张术。同心内直视手术麻醉法。

（3）麻醉管理要点

①控制心律失常：麻醉诱导、气管插管或心脏内操作时,可出现不同严重程度的心律失常。若性质不严重,刺激停止后,心律失常也随之消失。若心律失常性质

严重,应暂停手术操作,即术者将深入心房内探查二尖瓣孔的手指退出瓣孔,恢复血流,待心律恢复正常后继续手术操作。

②先手术后复苏:一旦出现室颤或心搏骤停,术者先迅速分离二尖瓣粘连,行闭式扩张术,后施行心脏按压或电击除颤等复苏处理。

③预防心排血量下降:心内操作使心排量下降。预防方法是在分离粘连前,静注麻黄碱 15～25mg。若血压已下降时,应予升压。术者手指伸入瓣膜口,若＞30s,应通知术者,迅速退出手指,恢复血流。

④不加重 PAH:已有 PAH 的患者,须迅速分离二尖瓣粘连,以改善症状,不加重 PAH。避免缺氧,纠正代谢性酸中毒;用药慎重,不用氧化亚氮吸入;不用或慎用血管收缩药,诱导时取头高位,术中不取头低位;PAH 发生时,应积极处理。用吗啡,有利于肺血管的扩张;严重 PAH 患者,控制呼吸用呼气末正压呼吸;必须要应用升压药时,以选用多巴胺等较适宜;高浓度氧吸入。

⑤限制入量:PAH 患者,对液体负荷很敏感,容易导致肺间质水肿,应严格限制输血、输液速度。若失血＞300ml,可输血 200ml 或更多。

3.缩窄性心包炎手术麻醉　缩窄性心包炎是一种常见的心包疾病,病因以结核性多见;因心包发炎后不能迅速地被治疗和控制而迁延成慢性,逐渐使脏、壁层心包瘢痕纤维化,形成硬壳将心脏固缩在里面,限制了心脏的舒张和收缩活动,严重地压迫心脏并妨碍心脏的正常充盈。临床以手术治疗为主,麻醉风险高。

(1)病因:慢性缩窄性心包炎多为结核性和非特异性心包炎所致。①结核病;②非特异性炎症,如特发性或病毒性心包炎、慢性肾衰竭、结缔组织疾病(如类风湿关节炎、心包炎)等;③心包肿瘤;④外伤;⑤心脏手术后心包积血或纵隔放射治疗之后等。

(2)治疗:外科心包切除术或心包剥脱术是主要治疗方法。术中有可能发生大出血或冠脉损伤导致心搏骤停,手术死亡率很高。近年来随科技的发展,病死率明显下降,但仍＞6%。

(3)麻醉前评估与准备:根据麻醉前检查结果及病情严重程度进行麻醉风险评估。①心包缩窄程度,心包缩窄越重,以心脏舒张受限为主越重,心排血量减少,血压下降、脉压变窄及静脉压上升的程度越重。②胸腹水有无,若有大量的胸腹水,呼吸功能受限制,先用利尿药减少腹水及水肿,但要注意低钾血症。当利尿药不能减少胸腹水时,施行胸穿、腹穿抽尽胸水,但腹水不宜完全放净。③心力衰竭程度,心力衰竭及心律失常,术前应纠正。给予小剂量洋地黄制剂。④改善全身状况,高蛋白饮食,或静脉补充白蛋白或全血,或水解蛋白,尽可能改善全身状况,增加血浆胶体渗透压。⑤备好充足血源。

(4)麻醉管理:患者情况重危,对麻醉耐力极差,麻醉管理十分棘手。麻醉医师应该高度重视。

①麻醉选择困难,危险性极大。心包剥脱术宜在气管内全麻下进行。

②麻醉诱导是关键步骤,患者很难渡过诱导关而死亡。诱导平稳,防止严重低血压甚至心搏骤停,是麻醉的重点。常选用小剂量的药物,静注氯胺酮 0.5～1mg/kg,泮库溴铵 2～4mg 或 0.02～0.08mg/kg,控制呼吸,进行气管内插管。硫喷妥钠 2～4mg/kg,或用依托咪酯 0.1～0.3mg/kg、咪达唑仑 0.15～0.2mg/kg,或小剂量氟芬,静注缓慢、推推停停,间断小量注射,以观察患者反应,静注应特别小心。无心血管抑制时静注肌松药,气管内插管。清醒插管,极危重患者,在半卧位下,做清醒气管插管比较安全。局麻开胸,手法辅助呼吸,高浓度氧吸入,必要时辅助少量氯胺酮输注。快速插管,症状较轻病人,面罩纯氧吸入,缓慢静注咪达唑仑 5～10mg,待入睡,静注芬太尼 2～5mg/kg、肌松药维库溴铵 0.07～0.2mg/kg,表面麻醉咽喉部,气管内插管。

③麻醉维持困难。吸入麻醉对心肌抑制较强,一般不宜应用,若一旦用恩氟烷、异氟烷或七氟烷时,应十分小心、间断吸入勿过深。气管内插管后,静注芬太尼 5～10μg/kg,或连续输注 0.5～1.0μg/(kg·h),效果较满意。分次静注咪达唑仑 2mg,非去极化肌松药维库溴铵0.05mg/kg,控制呼吸,保证血气指标正常及创造安静的手术野环境,以利手术操作的进行。切皮前、锯胸骨前分别静注追加芬太尼 0.1～0.2mg。锯胸骨时静注呋塞米 20mg,2h 后追加 20mg。

④保持一定心率:心率不应过慢,适当增快,80～100/min 有利于 CO 的增加,是缩窄性心包炎患者唯一的有限的代偿途径。但术中心率过快也会导致心排血量下降。术中心率维持在 80～120/min。

⑤维持血压:严重低血压可导致心搏骤停。须分析血压下降的原因,针对性处理。升压药宜选药性弱的药物,如麻黄碱等,不选药性强的甲氧胺、去甲肾上腺素及苯福林等药物。等量及时补充失血:维持有效血容量,不能过量输血、输液,心包松解后回心血量剧增,容易发生心衰,剥离心包前适当补液,剥离后应加速利尿,限制补液,但也不能有血容量不足。

⑥控制呼吸有效果:每 30～60min 施行血气分析检查,呼气末正压通气,避免缺氧和 CO_2 蓄积,术后早期呼吸的管理很重要。

⑦治疗心律失常：术前、术中大量利尿导致体内的镁、钾严重缺乏，剥离和切除心包操作时易出现心律失常，应密切监测心电图。术中注意补充电解质，以3％氯化钾60ml＋硫酸镁1g按50ml/h速度泵注。胶体液每500ml加高钠5支＋钙2支输注。出现异常及时处理。房颤，毛花苷C0.2mg，缓慢静注；室性早搏，非连续性不必处理；连续性室性心律，应停手术，利多卡因0.5～1mg/kg静注，心肌表面喷洒1％利多卡因或敷以利多卡因棉片，有助于防止其发生。室上性艾司洛尔0.2～0.3mg/(kg·次)静注；心功Ⅲ级者，多巴胺剥离上下腔心包前2～4μg/(kg·min)，剥离后调整至6μg/(kg·min)支持心功；同时纠正代谢性酸中毒。

⑧拔除气管导管时机：患者清醒、潮气量基本恢复、血气指标正常，方可撤出呼吸机和拔管。否则带管送回麻醉恢复室，或病房或ICU进一步辅助呼吸和支持心功能治疗，不宜急于拔除气管导管。

八、冠心病非心脏手术麻醉

冠心病(CAD)患者约占麻醉和手术患者的5％～10％，其术后并发症的发生率和死亡率均高于非冠心病患者，属于外科高风险手术麻醉。

【病情特点】

1.中老年患者多　冠心病(包括心肌梗死)是冠状动脉供血不足引起的缺血性心脏病，为中老年人的常见病、多发病。发病率逐年增高，北京1973年为21.7/10万，1986年为62.0/10万；上海1974年为15.7/10万，1984年为37.4/10万。国内心电图有改变的发病率高达14.8％。

2.手术病死率高　需进行非心脏手术的患者也逐年在增多。美国心脏病占总死亡的35％，其中冠心病死亡占24.1％，居死因之首。国内冠心病或心电图有改变(心肌梗死多导联低电压等)者，其手术病死率比正常高2～3倍。

3.并发症多　冠心病患者麻醉和手术的病死率明显高于同龄的一般人，其分别为6.6％与2.9％。尤其是心肌梗死，麻醉手术容易再度诱发而梗死。其并发症发生率也高于同年龄组，故必须注意，减少冠心病患者麻醉和手术的危险性，提高安全性。

4.麻醉困难　心脏病患者因并存其他疾病需要手术时，不仅心血管病变得不到纠正，且常因非心脏病而使心脏功能或使循环功能进一步恶化，特别是同时发生出血性、创伤性、烧伤性或感染中毒性休克时，可严重影响循环功能。如施行急症手术,因无充分时间准备,麻醉和手术的危险性就更大,有时形成恶性循环,危及患着生命。心脏病患者施行非心脏手术时,其麻醉处理有时比作择期心脏手术更为困难。

【麻醉前危险因素评估】

1.非急症手术　按照不同病情加以考虑,有急性心肌梗死的择期手术,延期推迟到 3～6 个月以后手术。

2.急症手术　危及生命的非心脏疾病必须施行手术时,如内脏穿孔、大出血及早期癌肿等,不必过多、过分强调心脏病病情,应在内科医师密切协作下,维持心脏功能。如快速洋地黄化、利尿、给氧等治疗,改善患者心功能,充分估计术中可能发生的危险或意外,并做好充分准备,急行手术挽救生命。

3.限期手术　非心脏疾病手术威胁患者生命时,必须外科手术才能得以彻底治疗,心脏病较重,术前又一时难以纠正心脏功能;或根本不能得以纠正者;或病情不允许拖延到病情稳定后再施行手术时。应在治疗冠心病的同时,积极手术治疗。手术种类和部位也影响 CAD 患者围术期并发症的发生率。如胸腔或上腹部手术围术期心脏并发症发生率为其他手术的 2～3 倍。并发心脏其他疾病,如伴有多瓣膜联合受损的风湿性心脏病、房颤、心功能 2 级并发早期子宫内膜癌的患者,要施行子宫内膜癌根治术,患者心脏情况较差,可在短期内进行冠心病充分治疗,在内科医师指导及心电持续监测治疗下施行手术麻醉。

4.心血管功能评估　为预测围手术期心血管危险因素而正确评估。

(1)心绞痛:有典型心绞痛发作者,提示冠状血管的病变范围广而严重,病死率高。既往有心绞痛史、运动试验阳性、ECG 有 Q 波、有 PTCA 或 CABG 史、心功不全史等患者的相关病死率增加。但也有 4%～6% 无症状者。

(2)心肌梗死:3～6 个月内有心肌梗死史者,手术麻醉后早期再诱发心肌梗死的发生率为 6.5%,病死率也较高。

(3)心力衰竭:伴有充血性心力衰竭的患者,术前未洋地黄化时,其病死率增高。应于心衰纠正后 2～3 周才能施行非心脏手术。

(4)心电图:当心电图改变(有明显心肌缺血者)时应予以警惕。EF<35%,左主干或多支冠脉狭窄;休息状态下 ECG 缺血表现;心脏扩大等,其病死率比正常高1.6 倍。但是,部分(15%)冠心病患者心电图无异常,故不能单靠心电图确诊冠心病,心电图正常也不能排除冠心病。对手术危险性和预后与 CAD 相同。

(5)老年人:老年患者有心脏改变者,或 X 线片显示心脏有潜在心衰者,顽固性心律失常,并发脑血管疾病史,或糖尿病、肾功不全(血肌酐>2mg/dl)者;中重度高血压者危险性大。

(6)术前心功能:易疲劳,难以完成以前可胜任的体力活动,提示心功能减退;端坐呼吸或发作性呼吸困难,提示心功能不全;术前服洋地黄制剂提示心功能不全;运动耐力差等需进一步检查治疗。

【麻醉前准备】

1.心脏疾病　术前有心绞痛者,应给予治疗,以改善心肌缺氧状态。术前曾服用普萘洛尔治疗的患者,心功能减弱,全麻时危险性增加,可在麻醉前不停药。严重的冠心病患者,普萘洛尔可用至麻醉前禁食时。

对有心绞痛史、心肌梗死史、心电图有心肌变性者,心律失常者,X线片显示心脏有潜在心衰,以及老年有心脏病变者,术前应洋地黄化,以增强对出血和创伤的代偿能力,预防心脏病情变坏。

2.高血压　冠心病合并高血压是CAD,心衰和脑卒中的高危因素。术前要得到控制,长期服用抗高血压药者,宜继续使用抗高血压药物治疗至术前。

3.气道疾病　急慢性气道疾病,术前应进行充分治疗。急性肺疾病应在治疗后2～3周,做血气分析和肺容量测定等其他检查,满意后再做手术。慢性肺疾患应在积极治疗后,取得可能最好效果后施行手术。长期吸烟者应尽早戒烟。

4.贫血　合并严重贫血者,应于术前纠正。胸部X线片、ECG、超声心动图、核素检查、心导管检查及造影等检查资料齐全。

5.心理治疗　冠心病患者术前应施行必要的心理治疗,解除对麻醉和手术的顾虑,使之安静,取得其信任,建立起治疗的信心。

6.监测　除常规麻醉监测外,ECG监测胸前导联或选取术前缺血表现最明显的导联。在较重的患者或施行较大的手术时,应备好动脉和中心静脉压测压管、导尿管,备好快速输血输液泵等可能需要的器械与仪器等。

7.麻醉前用药　充分镇静非常必要,但不能抑制呼吸和循环,根据病情许可和手术需要,选用适宜的镇静药。对心功能正常患者用药如下。

(1)颠茄类:阿托品因增快心率,一般不作常规用药。东莨菪碱0.3～0.4mg,术前1h肌注。

(2)镇静药:高度紧张者常选用异丙嗪0.75mg/kg或咪达唑仑:0.1～0.2mg/kg。

(3)镇痛药:常选用吗啡0.1～0.2mg/kg肌注,或哌替啶30～50mg肌注。

(4)丹参等:针对心绞痛者,丹参4～8g+5%葡萄糖250ml静脉输注,或环磷酸腺苷 20mg,或布拉地新(双丁酰环磷腺苷)20mg,肌注。

【麻醉处理】

1.麻醉选择　力求平稳,避免血压剧增和心率增快,具体达到的原则:降低心肌耗氧量和心肌应激性;防止麻醉过深,对心肌和呼吸抑制轻微,降低末梢血管的阻力;麻醉效果好,无痛,镇静充分,肌松良好;安全,术中术后无并发症。

(1)局麻:符合以上的原则。但仅能完成小手术。

(2)神经阻滞:用于手术范围较局限者,对心血管功能影响小,效果满意,四肢手术采用。

(3)持续硬膜外麻醉:下肢、盆腔、会阴及下腹部手术选用,对生理扰乱小,较少发生高血压,术后可留置导管镇痛,减少深静脉血栓形成等,但禁忌高平面阻滞。

(4)全麻:中腹部以上手术,特别要强调的是硬膜外麻醉,由于阻滞平面较广,对血流动力学影响较大,为谨慎和安全起见,选用全麻。病情重,手术较大、复杂、时间长、范围大,应气管内插管。

(5)硬膜外麻醉与全身麻醉联合:CAD 患者非心脏手术选用,取两法之优点,应激反应轻,血压、心率平稳,减少全麻药用量,术后苏醒快,苏醒过程平稳,术后镇痛方便。抗凝血治疗者应禁忌硬膜外。

2.麻醉诱导

(1)力求平稳:诱导平稳是麻醉处理的关键。避免诱导中的挣扎、呕吐、呛咳和屏气,以降低心肌耗氧量(MOC)。

(2)面罩吸氧:面罩下给氧祛氮 5～10min。避免缺氧,或加重心肌缺血缺氧。

(3)诱导方法:要避免心肌过分抑制,采用药物组合。

①芬太尼 0.002～0.005mg/kg、硫喷妥钠 2～4mg/kg.琥珀胆碱 1.5～2mg/kg,缓慢静注,快速插管。

②咪达唑仑 2.5～10mg,2.5% 硫喷妥钠 2～4mg/kg,泮库溴铵 0.1～0.2mg/kg,再 2.5% 硫喷妥钠 2～3ml,静注,控制呼吸,插管。

③芬太尼 0.1mg,氟哌利多 5mg,即英纳诺(50：1)混合液静注,诱导平稳,循环功能稳定,氟哌利多有预防心律失常的作用。用于心排量极低,且固定者。

④咪达唑仑 2.5～5mg,氯胺酮 1～2mg/kg,静注,短小手术,或表浅手术,面罩下给氧。

⑤咪达唑仑 0.1～0.2mg/kg、芬太尼 5～8μg/kg、丙泊酚 1.5～2mg/kg、维库溴

铵 0.1～0.12mg/kg 或阿曲库铵 0.5～0.7mg/kg 静注、插管控制呼吸。

3.麻醉维持

(1)芬太尼 50～100μg/kg 分次静注,氧气吸入,是当前最常用的较好的麻醉方法。

(2)氧化亚氮和氧 1∶1 吸入。对心肌无抑制作用,毒性低,最安全。但笑气浓度＜60％为宜,需加深麻醉:①吸入 0.8％～2％恩氟烷或异氟烷。②γ-OH、氯胺酮或地西泮分次静注。③静注哌替啶 20mg,或吗啡 0.2mg/kg;或芬太尼 2μg/(kg·次)。④维库溴铵 0.08mg/kg,分次静注。

(3)吗啡 0.5～3mg/kg、维库溴铵 0.08mg/kg。因吗啡镇静作用不强而少用。必要时追加少量咪达唑仑。维库溴铵是目前对心血管效应最小的肌松药。

(4)连续微泵注丙泊酚 3～6mg/(kg·h),对心肾功能尚好,而不需严格限制输液的患者也可选用。

(5)静注氯胺酮,小量对不能耐受其他麻醉时可酌用。

4.麻醉管理　冠心病患者非心脏手术的麻醉管理十分重要,要使患者舒适,避免增加心肌氧耗量(MOC)。心率、心肌收缩力和室内压是影响 MOC 的 3 个主要因素。心率越快、心肌收缩力越强,MOC 越多。麻药的种类、麻醉深浅和血管加压药的种类都与此有关。引起室内压上升的高血压患者等,都使 MOC 增加,或供氧不足。

(1)加强监测:非常重要,随时发现患者心肌氧的变化,及时恰当处理,确保生命安全。监测重点是血流动力学及心电图的变化。①监测血压、脉搏、呼吸、皮肤黏膜色泽及麻醉情况。②有条件者可持续监测 MAP、CVP、LAP 或 PAWP、RAP、HR、CO、SV、PVR 或 SVR(TPR)。③麻醉中可计算心缩间期(STI)、射血前期(PEP)、左心室射血时间(LVET),总电机械收缩时间(QS_2),PEP/LVET 和 I/PEP。心率缩压乘积(RPP)和三重指数(TI),CAD 患者 RPP＞22000 时发生心绞痛,其中 HR 改变比 BP 更敏感,麻醉期间控制 RPP＜12000。TI＝HR×DP×PAWP(mmHg),宜＜15 万。④监测尿量和血细胞比容。⑤监测 SpO_2,每 15～30min 检验 1 次血气分析,及时纠正、酸碱平衡紊乱及电解质异常,维持 PaO_2＞80mmHg,$PaCO_2$ 在 30～40mmHg。

(2)维持循环功能

①严密观察病情,力求血压平稳,避免血流动力学的剧烈波动,一旦发现血压过高过低,积极处理。

②预防围术期心肌缺血,因冠心病患者对低血压耐受性极差,可使冠状动脉灌注不足、缺氧,有引起急性心肌梗死的危险,必须预防。开放静脉输液,维持循环有效血容量,手术一开始,等量补充失血、严防逾量,避免心脏前负荷增加过多;麻醉勿过深,麻药可使心排血量下降;纠正心律失常;充分供氧,维持好动脉压。也要防止输血输液不足造成低循环动力。保持 Hb>100g。如果血压下降超过原来患者静息状态血压平均值的15%,或 SP 低于原20mmHg 时,选用甲氧胺3~5mg,或苯福林0.2~0.4mg,或多巴胺3~10mg 静注,对心肌有正性肌力作用,不增加外周阻力。

③冠心病患者高血压增加心肌耗氧量(MOC),加重心脏后负荷。严重高血压时,易出现意外,必须紧急处理。全麻太浅时加深全麻深度,神经阻滞范围不全时,调整阻滞范围,或辅助适量的芬太尼、氟哌利多等,使血压恢复正常。如不能控制,或不明原因的高血压,用血管扩张药物,其指征为 SP 升高>20%;PAWP>18mmHg;RPP>12000;TI>150000;心电图显示心肌缺血改变。常选用 NTG 0.01%溶液静脉输注,使血压降到预定水平,是常用首选药物。无毒性,低浓度时作用温和,是一种安全、效果好、作用快、时间短、易控制缓解心肌缺血、易控制调整血压的好降压药。也选用 SNP。即 SNP 50mg 加入5%葡萄糖或生理盐水250~500ml,配成0.01%~0.02%的溶液,当血压降至预定水平,予以调整速度维持。防止用量过大,严密视察血压的变化。若发生反射性心率增快,可加快输液,或静注普萘洛尔0.25~0.5mg 控制。后者可分次静注追加,一般不超过2mg。

血压波动应控制在基础值20%左右之内。插管前用2%利多卡因喷雾充分表麻气管内黏膜,可防止血压升高和心律失常。术前患者血压高时,在诱导前开始降压,以防诱导时继续升高。拔管后经导管气管内注入利多卡因40mg,或静注2%利多卡因1mg/kg,可预防拔管后心率加快,血压升高。

④心律失常:比较常见,但严重心律失常发生率不高,先检查发生诱因,酌情予以治疗。窦性心动过缓为诱导期常见的心律失常,多由硫喷妥钠等增强迷走神经紧张性所致,以阿托品0.5mg 静注效果好。维持心率90次/min 左右。窦性心动过速,加深麻醉和补充血容量,低血压即可纠正;低血压纠正后仍有心动过速时,用普萘洛尔0.25~0.5mg 静注,每1~2min 1次,总量2~3mg 可以控制。持续性室性或室上性心动过速静注维拉帕米2~5mg,或静注苯妥英钠、普鲁卡因胺、溴苄胺或利多卡因等,即可纠正;若无效时,可用电转复。当心动过缓并有低血压、且对药物治疗反应不佳时,应安置心脏起搏器。

（3）严防低氧血症和二氧化碳积蓄。急性缺氧，可使心肌很快失代偿而发生心搏骤停；慢性缺氧，可诱发或加重心律失常，导致低血压或心力衰竭；二氧化碳蓄积，对心脏的危害比缺氧还大。麻醉期间必须确保气道通畅，维持足够的通气量，全麻时控制呼吸，以防止缺氧和二氧化碳蓄积。硬膜外麻醉平面不宜过高，用辅助药需防止呼吸抑制。

（4）输血补液要充足适量：必要时以 CVP 和 PAWP 作为输血补液依据。

（5）手术后处理：患者心血管功能稳定，由手术室转到病房或 PACU、或 ICU 抢救治疗。必要时将导管带到抢救室，以便于术后机械通气和监测治疗抢救。

【麻醉后处理】

全麻患者苏醒过程更危险，应保持平稳，避免疼痛和躁动，防治通气不足和心肌梗死。

1.监测 急性心肌梗死更多发生在手术麻醉后，术后应持续进行生理功能监测，使 PaO_2 良好。

2.气道清理 氧通过低浓度酒精（也可 70%）湿化后吸入。注意无菌技术，吸出气道分泌物，以防气道感染。

3.控制输液量 精确计算补液，不宜过量。

4.纠正低钾 应特别注意纠正低钾血症，尤其在洋地黄化的患者。

5.防治心肌梗死（MI） 冠心病者术中、术后 48h 内均可发生 MI，病死率为 10%～15%，要注意防治。

（1）原因：①麻醉和手术期间的血压波动是重要的诱发因素，有 MI 史者复发。②心律失常可发生在术后 1 周内，术后 2～3 天较多。术后患者未清醒，若出现心律失常（室性期前收缩、心室纤颤等），呼吸困难，发绀，不能解释的低血压，胸痛，心力衰竭时，应怀疑 MI。

（2）预防：①术中、术后心电图连续监测，出现异常和术前对比。②防止低血压，一旦发生即予纠正；也要防止高血压、心动过速，出现后即予处理。③纠正电解质紊乱，尤其是低钾血症。④充分给氧，防止缺氧和 CO_2 蓄积。⑤术后消除疼痛，避免肌松药残余作用，如高热、寒战等。

（3）处理：术中、术后一旦发生 MI 时，应积极治疗。①静注吗啡 5～15mg 或哌替啶 25～50mg 镇静、镇痛；②吸氧；③补充血容量，用多巴胺或阿拉明等升压药维持收缩压至术前水平；④应用 NTG、SNP 或酚妥拉明等血管扩张药，降低心室的前后负荷，降低血管外周阻力，扩张冠状血管，增加心肌缺血区的血流量。

6.术后镇痛　0.125%布比卡因（含芬太尼 1µg/ml），微量泵注入 0.05～0.15ml/(kg·h)。

九、心脏手术麻醉后神经系统并发症的预防

神经精神紊乱或称术后认知功能障碍是心脏手术麻醉后的重要并发症,将影响患者以后的生活质量,术后死亡率增加,应该关注和研究预防,减少心脏手术后的神经精神紊乱,一旦发生时,认真治疗和处理。

【发生率】

神经及精神心理功能紊乱是心脏手术后的主要危险之一。手术后若出现严重神经系统并发症,则意味着手术失败。其发生率为 2%～6.1%。CPB 术后神经或精神心理功能障碍的发生率 80%,且可持续数月至数年。围术期脑卒中发生率2%～6%。婴幼儿复杂心脏畸形术后达 25%,成人 CABG 并发中枢神经系统障碍达 35%～50%。国内报道术后 2～7 天并发严重障碍的发生率为 3.3%～4.8%。约 75%患者在 6 个月内恢复良好,但仍有 1%～3%患者成为残疾。心内直视手术后的神经并发症高于非心内直视术;CABG 术后患者神经系统并发症高于瓣膜置换患者。

【病因和危险因素】

1.病因　微栓或脑的低灌注是主因。

(1)脑栓塞:微栓可分为 3 种,即组织栓子、气体栓子和异物栓子。均与术后CNS 并发症有关。微栓是 CPB 设施及手术本身产生的,因近年来微泡型氧合器和微孔滤器的应用,微栓的脑损害已有所减少。

(2)脑灌注不足:CPB 血流达不到机体组织和器官的生理需要,长时间 CPB 灌注压低时,重量仅占人体重 2%,血流量却占心排血量 15%,占全身耗氧量 20%的脑组织即脑氧供需失衡,首先发生缺血、缺氧性损害。

(3)颅内出血:CPB 中急剧的血流动力学波动、手术中肝素化后易引起颅内出血。

2.危险因素　有多种因素影响其发生率。

(1)CPB 时间:其长短与脑损害的发生率密切相关,长时间低灌注压的影响,CPB 时间延长,血成分破坏增加,灌注中微凝物质在数量或大小上进行性增加,发

生空气或颗粒栓塞的机会增加。CABG 的 CPB 时间较长,其神经系统并发症就高于瓣膜置换患者。

(2)年龄:年龄越大,神经系统并发症发生率越高。年龄是术后发生神经系统并发症重要因素之一。儿童、婴儿、新生儿比成人及青少年能耐受较长时间的缺氧、缺血。

(3)原有脑血管疾病(CVD):是术后并发神经系统并发症的重要因素之一,原有脑血管疾病者,脑卒中的发病率明显增加。

(4)术前心功能:心功能越差,术后神经系统并发症越高。

(5)CPB 方式:搏动性 CPB 可预防手术期内丘脑下部及垂体的应激反应,并能促进手术期内脑皮质血流和脑的代谢。而非搏动性 CPB 神经系统并发症就高。使用膜式氧合器或动脉滤网可减少栓塞的可能性。肝素化后凝血功能障碍,转流期间 MAP>100mmHg,脑内出血发生率明显增加。

(6)再灌注及低温损伤:再灌注使脑内氧自由基水平提高,导致脂质过氧化,细胞膜性结构遭破坏,能量代谢受阻及超微结构改变,是暂时的与可逆的变化。CPB在深低温下,低流量循环比停循环后大脑神经元产生更多异常的高尔基体。

(7)主动脉壁粥样组织脱落:主动脉粥样硬化是导致神经系统的最主要危险因素。在主动脉游离、插管和横断钳夹过程中,主动脉壁粥样化组织易脱落,被主动脉的高速灌注血流冲刷并析离,引起脑栓塞。

(8)手术方式:心内直视操作所引起的神经损害发生率较高。因瓣膜碎片、栓子及心室内空气均可导致栓塞形成。

(9)血流动力学:围术期任何原因引起的血流动力学不稳定,如低氧血症、组织灌注不足等,均可导致中枢神经系统并发症发生。

【临床表现】

CPB 心内直视手术后神经精神障碍表现有定向力障碍、情感障碍、行为障碍,如躁狂、木呆、妄想、谵妄(既往史中均无神经精神疾患)等。围术期脑卒中,是心脏手术后严重症状之一。

【诊断】

在术后即刻出现或延迟数小时才出现的神经功能紊乱的诊断,应正确区分麻醉药的影响和神经系统并发症。术后若用拮抗药后,仍不能唤醒或 24h 患者仍有意识障碍者,即应考虑患者已发生中枢神经系统并发症。再进一步进行神经心理功能测验系统检查,做出定性、定位的明确诊断。利用仪器可协助诊断。

【治疗】

治疗包括：①环境疗法；②精神疗法；③药理疗法，包括人工冬眠、早期持续人工冬眠降温，是减轻脑组织因缺血、缺氧造成原发损害和治疗以后代谢障碍所致脑水肿、变性、坏死等继发性损害的重要措施。可有效地抑制大脑恢复过程的异常活动，与 CPR 同时进行时，维持正常呼吸功能，应适当过度换气，维持 $PaCO_2$ 30～35mmHg，轻度降低颅内压，有助于降低脑水肿的发生率。

【预防】

围术期神经功能紊乱或术后认知功能障碍的预防胜于治疗，据其诱因复杂、多源性的特点，加强管理，做好预防。

1.非药物预防

（1）认真的术前准备：①术前与患者沟通，做好解释工作，消除思想负担，稳定情绪，对减少和避免术后精神紊乱意义重大。②积极改善心功能，维持内环境的稳定。③选择合适的手术方式。④正确选择麻醉药，麻醉药可影响脑血流和脑代谢，对术后神经并发症也肯定有影响，氟烷、恩氟烷和异氟烷可增加脑血流，降低脑代谢，氯胺酮以外的静脉麻醉药均使脑血流、脑代谢下降，尚待进一步研究。⑤控制血糖，高血糖术后可能发生神经损害，应予避免。

（2）控制 CPB 时间：心胸外科医师手术操作技术熟练，手术、麻醉和 CPB 机管理者紧密配合，尽量缩短 CPB 时间。缩短麻醉和手术时间，缩短术后 ICU 停留时间和术后住院时间。

（3）灌注技术提倡使用膜式氧合器和管道滤网：对老年及原有脑血管疾病的高危患者，使用膜式氧合器及滤网，因清除了微栓，可减少术中神经系统并发症。动脉端用 25～40μm 滤过器，凡加入机器内液体及血液均应过滤。

（4）深低温技术：低温使全身氧需和脑氧需下降，中度低温（33～35℃），可有效地减轻短暂脑缺血对中枢神经系统的影响，深低温（<24℃），可有效地减少神经系统永久性损害。低温除降低脑代谢外，主要通过抑制兴奋性神经递质释放、限制缺血后血-脑屏障破损、抑制自由基生成和膜氧化、抑制白三烯生成及减少异常的离子流等。

（5）血液稀释术：可补偿低温引起的血液黏滞度增加，使血流加快，以增加氧供应。CPB 患者通过此术降低血黏度，可增加低灌注组织，尤其是脑缺血区域的灌注，以改善神经并发症预后。防止血液稀释后外周阻力降低导致脑的低灌注；维持血液 Hb 浓度接近生理的渗透压；CPB 中保证充分抗凝，ACT 维持在 480s 以上；

如应用抑肽酶,ACT 维持在 750s 以上。血液稀释可保护神经功能,在脑缺血 6h 内,使用中度血液稀释可改善脑卒中损害。

(6)逆行性脑灌注:最新提出,术后神经系统预后的关键是在循环完全停止(HCA)前,必须有足够的降温时间,脑组织的低温才能达到足够均匀程度。目前用逆行性脑灌注新技术,其优点是使用简便,避免了血管损伤;视野暴露好;逆行血流减少了微小空气及动脉粥样纤维素的栓塞;有效的脑氧输送,为一个重要的低温停循环的辅助。用于升、降动脉疾病的患者,也用于广泛主动脉粥样硬化实施冠脉手术及瓣膜手术的患者。应彻底排出血中空气。

(7)控制血压:脑血管正常患者,低温灌注期间维持脑灌注压(由 MAP-CVP 测得)≥36~40mmHg,CBF 就可保持适宜,即使短时间有更低的灌注压,仍不会出现神经损害。原有脑血管疾病患者,灌注压不足就可能导致或进一步加重神经损害。复温中低血压(SP≤80mmHg)和低心排血量,可导致术后神经并发症。对于主动脉严重粥样硬化的患者,应减少对主动脉的钳夹。

(8)低温下血气分析处理:血气分析处理有 α 稳态法(不进行温度校正)和 pH 稳态法(进行温度校正)两种方法。CPB 低温期间以采用 α 稳态处理血气为妥,不仅无神经系统不利影响,且有益。

2.药物预防

(1)谷氨酸受体(NMDA 及 AMPA)拮抗药应用于 CPB 可起到神经保护作用。

(2)利多卡因:CPB 下行 CABG 手术患者用利多卡因组比对照组可减少心脏手术术后认知功能障碍。

【监测】

神经功能监测对早期诊断、预防和控制神经并发症起很重要作用。

1.颅内压监测　因其临床意义未得到证实,又具有创伤性,故未列入临床常规方法。

2.EEG 监测　当大脑缺氧和高碳酸血症时,EEG 反应灵敏而迅速。当出现脑缺血、麻醉过深、体温过低或濒死时,EEG 呈现等电位。

3.CBF 监测　常人 CBF 约 750ml/min,相当于 50ml/100g。当脑半球平均血流量减至 25~30ml/(100g·min)时,即出现精神失常或意识障碍。在心脏手术患者监测 CBF,可避免发生中枢神经系统缺血性损害。

(1)惰性气体注射法:要反复行颈动脉穿刺,且分别行左右侧穿刺,临床应用有局限性。

（2）惰性气体吸入法：无创性、不需做颈动脉穿刺，可多次重复测定，可测出大脑两侧区域的 CBF，方法较准确，操作时间短（5～10min）。因需同时描记肺清除曲线，故不适用于有肺部疾病的患者。

（3）脑血流图：又称阻抗血流图（REG），对诊断脑血管疾病有参考意义。因仪器的型号不同，波形标准不统一，不适用于临床监测。

（4）经颅多普勒超声监测（TCD）：可无创、动态监测颅内 Willis 环及其主要分支的血流动力变化特点，很适用于麻醉手术期间 CBF 监测。对确定微栓的来源及微栓的数量，是一极为有用的技术，也可作为微栓患者在手术室药物治疗的指导。低流量灌注期间，为维持有效的脑灌注，采用颅多普勒监测有实用价值。

4.脑代谢监测　当氧供应不足以满足其代谢需求时，即可发生缺氧致神经损害。故应监测脑氧供需平衡。

（1）脑氧耗率测定（$CMRO_2$）：在测定 CBF 的同时，抽取颈内动脉和颈内静脉血做血气分析，算出动静脉氧差。

$$CMRO_2 = (PaO_2 \times 0.0031 + CaO_2 \times 血红蛋白 \times 1.39 - P_jVO_2 \times 0.0031 - S_jVO_2 \times Hb \times 1.39) \times CBF。$$

式中 $CMRO_2$ 的单位是 $ml/(100g \cdot min)$，P_jVO_2 为颈内静脉血氧分压，S_jVO_2 为颈内静脉血氧饱和度。

（2）颈内静脉血氧饱和度：从颈内静脉抽血行血气分析，也可经光导纤维进行氧饱和度连续监测。若颈内静脉血氧饱和度降低，说明脑氧供下降或脑氧需增加。颈内静脉血氧饱和度监测可作为传统温度监测的辅助，它反映了脑对氧的利用率。

（3）脑血氧饱和度（rSO_2）：是一项无创性的新型氧饱和度监测方法，可连续监测脑及其他局部组织器官的氧饱和度。可以预测患者是否出现降温不充分，持续脑氧摄取造成的精神损害。

5.脑功能评价检查　在术中预测术后神经精神损害，为术后早期治疗提供信息。目前比较可靠的脑功能检查有：观察瞳孔大小有助于判断术后有无神经并发症；EEG 术中频繁地发生紊乱，可预示术后可能出现神经精神损害。CT 发现成人 CPB 之后脑梗死的发生率是 2‰～3.9‰；MR 检查术后脑梗死的发生率是 7‰，为诊断 CPB 缺血并发症的手段；术后及术前客观的神经精神检查 NPT；阳离子发射 X 线体层照相（FDGPET）监测，分析术前及术后大脑对葡萄糖的代谢是很敏感的。

十、肺动脉高压的麻醉

肺动脉压力高于正常值称为肺动脉高压（PAH）。

【分类】

正常肺动脉平均压（MPAP）$\geqslant$20mmHg，或肺动脉收缩压＞30mmHg 即为PAH。低于正常者提示肺动脉口狭窄，此时右心室收缩压应高于肺动脉收缩压10mmHg 以上。PAH 根据其临床表现和严重程度，有以下分类法。

1.原发性和继发性PAH　原发性PAH 较少见，继发性PAH 常见于先天性心脏病，包括有动脉导管未闭（PDA）、心脏房室管畸形、VSD 和 ASD 合并 PAH 等。风湿性心脏病二尖瓣狭窄、左心衰、肺栓塞、慢性肺部疾病、高原性心脏病、原发性中枢性通气不足、肺泡纤维化、肺心病、严重贫血和甲亢等合并 PAH。

2.分度　依据严重程度分为轻度 PAH（20～40mmHg）、中度 PAH（40～60mmHg），重度 PAH（60～80mmHg）和极重度 PAH（＞80mmHg）等。

3.按肺动脉收缩压与主动脉收缩压比值分级　近年来按肺动脉收缩压与主动脉（或周围动脉）收缩压的比值，分为轻度 PAH（$\leqslant$0.45）、中度 PAH（0.45～0.75）、严重度 PAH（＞0.75）3 级。

4.按肺血管阻力分级　按肺血管阻力大小分为轻度 PAH（＜7wood U），中度PAH（8～10wood U）和重度 PAH（＞10wood U）。

5.肺血管阻力（PVR）与手术危险程度　正常 PVR 是体循环阻力（SVR）的1/10～1/20，PVR＞600mmHg/（s·L）为重度 PAH。当肺血管阻力指数（PVRI）每平方米$\geqslant$460mmHg/（s·L）时，应给予扩血管药物治疗。PVRI 每平方米＜350mmHg/（s·L），则 PVR 增高是可逆的。

6.手术预后的阻力指数标准　PRVI 每平方米＜300mmHg/（s·L），且 PVR/SVR＜0.4，说明 PVR 升高系由于肺血流量所致，缺损修补后可使 PVR 降低；若PVRI 每平方米＞600mmHg/（s·L），且 PVR/SVR＞0.7，则缺损修补后 PVR 亦不能下降，手术病死率则明显上升。

7.血氧饱和度　肺动脉为 78.0%（73%～85%），血氧 14.2～16.2vol%。可了解氧合功能。

【影响因素】

1.降低肺血管阻力的内源性介质　①给氧；②NO；③PGI_2、E_2、D_2；④腺苷、

ATP、镁；⑤缓激肽、组胺、乙酰胆碱；⑥碱中毒；⑦心钠素；⑧迷走神经兴奋；⑨β肾上腺素能神经兴奋；⑩钾通道激动剂。

2.增加肺血管阻力的内源性介质　①低氧血症；②内皮素-1(ET-1)，持久有效的维持血管收缩。由作用于血管平滑肌细胞的 ETA 受体所引起；③$PGF_{2\alpha}$；④血栓素；⑤血小板活化因子；⑥酸中毒；⑦白三烯；⑧Ca^{2+}通道激动剂；⑨α肾上腺素能神经兴奋。

3.降低肺血管阻力的机械因素　①肺膨胀；②血管结构异常；③间质液及间质压变化；④心排血量(CO)增加；⑤气道压高；⑥重力增加。

4.增加肺血管阻力的机械因素　①通气过度或不足；②血管肌层过度肌化；③血管变形；④肺发育不良；⑤肺泡毛细血管发育不良；⑥肺血栓形成；⑦主动脉扩张；⑧心室功能不全；⑨静脉高压。

【麻醉前准备】

1.危险因素评估　有活动后心悸、气促史和反复上感史者，对麻醉和手术的耐受性较差。有下列情况时危险性增加。

(1)左向右分流心脏畸形合并 PAH：其危险因素包括①MPAP＞60mmHg；②TPR＞600mmHg/(s·L)；③肺病理活检，Heath Edward Ⅲ级以上或严重间质炎；④合并严重呼吸衰竭，$PaCO_2$＞50mmHg；⑤肺部炎症；⑥心力衰竭。

(2)瓣膜病的危险因素：①合并中度 PAH；②C/T＞0.7；③心功能Ⅳ级；④栓塞史；⑤房颤时间长、心室率＞100 次/min；⑥肾衰竭；⑦超声心动图示左心室舒张末期直径＞65mm。

(3)室间隔缺损(VSD)的危险因素：VSD 所造成的血流动力学紊乱，当为中等以上的缺损，因左向右分流量及肺血流增多，左心的血流亦多，出现左心舒张期负荷过重，而致左心扩大。当 PVR 低而分流量大时，可发生左心衰竭与肺水肿，此为婴儿 VSD 死亡的主要原因。在伴有 PAH 者，可出现左右心室扩大，在严重阻力性PAH 时，左向右分流量虽可减少，但右心室收缩期负荷加重、心肌储备能力大为减低，可出现右室劳损，甚至右心衰，此为成年 VSD 者死亡的主要原因。在控制感染和通过强心、利尿等措施将心衰纠正后再手术。

(4)动脉导管未闭的危险因素：年龄较大的短粗型导管，且合并中度以上 PAH者，或合并主动脉降部畸形者，并引起左右心室肥厚、右和左心力衰竭，危险性大。

2.降低肺动脉压和外周血管阻力　对于严重 PAH 者，术前采取有效措施降低 PAP。

（1）吸氧：应持续吸氧降低 PAP、增加肺血流。

（2）输注硝普钠：$1\sim4\mu g/(kg\cdot min)$，降压。

（3）输注前列腺素 E_1（PGE_1）：$0.1\sim0.4\mu g/(kg\cdot min)$，降压。可提高手术安全性。

（4）吸入 NO_2 有条件时吸入 NO，以减轻 PVR 上升。

3.积极预防和控制感冒和气道感染　保暖、用抗生素、禁烟、作深呼吸练习；控制哮喘发作。

4.先天性心脏病（CHD）合并 PAH　用妥拉苏林控制肺动脉痉挛；年龄较大者加用抗凝血药；加强休息；间断吸纯氧，控制咳嗽，强心利尿，控制心衰，加强支持疗法。

5.麻醉前用药　用药时确保发挥其治疗作用，避免发生不良反应。

（1）镇静药：一般用苯巴比妥钠 $0.05\sim0.1g$，术前 30min 肌注。严重肺疾患合并长期 PAH 者，镇静药应酌减。主动脉极度狭窄、心脏压塞、缩窄性心包炎等，使用镇静药应格外小心。有气道梗阻、纵隔气肿、开放性与张力性气胸、心脏急症等，均应免用镇静药。

（2）镇痛药：心功能Ⅲ级以上者，吗啡 $0.15\sim0.2mg/kg$，术前 30min 肌注；心功能在Ⅲ级以内者可用哌替啶，$0.5\sim1.0mg/kg$。患儿用氯胺酮 $4\sim6mg/kg$，肌注。

（3）颠茄药：东莨菪碱 $0.006mg/kg$，术前 30min 肌注。或阿托品 $0.01mg/kg$。

6.其他　按胸科和心血管手术进行准备。

【麻醉管理】

1.麻醉选择

（1）麻醉选择原则：PAH 的麻醉宜深不宜浅，氧气宜增不宜减，浅麻醉、缺氧均可能加重 PAH。入室后高流量面罩下吸氧建立静脉通路。

（2）麻醉药选择：一般选用气管内插管全麻、按常规方法诱导和维持。二尖瓣成形术或替换术、VSD 低温 CPB 下进行。复杂 PDA 应行低温和控制性降压麻醉。严重 PAH 的 PDA 也需在低温 CPB 下处理。①吸入麻醉药，除 N_2O 外均可选用。因 N_2O 刺激交感神经系统而致 SVR 和 PVR 增加。对 PAH 患者有害。②静脉麻醉药，除氯胺酮不适宜外，均可应用。因氯胺酮兴奋交感神经，使 SVR 及 PVR 增加。以咪达唑仑、芬太尼最为适宜。大剂量麻醉性镇痛药降低肺血管阻力较好。

2.麻醉中处理　PAH 在 CPB 后早期可加重，围手术期对 PAH 进行治疗。以降低肺血管阻力，减轻右心室后负荷，保持血流动力学稳定为原则。

(1)正压通气：机械通气或高频振荡通气，充分供氧，以纠正严重低氧血症，使 $PaCO_2$ 降至 $28\sim25mmHg$，有助于降低 PAP。停机后输注 20％人血白蛋白 10g，以提高血浆胶体渗透压，配合以利尿药，降低肺间质水肿。术后 $12\sim36h$ 行过度通气，以防止急性呼吸衰竭。

(2)降低应激性：合并严重 PAH 者，心肌多受累，心肌应激性增加，心肌收缩力与储备功能均已下降，故对麻醉耐力较差。维持合适的麻醉深度，凡挣扎、哭闹、激动、缺氧或二氧化碳蓄积均应避免。否则，不仅使心肌应激性大为增加，还使肺血管收缩，致 PVR 和 PAP 进一步升高，加重心脏负担或诱发心衰。

(3)降低 PAP 及外围血管阻力：术中输注 0.01％硝普钠，$0.33\sim1.5\mu g/(kg\cdot min)$，或 PGE_1 $0.05\sim0.4\mu g/(kg\cdot min)$；重度 PAH 可用 $0.05\sim0.5\mu g/(kg\cdot min)$，或硝酸甘油 $2\sim4\mu g/(kg\cdot min)$，输注，减低 PVR。维持血压、心率和心律的稳定，这是保证 PAP 不进一步增高的重要因素。

(4)合理应用正性肌力药：多巴酚丁胺 $3\sim25\mu g/(kg\cdot min)$，溶于 5％葡萄糖液内输注，可减低 PVR。尽量少用多巴胺。为维持动脉压，有时并用去甲肾上腺素。

(5)NO：经以上处理，PAH 仍高者，术中可联合继续吸入 $10\sim20ppm$ 的 NO，以减轻 PVR。应缓慢停用。

(6)纠正酸中毒：酸中毒使肺血管强烈收缩，应予避免。要预防代谢性酸中毒、呼吸宜碱不宜酸，保持 pH 稍高，伴酸中毒者使 PAP 升高，适当给予碳酸氢钠，使 $pH\geqslant7.25$ 即可。

(7)必要时 NTG $0.1\sim7.0\mu g/(kg\cdot min)$，输注；或酚妥拉明 $1.0\sim20.0\mu g/(kg\cdot min)$，输注。

(8)异丙肾上腺素：$0.05\sim0.1\mu g/(kg\cdot min)$，输注；速度快、浓度高，可致室性早搏，成人应 $<20\mu g/min$。

(9)加强术后处理：PAH 患者，因肺血管病变和肺血流增多等因素影响，肺顺应性降低，加上麻醉药的残余作用，开胸和手术创伤，CPB 引起的肺部改变及心功能不全等因素影响，术后呼吸功能进一步障碍，故应以 $<10cmH_2O$ 的 PEEP 的压力机械通气治疗 $4\sim20h$，以维持呼吸循环的稳定；患者要充分镇静睡眠，减少吸痰，镇痛镇静；0.01％的硝普钠 $0.5\sim2\mu g/(kg\cdot min)$，输注也要持续到术后 $24\sim48h$，以控制血压；及时补充血容量，保障麻醉后安全。低心排患者可予多巴胺 $2\sim4\mu g/kg$，输注。

第五节　五官科手术麻醉

一、眼科手术麻醉

(一)麻醉特点及要求

1.要求麻醉镇痛完全,眼科手术多属精细操作要求患者术中保持安静不动。

2.眼肌松弛:尽量使眼轮匝肌及眼外肌松弛眼球固定,以利手术操作。

3.眼压应相对稳定,避免发生眼-心、眼-胃反射。

(二)麻醉前准备

1.降眼压　对眼内压过高的患者,术前可应用降眼压药物,如口服乙酰唑胺(0.25g)或双氯磺胺 25mg.以抑制房水形成。也可口服 50％甘油 120ml 或 25％甘露醇 200ml 静脉滴注。

2.治疗并发症　对术前合并的疾病,如老年患者的糖尿病、高血压、慢性支气管炎、前列腺肥大和习惯性便秘等,要给予适当治疗。

3.麻醉前用药　目的除了使患者镇静,抑制呼吸道黏膜和唾液分泌外,还要考虑减少麻醉中自主神经反射,减少恶心、呕吐,维持眼压稳定。抗胆碱药不会对眼压产生明显影响;地西泮有抗焦虑遗忘作用。并能对抗氯胺酮的兴奋作用,咪达唑仑起效快,半衰期短,效果更满意。哌替啶、吗啡有镇静、镇痛作用,但易致恶心、呕吐,仅用于剧痛者,可与氟哌利多合用。

(三)麻醉选择

1.眼科大部分手术可采用局部麻醉下完成,局麻包括表面麻醉、结膜下浸润,球后阻滞,球周阻滞等。

2.眼科显微手术,复杂内眼手术,手术时间较长的以及小儿及不能合作的病例选择全麻。可选用静吸复合麻醉、丙泊酚全凭静脉麻醉、氯胺酮静脉麻醉。

(四)注意事项

1.避免眼压(IOP)增高　内眼手术要注意避免使 IOP 增高的因素。

(1)保持呼吸道通畅:解除呼吸道梗阻,防止通气量降低,缺 O_2 及 CO_2 蓄积。降低呼吸的较大阻力,可降低眼内血管扩张。

(2)降低血压:避免任何使血压增高和颅内压增加的因素。

(3)预防静脉淤血:输血、输液勿过量。

（4）降眼压药物：眼压高时，用镇痛药、镇静药和甘露醇脱水药。头高于胸10°～15°。

（5）麻醉平稳：诱导及维持要力求平稳，避免呕吐、呛咳和躁动，可避免静脉压升高。可过度换气，吸痰时麻醉深度要够深。不用琥珀胆碱和氨酰胆碱，用泮库溴铵或卡肌宁。静脉诱导药不用吗啡和氯胺酮等。

（6）眼压增高：眼压正常值为 $1.33\sim2.0kPa(10\sim15mmHg)$，当眼压＞29.9kPa（15mmHg）时，可使伤口裂开，眼内容物脱出，甚至可压迫视神经，导致失明等严重后果。

2.预防眼-心反射及眼-胃反射　手术中压迫、刺激眼球或眼眶、牵拉眼外肌时出现反射性心律不齐、心动过缓、血压下降、甚至心搏骤停。即称为眼-心反射。还会引起恶心、呕吐，即称为眼-胃反射。预防和处理措施如下。

（1）术前注射阿托品：发生眼-心反射时可静脉注射阿托品。

（2）术中心电监测：发现时暂停手术，并加深麻醉。

（3）球后注射：以 2％普鲁卡因 1～2ml 或 2％利多卡因 2～3ml，球后封闭，或1％丁卡因点眼。术中做眼直肌的局麻药浸润。

（4）避免用引起心律不齐的药物：如氟烷。

（5）避免缺 O_2 和 CO_2 蓄积：发生时改善通气，充分吸 O_2。

（6）手术操作轻柔：避免牵拉和压迫眼球。一旦发生心律不齐时，要停止手术，特别要停止压迫眼球。对原有心脏病的患者更应注意。

（7）保持一定麻醉深度：在深麻醉时，不良反应可避免。要保证眼球固定不动。

3.严密观察和监测　麻醉科医师远离患者头部，但应仔细观察，监测 ECG、SpO_2、$ETCO_2$ 和肌松。加强呼吸管理，做好控制呼吸，必要时过度换气。若有心搏骤停，及时复苏抢救。

4.预防咳嗽反射　必要时用阿托品或格隆溴胺（胃长宁）和新斯的明拮抗残余肌松药作用，恢复自主呼吸。拔管时麻醉不宜过浅，预防拔管时咳嗽致缝合刀口裂开。应在患者呼吸不受抑制、安静时拔管，保护性反射恢复后，送回病房。给予止吐药以防止术后呕吐，术后 3h 内禁食水。需要时可用吗啡 0.1mg/kg 术后镇痛。

（五）常见手术麻醉

1.青光眼手术

（1）麻醉前准备

1）麻醉前彻底治疗：麻醉前，青光眼患者应得到彻底治疗。

2）完全控制病情后手术：虽经治疗，而未能完全控制病情者，不急于手术，待病情已完全控制后手术。

3）注意眼科治疗用药对麻醉的影响：术前用噻吗心安或碘磷定等治疗的青光眼患者，要重视这两药的全身作用。噻吗洛尔是长效β受体阻滞剂，有蓄积作用，可引起全身毒性作用。碘磷定是假性胆碱酯酶抑制药，可延长和增强琥珀胆碱的肌松作用。

4）麻醉前用药：麻醉前用药要全面。①抗胆碱类：阿托品 0.007mg/kg，肌内注射；②镇痛药：哌替啶 0.7mg/kg，肌注；③镇静药：氟哌利多 2.5～5mg 肌内注射；④禁用地西泮、苯巴比妥类降低眼压，如要测定眼压，不宜应用。

2.小儿眼科手术

（1）特点：小儿许多眼科手术需用全麻。它具有小儿麻醉与眼科手术特殊要求相结合的特点。

1）小儿呼吸道解剖的特点，舌大颈短，声门高又狭小，咽部腺样体增殖，扁桃体肥大，黏膜富于血管，组织脆，腺体分泌旺盛等，容易发生上呼吸道机械性梗阻。

2）代偿能力差：呼吸肌不发达，大脑发育不完善，代偿能力差，容易缺氧。

3）呼吸管理困难：眼科手术野被盖消毒敷料巾后，麻醉科医师对呼吸道的管理存在一定困难。

4）不行气管内插管：由于手术时间不长，小儿的气管细，插管容易损伤声门、声门下及造成气管粘连，产生喉水肿，故一般不行气管内插管。

（2）麻醉前准备

1）呼吸道准备为重点：要重视麻醉前对呼吸道的准备，是麻醉前准备的重点。

2）抗炎治疗：当呼吸道有炎症时，麻醉特别容易发生喉痉挛，常是麻醉不顺利的主要原因。术前应控制炎症，常规用抗生素。急诊，又急需抢救眼睛时，避免用硫喷妥钠及吸入麻醉，用冬眠合剂作为基础麻醉。加局麻，或表麻，或球后注射神经阻滞。用氯胺酮时也要特别小心并发症的发生。

3）禁食水：术前禁食 6h，禁饮 4h，手术间必备吸引器，以免发生呕吐、造成误吸。

4）保证呼吸道通畅：患儿取平卧、头稍高于胸、麻醉后双肩下垫一薄枕，使头略向后仰。消毒前摆好位置，保持呼吸道通畅。

5）麻醉前用药：术前 30min 肌内注射阿托品 0.01mg/kg，或东莨菪碱 0.007mg/kg，减少分泌物，对抗迷走神经的兴奋作用。

3.门诊手术　大多数手术时间短，需麻醉清醒快，免用延迟清醒的麻醉方法，常用基础加局麻。学龄前儿童，2.5％硫喷妥钠 20mg/kg 肌内注射。或氯胺酮 4～10mg/kg 肌内注射或 1～2mg/kg 静脉注射。静脉注射时需注意预防呼吸抑制的发生，在小儿配合地西泮或丙泊酚 2.5～3.8mg/kg 静脉注射，极少见到有精神异常病例，清醒快，无恶心呕吐发生。

4.眼肌手术及眼球摘除术等　麻药的选择无特殊。各种麻药均可选用，麻醉要达到一定深度。目前常用氯胺酮静脉或丙酚泊复合麻醉。尽管氯胺酮麻醉时有眼球不在正中、有震颤、肌肉较紧张、眼压上升等现象，但对眼肌及眼球摘除术尚不致造成困难。斜视矫正术患者，当牵动外直肌时，可能出现眼-心反射（OCR），若有心动过缓，必须提醒手术医师立即停止眼肌牵拉，一般等到恢复正常心率，或阿托品 0.02mg/kg 静脉注射。有人推测，斜视可能是全身疾病在眼部的一种表现。恶性高热与斜视之间可能有关。斜视患者发生恶性高热者较其他患者为多。要注意对斜视患者的体温监测，注意异常反应。

5.白内障手术　要求眼球绝对安静，眼压不过高，以免手术困难，玻璃体外溢，引起眼的永久性损害。眼球需固定，眼肌需松弛。局部麻醉眼轮匝肌，氯胺酮复合地西泮持续输注或丙泊酚静脉麻醉，维持适当的麻醉深度。球后注射局麻药，既止痛，又能降低眼压。麻醉时注意呼吸变化，保持呼吸道通畅。

6.虹膜手术　眼压已增高者，尤其是先天性双侧青光眼，以基础加局麻较适宜。必要时辅助氟哌利多静脉注射。

7.眼穿通伤　眼球穿透时 IOP 为零，即大气压。诱导时 IOP 升高使眼内容物溢出，导致眼球的永久性损害。急诊修补时注意按饱胃原则处理，面罩吸氧时，面罩不要压迫眼球；禁用琥珀胆碱，用维库溴铵 0.15mg/kg 诱导，肌松完全时插管，同时持续压迫环状软骨。

8.眶内容物割出术　此手术创伤大，有时涉及眶周围骨膜。手术时间长，创面出血易流入口腔进入呼吸道，故采用气管内全麻，并需口腔与呼吸道隔开。诱导和维持的麻药无特殊选择。术中出血多，应注意补充血容量。快速诱导，经口明视插管，充气套囊，静脉丙泊酚或静脉吸入复合麻醉。

9.巩膜缩短术　麻醉选择：手术时间长，选用气管内全麻。诱导时吸氧 5～10min，静脉注射冬眠 1 号或 4 号 1/2～1U，入睡后表麻喉头，静脉注射 2.5％硫喷妥钠 5～10ml 加泮库溴铵 2～4mg，控制呼吸后气管内插管，充气套囊，固定。以丙泊酚静脉或静脉吸入复合麻醉维持，避免诱导和维持中呛咳。拔管前吸净口腔及气管内的分泌物,亦避免强刺激,因为呛咳引起 IOP 升高或对手术效果产生负影响。只要吞咽反射恢复,即可拔除导管,送回病室。

二、耳鼻喉科手术麻醉

(一)麻醉特点及要求

1.身体较佳 病变局限于头颈部,全身情况尚佳,对麻醉有耐受性。

2.表麻和神经阻滞麻醉即可 神经支配为脑神经及颈丛神经,其骨性标志明显,易于寻找和定位。耳鼻喉各部分表面被以黏膜,故多种手术可采用表面麻醉和神经阻滞麻醉来完成。

3.刺激强烈 对患者的精神刺激远比其他部位手术更为强烈。无论局麻或全麻,麻醉前镇静药更重要。

4.易发生误吸 不少手术直接在呼吸道上操作,易干扰呼吸,发生误吸。

5.维持气道通畅 从维护呼吸道畅通观点上来认识,采用气管内全麻很有必要,不应片面追求局麻。

6.全麻要求浅 耳鼻喉麻醉不需太深,肌肉不需松弛。除咽喉部手术要求咽喉反射减弱,需要较深麻醉外,其他麻醉维持浅全麻可完成手术。

7.术中失血多 耳鼻喉科手术野极小,暴露困难,止血不便。头颈部血供又极丰富,创面虽不大,但失血量多。常用肾上腺素溶液局部浸润及肾上腺素纱条填塞止血。肾上腺素用量也限制在 0.1~0.2mg 以内。

8.麻醉观察困难 手术操作在头颈部,麻醉管理和观察离头部较远,增加了麻醉观察和判断深浅的困难。更要加强责任心,注意全面观察,以确保患者的安全。

(二)麻醉前准备

除常规准备外,还应重点了解如下病情并作好相关的准备工作:

患者有无呼吸道畸形及呼吸道梗阻症状及体征,明确梗阻的原因、部位、程度以及力量或缓解的因素。针对梗阻或畸形情况,制订出严密的麻醉方案,做好麻醉器械及技术上的准备。

有无引起气道反应活跃的因素存在,如吸烟,支气管及过敏史,这些患者气道受刺激极易引起剧烈支气管痉挛,处理不当导致缺氧。应戒烟 2~4 周,有哮喘史者应用支气管扩张剂治疗。

老年患者的并发病应进行治疗,如慢性阻塞性肺部疾病、高血压、冠心病、糖尿

病等。尽量改善全身情况。了解患者有无出血倾向的个人史或家族史,有无凝血障碍;

（三）麻醉选择

1.局麻　耳鼻喉科手术多数可选用局麻,如成人扁桃体摘除术,鼻腔和鼻窦手术。乳突根治疗,鼓室成形术、内耳开窗术及气管造口术等。局麻的优点:患者神志清楚,能主动配合,术后并发症少;缺点:患者时常活动,手术配合较差;对于气道内手术,局麻不能阻断各种气道反射,患者难以配合;小儿和精神紧张的患者,局麻的手术效果难以保证;常用局麻为:表面麻醉,局部麻醉和神经阻滞;要求麻醉完善,但又要防止麻药过量中毒。

2.全身麻醉　适用于局麻难以顺利完成的手术(如手术范围大,时间长或创伤较大的手术);在呼吸道内操作的手术;有误吸危险需要隔离呼吸道的手术;要求术野保持静止不动的手术以及不合作的小儿等。

（四）耳鼻喉科常见手术的麻醉

1.扁桃体及腺样体刮除术

（1）扁桃体增殖腺切除术麻醉的特点

①手术小而麻醉深:手术操作的解剖位置是呼吸道的关口,迷走神经丰富,手术刺激及血性分泌物均能刺激迷走神经兴奋易致喉痉挛。因而手术时间短、手术小,但需要深麻醉。②必须保持呼吸道通畅,保证口腔内干净。③麻醉科医师与手术医师互相配合,增加麻醉的安全性。保证气道通畅也主要靠术者。

（2）气管内插管全麻:可以保持平稳的深麻醉,保持呼吸道通畅,使进入气管内的分泌物减少,还可从气管导管反复吸引分泌物,故易保持呼吸道通畅。经鼻腔插管时,无口腔插管的缺点,但小儿的鼻腔小,导管较细。呼吸道阻力增大,又对鼻腔黏膜有不同程度的损伤,刮除腺样体不便,摘除扁桃体手术便于进行。可采用静吸复合麻醉。

（3）丙泊酚、芬太尼全静脉麻醉:诱导用丙泊酚 $2.5\sim3.0mg/kg$,芬太尼 $2\sim3\mu g/(kg \cdot h)$;维持用丙泊酚 $10\sim15mg/(kg \cdot h)$.注射丙泊酚之前,先注入利多卡因 $1.0\sim1.5mg/kg$,维库溴氨 $0.1mg/kg$。气管插管,控制呼吸,很适用此类手术。

（4）丙泊酚、氧化亚氮复合麻醉:芬太尼 $1.0\sim2\mu g/kg$,利多卡因 $1\sim1.5mg/kg$,丙泊酚 $3mg/kg$,琥珀胆碱 $1\sim2mg/kg$ 或丙泊酚 $4mg/kg$,依次静脉注射;加压给氧,气管内插管,控制呼吸。手术开始,吸入 $66\%\sim70\%N_2O$ 加氧维持麻醉。

（5）氯胺酮：用 1.0～2.0mg/kg 的氯胺酮静脉注射，作为小儿扁桃体摘除术的麻醉方法。临床发现 10% 的小儿出现轻度发绀，1/3 的患儿出现不同程度的喘鸣，偶尔出现吞咽动作，也妨碍手术操作，失血量也较其他方法多为其缺点。

（6）全麻摘除扁桃体注意事项

1）麻醉前用药：曾患心肌炎或心率快者，麻醉前用药宜给东莨菪碱，而不用阿托品。

2）收缩鼻黏膜血管：双侧鼻孔应滴入 3% 麻黄碱溶液数滴，以收缩鼻黏膜血管，使鼻腔空隙变大，减少损伤出血并利于鼻腔插管。

3）评估后鼻孔受阻程度：如患儿扁桃体大，诱导后最好放一口咽通气管，以保持呼吸道通畅。

（4）预防颈动脉窦反射：扁桃体窝部分，接近颈动脉窦、迷走神经等重要反射区，手术压迫不宜过重，在此区操作时，要特别观察呼吸、脉搏和血压的变化。

（7）二次手术止血麻醉：扁桃体摘除术后出血者，需再次急症手术止血。对此类患者的麻醉甚为棘手。较小患儿不可能取得合作，需在全麻下进行止血。在小量芬太尼、氟哌利多或丙泊酚静脉注射下，局部表麻，做半清醒插管，比较安全。注意诱导时有大量胃内陈血反流，阻塞呼吸道，甚至误吸。诱导时要备好气管造口器械和吸引器。若有呕吐致误吸严重，发生窒息或呼吸道梗阻、发绀时，应迅速做气管切开术。从气管切开口置入导管，以便吸出血液和分泌物，保持呼吸道通畅，通过气管造瘘导管接麻醉机，维持麻醉。

2.气管异物取出术

（1）麻醉前评估：大部分成人及婴儿的气管异物，均能在表麻下完成。但小儿多次取异物操作，且已有并发症者，则需在全麻下完成。因异物阻塞气道，急性呼吸困难，或部分阻塞引起呼吸道炎症、肺不张，或在局麻下取异物已损伤气管，有皮下气肿、气胸等。对麻醉有较高的要求，必须有较深的麻醉。否则会引起迷走神经反射，呛咳，支气管痉挛等。有的气管异物（如钉鞋钉等）需在 X 线下暗室操作，对于观察征象及麻醉管理造成一定困难。气管异物取出术的麻醉，绝不是小麻醉。时刻要警惕缺氧及各种不良反射的发生，并针对原因及时处理。术中不断补充药量，以维持深麻醉。

（2）全麻方法最常用的是静脉麻醉

1）术前 0.5h 肌内注射阿托品 0.02mg/kg，加地西泮（>2 岁）0.2～0.4mg/kg；

面罩给氧去氮,改善缺氧。

2)镇静、镇痛麻醉:5%葡萄糖溶液 150ml 加 Innovar 20ml(含氟哌利多 2.5mg/ml,芬太尼 0.05mg/ml)输注。开始 60～120 滴/分,大约 10min 入睡,40～60 滴/分维持。然后行气管镜检查,气管镜侧孔接氧管持续给氧。

3)氯胺酮复合静脉麻醉:氯胺酮 4～8mg/kg 肌注,入睡后开放静脉,面罩给氧,静脉注射 γ-OH50～80mg/kg 加地塞米松 2～5mg,0.5%～1%丁卡因 0.1～0.5ml 咽喉喷雾表麻,10min 后静脉注射氯胺酮 1～2mg/kg,开始置入气管镜,高频喷射通气,频率 60～80 次/分,驱动压 0.5～0.8kg/cm^2。或支气管镜取异物时仍从侧孔吸入氧,麻醉深度不够,可辅助少量哌替啶和异丙嗪。此法优点是对呼吸道无刺激。

4)丙泊酚静脉麻醉:术前 30min 肌内注射地西泮 0.2～0.4mg/kg,阿托品 0.02mg/kg。入室监测 ECG、心率、血压和 SpO_2,面罩给氧,开放静脉。静脉注射 1%利多卡因 1mg/kg、丙泊酚 3mg/kg。用直达喉镜暴露喉头声门,用 1%利多卡因表麻,静脉注射丙泊酚 1.5mg/kg。可行气管镜取异物,仍要注意呼吸抑制,气管镜侧孔接入氧。为维持一定麻醉深度、根据应激反应,间断静脉注射丙泊酚 1.5mg/kg,术毕给地塞米松 2～5mg。

5)特制气管镜:如有特制的气管镜,其窥视装置装有呼吸活瓣,当气管镜置入后,患者呼吸道即成一密闭系统,可连接麻醉机,便于呼吸管理,利于气管镜操作及避免不良反应,则更为安全。

3.鼻咽部肿瘤切除术

鼻咽部肿瘤是出血多、创面大、易于引起失血性休克的手术。常见者为鼻咽部血管纤维瘤。

(1)麻醉前用药:术前 30min 肌内注射阿托品 0.5mg,哌替啶 50mg,异丙嗪 25mg 或地西泮 10mg。术前晚口服地西泮 5.0～7.5mg,有好的睡眠。

(2)麻醉特点及要求

1)麻醉够深:手术操作直接在咽喉部,刺激大,创面大,麻醉要完善,要足够。不宜采用部位阻滞麻醉。

2)气道通畅:全麻用气管内插管,预防分离肿瘤时血性分泌物误入气管内阻塞气道。

3)控制降压:由于出血多,止血又困难。常配合控制性低血压减少创面出血,为手术创造良好条件。避免出血性休克发生。

4)补充失血:有较多出血时,应及时输血,补充血容量。

5)麻醉便于手术操作:如需术后行气管造口时,宜于麻醉前先行气管切开,经气管切开插管麻醉,管理呼吸,便于手术操作。

(3)麻醉方法

1)诱导:静脉注射 2.5％硫喷妥钠 10～15ml 或丙泊酚 15～20ml 加琥珀胆碱 2mg/kg,气管内插管,导管套囊充气,防止血液和分泌物流入气管内。

2)维持:输注丙泊酚,开始 6～8mg/(kg·h),3min 后改为 4～6mg/(kg·h),或以芬太尼 2μg/kg 静脉注射加深麻醉。

3)控制性降压:硝普钠降压效速。50mg 溶于 5％葡萄糖 500ml 静脉注射,开始 1μg/(kg·min),维持 SP 在 10.64kPa(80mmHg),减低滴数,血压控制得当。对术中失血要注意补充,不要使血压降得过低。降压期间应保持呼吸道通畅,充分给氧,避免缺氧和二氧化碳蓄积。降压时头高 15°～30°。降压时间尽量缩短,主要手术步骤完成后,即停止滴入。降压完毕要注意止血彻底。

4.鼻窦恶性肿瘤根治术

(1)麻醉前准备:多为老年患者,麻醉前充分准备。

1)术前评估:充分了解心肺肝肾功能,准确地判断患者全身情况及麻醉和手术的耐受能力。

2)控制性降压:手术创面大,失血多,为减少术中出血量,使用控制性降压或做同侧颈动脉结扎术。麻醉前了解有无动脉硬化,冠心病和潜在的肾功能不全等降压麻醉禁忌证。若瘤体不大时,可不用控制性降压。

3)输血准备:降压时间不宜过长,降压幅度不宜过大,对术中失血应等量补充。

(2)全麻方法

1)诱导:2.5％硫喷妥钠 5～15ml 或力月西 10mg 或丙泊酚 15～20ml,琥珀胆碱 50～100mg 静脉注射后,快速诱导气管内插管。

2)维持:以芬太尼、丙泊酚加深麻醉。

3)降压方法:硝普钠 50mg 溶于 5％葡萄糖 500ml 中静脉输注。

(3)术毕拔管:务必将气管及口腔分泌物吸净,患者清醒后拔管,否则极易引起喉痉挛。一旦发生喉痉挛,立即静脉注射氯琥珀胆碱(司可林)再次气管内插管给氧,行人工呼吸,患者情况会立即好转。继续观察,当患者情况完全好转后拔管。

必须重视此类患者拔管，如肿瘤已侵犯硬脑膜，手术操作的强烈刺激可引起循环、呼吸紊乱，应注意观察脉搏、呼吸、血压等。

5.全喉切除术

(1)麻醉前准备：全喉切除术是对声带及其邻近组织的恶性肿瘤的手术治疗方法，是耳鼻喉科最大的手术之一。

1)麻醉前评估：患者年龄较大，多在 40 岁以上，常合并心肺疾病等，麻醉前必须充分评估患者体质状况、病变部位、范围及手术时间的长短等。因手术后患者失去说话能力，往往顾虑重重，麻醉前应做好思想工作和心理治疗。

2)经气管造口：喉头已有的新生物，使呼吸道有梗阻的危险，由于全麻气管内插管易致出血或脱落，造成更严重的呼吸困难，宜先用局麻行气管切开术，置入带套囊的气管切开导管，充气套囊，防止血液从手术切口流入气管而误吸。导管接麻醉机，再给予全麻。

3)麻醉前用药。术前 30min 肌内注射阿托品 0.01mg/kg 或东莨菪碱 0.004～0.008mg/kg。

(2)麻醉方法：全麻诱导后采取静脉复合全麻。

丙泊酚 2.5mg/kg、芬太尼 2.5μg/kg，琥珀胆碱 1.2～2.0mg/kg 静脉注射做全麻诱导，丙泊酚、瑞芬太尼静脉输注维持，作用迅速、平稳、心血管应激反应轻、苏醒快，较理想。静吸复合全麻，使麻醉深度更易调节，停止吸入后 9～17min 清醒。控制性低血压麻醉，应严格掌握适应证。

6.乳突手术麻醉

(1)特点：乳突手术包括电子耳蜗植入术、乳突根治术、改良根治术和单纯凿开术等。手术特点如下：

1)神经刺激大：由于手术靠近鼓膜附近，神经分布密集，对疼痛刺激甚为敏感。

2)麻醉深度足够深：钻骨和凿骨时声音及振动较大，不少患者难以忍受。因而单独局麻效果较差，手术在中耳内操作。需配合使用强化或分离麻醉。

3)麻醉要求较高，乳突手术为精细手术，要求手术刺激时患者不动，浅麻醉即能满足手术要求。

(2)麻醉选择：成人可在局麻或全麻下施行，小儿宜在全麻下施行。

1)局麻加强化麻醉：成人选用。方法：哌替啶 50mg 加异丙嗪 25mg 静脉注射，或冬眠 1 号，或冬眠 4 号 1/2 静脉注射，然后 0.5%普鲁卡因局部浸润。手术时间长,可追加哌替啶 25mg 加异丙嗪 12.5mg。一般手术均可完成。

2)全麻:对精神紧张不易合作的成人和小儿宜采用吸入或静脉麻醉。因手术在头的一侧,呼吸道较易保持通畅,可不插管,置口咽通气管。凿骨时头部振动,气管插管易造成气管损伤。手术改变体位时,要特别注意呼吸道通畅。麻醉科医师离患者头部较远,且被消毒手术单覆盖,气管内插管后,对呼吸道的管理比较容易。一般行快速气管内插管,丙泊酚、芬太尼维持麻醉,以患者手术刺激时不动即可,术后早清醒拔管。

7.悬雍垂腭咽成形术　阻塞性睡眠呼吸暂停综合征(OSAS)是指每小时睡眠呼吸暂停>5 次,每次发作呼吸暂停>10s,伴氧饱和度下降>4%,或每晚睡眠 7h 中呼吸暂停>30 次。在全麻下施行悬雍垂腭咽成形术(UPPP),是近年来耳鼻喉科开展的效果满意的手术治疗方法。

(1)麻醉前评估:潜在致死危险:有打鼾、逐年加重,夜间睡眠呼吸暂停憋醒等症状,常合并循环、呼吸、中枢神经系统功能改变。诱发高血压、肺动脉高压、心脏病(冠心病)、心律失常、糖尿病、肺心病和红细胞增多症等的患者;并发程度不等的脑血管疾病等均为潜在的致死危险。

(2)麻醉前准备

1)明确诊断:麻醉前要了解病史、症状,如用多导睡眠仪诊断是中度还是重度 OSAS,有无并发症等。

2)身体处于最佳状态:并发症得到合理的治疗,术前没有明显器质性病变及脏器功能损害,ECG 及有关化验项目在正常范围内,使患者处于稳定期。

3)尽快解决气道通气:若术前 SpO_2<40% 时,应术前行气管切开术,解除致命性窒息。

4)麻醉前用药:阿托品 0.5mg,术前 30min 肌内注射。

(3)麻醉特点及麻醉选择

1)麻醉特点:此类患者麻醉特点:①有效通气:要求对阻塞性 OSAS 患者在不能发生无效通气,否则,数分钟即可导致缺氧性心搏骤停。麻醉要保证患者平稳渡过围手术期。②对麻药敏感:OSAS 患者因对各种镇静药、麻醉性镇痛药及所有中枢性抑制药都很敏感,故麻醉中要少用或不用麻醉性镇静、镇痛药,术前也不用或慎重应用。如在病房用之,可能发生呼吸暂停等。③手术时间短:由于手术时间短,麻醉要选用起效快、清醒快和可控性强的药物。④麻醉技术要全面:麻醉科医师要富有经验；因为 OSAS 患者咽部组织增生，张力下降，气管插管困难，技术必须熟练；麻醉管理和麻醉前评估要清楚准确。

2）麻醉诱导：麻醉诱导是关键，尽快建立通畅气道。麻醉前开始监测血压、ECG、SpO_2 等。进手术室开放 2 条静脉通道。面罩下吸氧去氮。根据患者条件和术前评估插管难易情况，选择快速诱导或慢诱导。快速诱导：气道评估无困难者。静脉注射 2.5％硫喷妥钠 15～20ml 或丙泊酚 1.5～2.5mg/kg，芬太尼 0.1～0.2mg，琥珀胆碱 100mg 或阿曲库铵 0.4～0.6mg/kg，控制呼吸，气管内插管。预计插管困难者应选择清醒插管。

3）麻醉维持：吸入 1％～2％恩氟烷或七氟烷，或采用丙泊酚复合静脉麻醉，用阿曲库铵或琥珀胆碱维持肌松。

4）术毕处理：术毕沿切口缝线创面黏膜下注射地塞米松 10mg。常规应用新斯的明、阿托品拮抗残余肌松药作用。待患者完全清醒后持续抬头＞5s，最大呼气≥4.52kPa(34mmHg)，呼吸道道畅，呼吸和循环稳定后拔除气管导管，送回病房。

（4）麻醉处理

1）麻醉前评估：麻醉前要充分评估气道通畅与插管难易情况。对预计插管困难或快速诱导插管遇到困难者，应选择清醒插管，或使用纤维支气管镜或光杖，必要时采用逆行插管技术。

2）咽喉部表麻：在诱导前，对咽喉部充分表麻，利于减轻插管不良反射，可减少手术时的全麻用药量，术后可减轻局部疼痛使患者安静。

3）使用短效易控药：选用芬太尼、氧化亚氮、阿曲库铵、异氟烷和七氟烷等短效可控药物，术毕清醒快，不致因呼吸道分泌物阻塞而发生问题。不用麻醉性镇静镇痛药物。

4）术中严密观察：术中加强监测，密切注意气管导管情况，及时发现和处理气管受压，防止气管脱出。

5）加强术后管理：OSAS 患者的主要危险是全麻拔管以后。要严格掌握拔管指征，拔管后加强监测，密切注意呼吸的变化，及时处理呼吸困难，常规准备气管切开包。有条件时，术后应送入 PACU 或 ICU。具体处理：凡清醒患者取坐位，减少上呼吸道阻塞。提高 SpO_2，尤适用于肥胖者。患者术后 1～5 天均有低氧血症，根据血气分析的 PaO_2、$PaCO_2$ 及临床表现，调整吸入氧气浓度（FiO_2）。用非甾体类消炎镇痛药，不主张用麻醉性镇痛药。术前异常肥胖、清醒后高碳酸血症、慢性肺疾病、肌营养不良等患者,术后不拔管,机械通气到病情稳定。必要时行气管切开术。

8.内耳手术 内耳手术较大。如迷路造孔和鼓室成形术等,重要步骤须在手术显微镜或手术放大镜下进行,要求患者绝对不能躁动,手术野十分清晰,术野无血,处理迷路的手术也很精细等。

(1)局麻加强化:局麻下切开,入迷路时,患者往往有恶心、呕吐反应,甚至眩晕。需辅助强化麻醉、或氯胺酮、或氟哌利多等。氟哌利多对恶心、呕吐反应的控制很有效。也可用2%利多卡因滴入钻孔内,行表面麻醉,以解除疼痛。药液宜加温,不致产生冷的刺激,或给患者带来恶心、呕吐和晕眩等并发症。

(2)全麻:气管内插管,用快速诱导或清醒插管。用神经安定麻醉或静吸(恩氟烷或异氟烷)复合等维持麻醉。深度不必过深,一般用浅麻醉即可。但必须平稳,要求患者不动。如头部有轻微移动,均对手术有很大的影响。禁用吸入氧化亚氮,因其可大量弥散入鼓室,使鼓室压力迅速升高,遇鼓咽管狭窄者压力可猛升至51.2kPa(385mmHg),致使鼓膜破裂。

三、口腔、颌面外科手术麻醉

(一)麻醉特点及要求

1.麻醉要求高,口腔颌面部的手术,多半属于整形手术,是一种精细操作,而手术目的还要恢复其功能,因此,麻醉要求较高。

2.麻醉管理与手术操作矛盾,由于手术部位位于上呼吸道入口及其附近,使呼吸管理与手术操作发生矛盾,麻醉者不得不离开患者头部,对患者的监测和管理带来不便。

3.插管困难,口腔颌面部手术的患者往往开口困难,甚或不能开口,如下颌挛缩,下颌关节强直等。造成气管插管困难,可行清醒插管或经鼻盲探插管、或使用支气管镜引导插管。必要时可先行气管切开,经气管切开口插管麻醉。

4.保持呼吸道通畅,手术部邻近呼吸道病变妨碍呼吸道通畅。术中出血及分泌物都可流入呼吸道,所以气管导管要带套囊,术中应及时吸引。术后尽早清醒。

5.口腔颌面部手术,许多为小儿,麻醉者应熟知小儿麻醉特点。另外,术后哭闹、呕吐等容易造成伤口感染或手术失效,术后可适量应用镇静药。

6.头面部淤血：口腔颌面部手术，患者常取头低位或颈过伸位。易影响脑静脉或颈静脉回流，使头面部瘀血。引起面部发绀或伤口渗血。应注意观察，必要时纠正体位。

（二）麻醉前用药

1.阿托品或东莨菪碱用量要大，主要目的是抑制腺体的分泌。

2.镇静药可用巴比妥类，吩噻嗪类或苯二氮䓬类。

3.吗啡抑制呼吸，一般不选用。

（三）麻醉选择

1.全身麻醉　用于创伤大、出血多、手术时间长、儿童患者或不能合作的成年人，以及术中难以确保呼吸道通畅的患者。

2.局麻或神经阻滞　对某些口腔内、颌面及颈部的短小手术，采用局部浸润、区域阻滞或神经阻滞麻醉即可。

（四）麻醉方法

1.局部浸润、区域阻滞及神经阻滞麻醉　同时阻滞眶上、眶下神经和颊神经。可使整个颌面部麻醉；同时阻滞下牙槽神经，腭前神经及舌根神经，可使口腔内大部分组成麻醉状态。

2.基础麻醉　常用药为氯胺酮及冬眠合剂，以肌内注射为最常用给药方法。冬眠合剂配制：氯丙嗪 50mg，异丙嗪 50mg，哌替啶 100mg，共 6ml，按 0.5～1ml/10kg 体重计算给药量，肌内注射后 10～15min 患者可安然入睡，多用于成人。氯胺酮用于小儿剂量为 5mg/kg，肌内注射后 5min 左右入睡。

3.全身麻醉　多采用静吸复合麻醉，要求诱导迅速，术中麻醉平稳，术后能迅速清醒。

（1）麻醉诱导和插管：尽量选用不抑制呼吸的麻醉药进行诱导，在全麻下配合咽喉气管黏膜表面麻醉插管。操作方法：①静脉注射哌替啶与氟哌利多合剂（哌替啶 100mg＋氟哌利多 5mg）3～4ml；②1％地卡因或 2％利多卡因 2ml 经环甲膜注射行气管黏膜表麻。并用 1％地卡因喷射舌根及会厌部；③静脉注射依托咪酯 10～20mg 或丙泊酚 2～2.5mg/kg 或地西泮 10～20mg 或力月西 5～10mg 使患者进入浅麻醉状态，即可行气管内插管。气管无异常者，可按常规作静脉快诱导插管。

（2）麻醉维持：可吸入 1.5％～3％的恩氟烷或 0.2％～2％的恩氟烷维持麻醉，

也可采用丙泊酚,芬太尼静脉复合麻醉,为减少麻醉药用量可适当应用肌松药。

(五)麻醉管理

1.确保呼吸道通畅对于未做气管插管者极为重要,及时清理呼吸道分泌物、血液、呕吐物及异物,确保呼吸道通畅。注意防止舌后坠、喉头痉挛、支气管痉挛的发生。

2.维持满意通气量,机控通气,每次通气量为 $8\sim10ml/kg$,呼吸频率 15 次/分。通气满意的标准:①SpO_2 98％～100％;②呼末 CO_2 4％～6％或 $4\sim6kPa$(30～45mmHg)。

3.保持静脉液路通畅。

4.维持补充输液。

5.维持血压和脉率稳定。

(六)拔管指征

1.完全清醒:示意能理解问话。

2.通气量正常。

3.SpO_2 达 96％以上(吸空气时)。

4.肌张力正常、呼吸平稳。

5.拔管前将口腔及气管内分泌物吸除干净。

参 考 文 献

1.盛卓仁.实用临床麻醉学.北京：科学出版社,2017

2.郭曲练,姚尚龙.麻醉临床学.北京：人民卫生出版社,2016

3.王国林,郭去练.麻醉学.北京：清华大学出版社,2015

4.郭政.疼痛诊疗学.北京：人民卫生出版社,2016

5.邓小明,姚尚龙,曾因明.2015麻醉学新进展.北京：人民卫生出版社,2015

6.邓小明.现代麻醉学.北京：人民卫生出版社,2014

7.杭燕南.当代麻醉学.上海：上海科学技术出版社,2013

8.戴体俊,刘功俭,姜虹.麻醉学基础.上海：第二军医大学出版社,2013

9.王保国.麻醉科诊疗常规.北京：中国医药科技出版社,2012

10.黄宇光.麻醉学.北京：人民卫生出版社,2010

11.吴新民.麻醉学高级教程.北京：人民卫生出版社,2014

12.朱也森,姜虹,徐礼鲜等.口腔麻醉学.北京：科学出版社,2012

13.李立环.心脏外科手术麻醉学.北京：人民卫生出版社,2011

14.王恩真.神经外科麻醉学.北京：人民卫生出版社,2012

15.孙增勤.实用麻醉手册.北京：人民军医出版社,2012

16.谭冠先.椎管内麻醉学.北京：人民卫生出版社,2011

17.孙大金,杭燕南,王祥瑞等.心血管麻醉和术后处理.北京：科学出版社,2011